U0288005

西医中成药合理用药速查丛书　　总主编　何清湖　刘平安

皮肤科中成药用药速查

主　编　朱明芳　刘朝圣

副主编　刘银格　张　曦　吴淑辉

编　委（以姓氏笔画为序）

王　云　王　峰　朱亚梦　朱明芳

刘　浪　刘　娟　刘银格　刘朝圣

李　翠　杨逸璇　吴淑辉　张　曦

陈贝贝　周　佳　周　蓉　周佳丽

郑慧娥　高　凡　高贵云　唐雪勇

黄晓婵　覃秋艳　曾迎红　魏　露

人民卫生出版社

·北　京·

图书在版编目（CIP）数据

皮肤科中成药用药速查 / 朱明芳，刘朝圣主编 . ——
北京：人民卫生出版社，2022.4
（西医中成药合理用药速查丛书）
ISBN 978-7-117-29482-9

Ⅰ. ①皮… Ⅱ. ①朱…②刘… Ⅲ. ①皮肤病 – 中成
药 – 用药法 Ⅳ. ①R287.6

中国版本图书馆 CIP 数据核字（2022）第 000960 号

人卫智网	www.ipmph.com	医学教育、学术、考试、健康，购书智慧智能综合服务平台
人卫官网	www.pmph.com	人卫官方资讯发布平台

西医中成药合理用药速查丛书
皮肤科中成药用药速查
Xiyi Zhongchengyao Heli Yongyao Sucha Congshu
Pifuke Zhongchengyao Yongyao Sucha

主　　编：朱明芳　刘朝圣
出版发行：人民卫生出版社（中继线 010-59780011）
地　　址：北京市朝阳区潘家园南里 19 号
邮　　编：100021
E - mail：pmph @ pmph.com
购书热线：010-59787592　010-59787584　010-65264830
印　　刷：三河市延风印装有限公司
经　　销：新华书店
开　　本：710×1000　1/16　　印张：19
字　　数：331 千字
版　　次：2022 年 4 月第 1 版
印　　次：2022 年 5 月第 1 次印刷
标准书号：ISBN 978-7-117-29482-9
定　　价：58.00 元
打击盗版举报电话：010-59787491　E-mail：WQ @ pmph.com
质量问题联系电话：010-59787234　E-mail：zhiliang @ pmph.com

总序

中成药是在中医药理论指导下,以中药材为原料,按规定的处方和标准制成具有一定规格的剂型,可直接用于防治疾病的制剂。因其方便携带和服用,依从性高,在临床中得到广泛的使用,尤其在西医临床科室,中成药的使用更加广泛。但是中成药处方同样是以中医理论为指导,针对某种病证或症状制定的,因此使用时也必须要遵循辨证选药,或辨病辨证结合选药。只是基于不同的理论体系和学术背景,西医医师在使用中成药时存在一些不合理之处,中成药滥用堪比抗生素滥用也并非危言耸听。

中成药使用的历史悠久,临床上若能合理使用,中成药的安全性是较高的。合理使用包括正确的辨证选药、用法用量、使用疗程、禁忌证、合并用药等多方面,其中任何环节有问题都可能引发药物不良事件。合理用药是中成药应用安全的重要保证。中成药使用中出现不良反应的主要原因包括:中药自身的药理作用或所含毒性成分引起的不良反应;特异性体质对某些药物的不耐受、过敏等;方药证候不符,如辨证不当或适应证把握不准确;长期或超剂量用药,特别是含有毒性中药材的中成药;不适当的中药或中西药的联合应用等。

临床面对如此繁多的中成药,由于缺乏较为统一的使用标准和规范,再加上很多西医医师对中医治病和中成药的药理作用特点不是十分了解,这便导致了中成药的使用不当。虽然患者得以治疗,但却无法起到良好的效果,有时甚至会在一定程度上导致病情的加重。2019 年 6 月 11 日,国家卫生健康委员会《关于印发第一批国家重点监控合理用药药品目录(化药及生物制品)的通知》中,明确要求:"对于中药,中医类别医师应当按照《中成药临床应用指导原则》《医院中药饮片管理规范》等,遵照中医临床基本的辨证施治原则开具中药处方。其他类别的医师,经过不少于 1 年系统学习中医药专业知识并考核合格后,遵照中医临床基本的辨证施治原则,可以开具中成药处方。"这将进一步规范和促进中成药的合理应用。

本套丛书分为《内科中成药用药速查》《妇科中成药用药速查》《男科中成药用药速查》《儿科中成药用药速查》《肿瘤科中成药用药速查》《皮肤科中成

3

药用药速查》6个分册，主要针对西医医师。丛书编写过程中始终贯彻临床实用，符合中成药"用药速查"特点，方便临床医师案头查阅。全书内容既有西医关于疾病病因病理、诊断、治疗的要点，更注重体现中医辨证论治思维，尤其在中成药运用上，能简单明了地指导西医医师开具中成药处方。选择的病种都是中成药在疗效、安全性、依从性等方面具有"相对优势"的病种，中成药的选取则遵循"循证为主、共识为辅、经验为鉴"的指导原则，均来源于《中华人民共和国药典》(以下简称《中国药典》)、《国家基本医疗保险、工伤保险和生育保险药品目录》(以下简称《医保目录》)、行业内诊疗指南(以下简称"指南")、专家共识等推荐使用的中成药。

中成药品种繁多，同一病症有许多中成药可以治疗，同一种中成药也可以治疗许多病症，再加上《中国药典》《医保目录》、指南、专家共识中收录的中成药也不尽相同，疗效评价标准也难于统一，这为我们的搜集整理增添了许多难度。书中挂一漏万之处在所难免，加上编者学术水平有限，书中可能存在不足和疏漏之处，敬请大家批评指正，以利于再版时修订。

何清湖　刘平安

2019 年 9 月

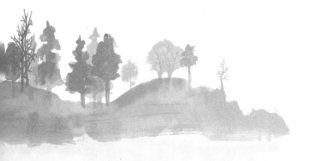

前言

本书为"西医中成药合理用药速查丛书"的皮肤科分册。目次编排按照西医疾病系统为纲目，分列十五个病系，包括病毒性皮肤病、细菌性皮肤病、真菌性皮肤病、物理性皮肤病、变态反应性皮肤病、瘙痒性皮肤病、红斑及红斑鳞屑性皮肤病、结缔组织病、大疱性皮肤病、血管性皮肤病、皮肤附属器疾病、色素性皮肤病、遗传性皮肤病、营养与代谢障碍性皮肤病、性传播疾病，并主要介绍了有中医治疗优势的 48 个常见皮肤病。

本书具体内容包括诊断要点、西医治疗要点、中成药应用及单验方四个方面。其中诊断要点与西医治疗要点均参考了最新的西医疾病临床诊疗指南及专家共识，由于本书的核心内容在于中成药的辨证应用，故对西医的诊疗部分未作过多论述。中成药应用的主要内容包括中医病机分析与辨证分型论治，其中辨证分型论治包括证候、治法、方药和中成药的组成、功能主治、用法用量及注意事项等，并附中成药药品名称索引及方剂索引。在中成药的推荐选择上，我们主要参考了目前已有的中医类诊疗指南及专家共识，包括《中国痤疮治疗指南（2019 修订版）》《中成药临床应用指南·皮肤病分册》（2017 年版）、《白癜风中医治疗专家共识》（2017 年版）、《寻常型银屑病中医外治特色疗法专家共识》（2017 年版）、《瘾疹（荨麻疹）中医治疗专家共识》（2017 年版）、《皮肤瘙痒症中医治疗专家共识》（2017 年版）、《天疱疮中医诊疗指南》（2017 年版）、《脾虚证中医诊疗专家共识意见》（2017 年版）、《湿疹（湿疮）中医诊疗专家共识》（2016 年版）、《中成药治疗寻常痤疮专家共识》（2016 年版）、《中西医结合系统药物治疗湿疹皮炎类皮肤病专家共识》（2015 年版）、《中国黄褐斑治疗专家共识》（2015 年版）、《中国银屑病治疗专家共识》（2014 年版）、《特应性皮炎中医诊疗方案专家共识》（2013 年版）、《过敏性紫癜中医诊疗指南》（2011 年版）、《多发性肌炎诊疗指南》（2011 年版）、《系统性红斑狼疮诊疗指南》（2011 年版）等，符合资料来源权威性；对于指南中无推荐的，我们根据临床实际应用予以推荐，优先选取《中国药典》（2020 年版）、《医保目录》（2021 年版）内收录的中成药品种，尽量做到每个证型均有中成药可供选择。另外需注意的是，注射剂类中成药存在一定风险，需谨慎使用。单验方中推荐的单方及验方主要

来源于指南共识以及名老中医验方,但临床实际应用还需辨证论治,切勿盲目
使用。

由于编者水平所限,书中难免存在疏漏或欠妥之处,还望同行专家学者和
广大读者批评指正,以便修订时完善。

编　者
2021 年 9 月

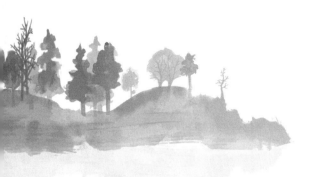

目录

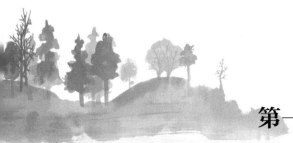

第一章　病毒性皮肤病

第一节 单纯疱疹 •

　　单纯疱疹系由人类单纯疱疹病毒（HSV）所致，多侵犯皮肤黏膜交界处，皮疹为局限性簇集性小水疱，病毒长期潜伏和反复发作为其临床特征。单纯性疱疹有原发性与复发性之别。原发性单纯性疱疹临床上分为三型，分别是亚型、轻型和重型。亚型是没有皮肤表现，仅在50%患者的血中可以检测到疱疹病毒抗体。轻型是有皮肤黏膜的表现，基本上没有发热，皮疹是小水疱，愈后不留瘢痕，常发生在牙龈、颊黏膜、口唇、男女两性的生殖器和肛门。重型单纯性疱疹除皮肤有多发性皮损之外，还累及肝脏、心脏、肺及脑部等，导致中枢神经系统和多器官弥漫性感染，病死率高。

　　本病属于中医学"热疮"范畴。

一、诊断要点

　　人类HSV系DNA类病毒，根据其抗原性质的不同分为两个亚型：即HSV-Ⅰ和HSV-Ⅱ。HSV-Ⅰ主要侵犯面、脑及腰以上部位，HSV-Ⅱ主要侵犯生殖器及腰以下部位。

（一）临床表现

　　临床上可分为原发型与复发型两型。初发单纯疱疹潜伏期2~12天，平均6天，几乎所有的内脏或黏膜表皮部位都可分离到HSV。初次感染时宿主急性期血清中无HSV抗体，常伴有全身症状，且往往比复发性疱疹明显。原发型单纯疱疹皮肤黏膜损害常需2~3周愈合，而复发型单纯疱疹的皮损大多于1周内即可消失。

　　1. 皮肤疱疹　　好发于皮肤黏膜交界处，以唇缘、口角、鼻孔周围等处多见。初起局部皮肤发痒、灼热或刺痛，进而充血、红晕，后出现针头或米粒大小簇集水疱群，基底微红，水疱彼此并不融合，但可同时出现多簇水疱群。水疱壁薄，疱液清亮，短期自行溃破、糜烂、渗液，2~10天后干燥结痂，脱痂后不留瘢痕。

2. 口腔疱疹　疱疹和溃疡出现在口腔黏膜、舌部、齿龈、咽部,可波及食管。患者局部疼痛、拒食、流涎。可伴发热及颌下淋巴结和/或颈淋巴结肿大。儿童与青年人多见。

3. 生殖器疱疹　主要为 HSV-Ⅱ型感染所致。生殖器、会阴、外阴周围、股部和臀部皮肤均可受累,出现疱疹、溃疡及点片状糜烂。男性多发生在龟头、包皮、冠状沟、阴茎,亦可累及阴囊;女性则多见于大小阴唇、阴蒂、阴道、宫颈,亦可累及尿道。有肛交史同性恋者可引发疱疹性直肠炎,继而出现肛周和直肠化脓性感染或腹股沟淋巴结炎。

4. 眼疱疹　表现为单疱性角膜炎、结膜炎,大多为单侧性,常伴患侧眼睑疱疹或水肿及耳前淋巴结肿大。反复发作者可致角膜溃疡、浑浊,甚至穿孔致盲。在新生儿和获得性免疫缺陷综合征(AIDS)患者中,可发生脉络膜视网膜炎。

5. 疱疹性瘰疽　是原发口或生殖器疱疹的一种并发症。病毒可经手指上皮破损处进入或由于职业及其他原因而直接进入手指表皮内,疱疹病变常发生于末端指节,深入至甲床形成蜂窝状坏死;故局部疼痛剧烈,呈跳痛样,常伴有发热、肘窝和腋窝淋巴结炎。经常裸手接触疱疹患者的牙医和护士易有罹患本病的危险。

6. 疱疹性湿疹　系原有慢性湿疹、皮炎等病损的患者合并 HSV 感染所致,易误诊为原有湿疹的加重。在皮损区及其周围皮肤突然发生病毒感染,或发生血行播散,累及其他重要脏器而致病情进一步恶化。

7. 新生儿疱疹　新生儿 HSV 感染中的 70% 由 HSV-Ⅱ所致,皆因出生时接触生殖道分泌物而被感染;先天性感染常是原发性 HSV 感染的母亲在妊娠期导致胎儿宫内感染。宫内感染的胎儿可早产,或先天畸形,或智力发育障碍,即所谓"TORCH"综合征。新生儿感染 HSV 后可呈现无症状隐性感染,也可引起不同形式或不同程度的临床表现。轻者仅为口腔、皮肤、眼部疱疹,重者则呈中枢神经系统感染甚至全身播散性感染。

8. 播散性单纯疱疹　播散性 HSV 感染多发于 6 个月至 3 岁的儿童,亦可见于原发性或继发性免疫功能低下(抑制)者。初起表现为重症疱疹性口龈炎、食管炎或外阴阴道炎,高热,甚至惊厥,继而全身发生广泛性水疱,疱顶脐凹,同时可发生病毒血症,引起疱疹性肝炎、脑炎、肺炎、胃肠炎以及肾上腺功能障碍等内脏损害。

（二）实验室检查

病毒培养鉴定是诊断 HSV 感染的金标准；此外，皮损处刮片做细胞学检查（Tzanck 涂片）、免疫荧光法和 PCR、血清 HSV-IgM 型抗体检测等都具有辅助诊断价值。

（三）鉴别诊断

本病应注意与带状疱疹、脓疱疮、固定性药疹、手足口病等进行鉴别。

二、西医治疗要点

体表皮肤黏膜局限性 HSV 感染可仅采用局部用药治疗，对症状、皮损较重，或播散性感染或重要脏器受累的患者则应给予全身性抗病毒用药及相应的对症支持治疗。

（一）局部治疗

以收敛、干燥、防止继发感染为主。可外用 3% 酞丁胺霜、3% 阿昔洛韦眼膏及 2% 甲紫溶液局部涂搽，3~4 次 /d 即可。若有继发感染，可用 0.5% 新霉素软膏、0.5% 金霉素眼膏或莫匹罗星软膏、盐酸环丙沙星凝胶等。糜烂渗出时，可用 3% 硼酸溶液、1% 醋酸铝溶液局部湿敷，可以使皮损干燥、疼痛减轻或消失，缩短病程。疱疹性角膜炎结膜炎，可用 1% 阿昔洛韦滴眼液及 0.1% 利巴韦林滴眼液滴眼，1 次 /2h。复发性患者，可用 3% 阿昔洛韦眼膏与 0.1% 地塞米松滴眼液联合治疗，较单用抗病毒药物见效快、疗效高、疗程短。

（二）全身治疗

可选择核苷类抗病毒药物口服治疗。除核苷类抗病毒药物外，非核苷类抗病毒药亦可选用，如利巴韦林、异丙肌苷、聚肌苷酸 - 聚胞苷酸、干扰素等，可与核苷类药物配合使用。

三、中成药应用

（一）基本病机

中医认为本病多为外感风热毒邪，客于肺、胃二经，热气蕴蒸肌肤；或由肝胆湿热下注，阻于阴部而成；或因反复发作，热邪伤津，阴虚内热所致。若先天不足，外感热毒，热毒炽盛，毒入营血，内攻脏腑将出现危重证候。

（二）辨证分型使用中成药

单纯疱疹常用中成药见表 1。

表1 单纯疱疹常用中成药一览表

证型	常用中成药
肺胃热盛证	栀子金花丸、黄连上清丸、连翘败毒片
湿热下注证	龙胆泻肝丸、八宝丹、血尿安片
阴虚内热证	增液口服液、养阴生血合剂、地贞颗粒

1. 肺胃热盛证

〔**证候**〕**主症**:群集小疱,灼热刺痒。**次症**:轻度周身不适,心烦郁闷,大便干,小便黄。**舌脉**:舌红,苔黄,脉弦数。

〔**治法**〕疏风清热。

〔**方药**〕辛夷清肺饮合竹叶石膏汤加减。

〔**中成药**〕(1)栀子金花丸^(药典)(由栀子、黄连、黄芩、黄柏、大黄、金银花、知母、天花粉组成)。功能主治:清热泻火,凉血解毒。用于肺胃热盛,口舌生疮,牙龈肿痛,目赤眩晕,咽喉肿痛,大便秘结。用法用量:口服,1次9g,1日1次。

(2)黄连上清丸^(药典)〔由黄连、栀子(姜制)、连翘、蔓荆子(炒)、防风、荆芥穗、白芷、黄芩、菊花、薄荷、大黄(酒炙)、黄柏(酒炒)、桔梗、川芎、石膏、旋覆花、甘草组成〕。功能主治:散风清热,泻火止痛,用于风热上攻、肺胃热盛所致的头晕目眩、爆发火眼、牙齿疼痛、口舌生疮、咽喉肿痛、耳痛耳鸣、大便秘结、小便短赤。用法用量:口服,水丸或水蜜丸1次3~6g;大蜜丸1次1~2丸,1日2次。

(3)连翘败毒片^(药典)(由大黄、连翘、金银花、紫花地丁、蒲公英、栀子、白芷、黄芩、赤芍、浙贝母、玄参、桔梗、木通、防风、白鲜皮、甘草、天花粉、蝉蜕组成)。功能主治:清热解毒,消肿止痛。用于疮疖溃烂,灼热发烧,流脓流水,丹毒疮疹,疥癣痛痒。用法用量:口服,1次4片,1日2次。

2. 湿热下注证

〔**证候**〕**主症**:疱疹发于外阴,灼热痛痒,水疱易破糜烂。**次症**:可伴有发热,尿赤、尿频、尿痛。**舌脉**:苔黄,脉数。

〔**治法**〕清热利湿。

〔**方药**〕龙胆泻肝汤加板蓝根、紫草、延胡索等。

〔**中成药**〕(1)龙胆泻肝丸^(药典)(由龙胆、柴胡、黄芩、炒栀子、泽泻、川木通、盐车前子、酒当归、地黄、炙甘草组成)。功能主治:清肝胆,利湿热。用于肝胆湿热,头晕目赤,耳鸣耳聋,胁痛口苦,尿赤,湿热带下。用法用量:口服,水丸 1 次 3~6g，1 日 2 次；大蜜丸 1 次 1~2 丸，1 日 2 次。

（2）八宝丹^{（医保目录）}（由牛黄、蛇胆、羚羊角、珍珠、三七、麝香等组成）。功能主治：清利湿热，活血解毒，去黄止痛。适用于湿热蕴结所致发热，黄疸，小便黄赤，恶心呕吐，纳呆，胁痛腹胀，舌苔黄腻或厚腻干白，或湿热下注所致尿道灼热刺痛、小腹胀痛等。用法用量：口服，1~8 岁，1 次 0.15~0.3g；8 岁以上，1 次 0.6g，1 日 2~3 次，温开水送服。

（3）血尿安片^{（医保目录）}（由肾茶、小蓟、白茅根、黄柏组成）。功能主治：清热利湿，凉血止血。用于生殖器疱疹、急性或慢性前列腺炎、淋病、非淋菌性尿道炎、尖锐湿疣、肾盂肾炎及各类妇科疾病。用法用量：口服，1 次 1.2g，每日 3 次，重症者可酌情增加剂量。36 日为 1 个疗程。

3. 阴虚内热证

〔证候〕主症：间歇发作，反复不愈。次症：口干唇燥，午后微热。舌脉：舌红，苔薄，脉细数。

〔治法〕养阴清热。

〔方药〕增液汤加板蓝根、马齿苋、紫草、石斛、生薏苡仁等。

〔中成药〕（1）增液口服液^{（药典）}（由玄参、山麦冬、地黄组成）。功能主治：养阴生津，增液润燥。用于高热后，阴津亏损之便秘，兼见口渴咽干、口唇干燥、小便短赤、舌红少津等。用法用量：口服，1 次 20ml，1 日 3 次，或遵医嘱。

（2）养阴生血合剂^{（药典）}（由地黄、黄芪、当归、玄参、麦冬、川芎组成）。功能主治：养阴清热、益气生血。用于阴虚内热、气血不足所致的口干咽燥、食欲减退、倦怠无力等症状。用法用量：口服，1 次 50ml，1 日 1 次。

（3）地贞颗粒^{（医保目录）}（由地骨皮、女贞子、墨旱莲、五味子、沙苑子、合欢皮、甘草、郁金组成）。功能主治：清虚热，滋肝肾，宁心养神。用于烘热汗出，心烦易怒，手足心热，失眠多梦，腰膝酸软，口干，便秘等症。用法用量：饭后温开水冲服，1 次 5g，1 日 3 次。8 周为一疗程。

（三）外治法

1. 紫金锭^{（药典）}

〔组成〕山慈菇、红大戟、千金子霜、五倍子、麝香、朱砂、雄黄。

〔功效〕辟瘟解毒，消肿止痛。

〔主治〕用于中暑，脘腹胀痛，恶心呕吐，痢疾泄泻，小儿痰厥；外治疔疮疖肿，痄腮，丹毒，喉风。

〔用法〕外用。醋磨调敷患处，1 日 2~3 次。

〔注意事项〕①气血虚弱者慎用。②肝肾功能不全者慎用。③本品含有毒药物,不宜过量、久用。④孕妇禁用。

2. 如意金黄散^(药典)

〔**组成**〕姜黄、大黄、黄柏、苍术、厚朴、陈皮、甘草、生天南星、白芷、天花粉。

〔**功效**〕清热解毒,消肿止痛。

〔**主治**〕用于热毒瘀滞肌肤所致疮疖肿痛,症见肌肤红、肿、热、痛,亦可用于跌打损伤。

〔**用法**〕外用。红肿、烦热、疼痛用清茶调敷;漫肿无头用醋或葱酒调敷;亦可用植物油或蜂蜜调敷。1日2~3次。

〔**注意事项**〕①疮疡阴证者慎用;②不可内服;③忌食辛辣、油腻、海鲜等食品;④皮肤过敏者慎用。

3. 复方片仔癀软膏^(其他)

〔**组成**〕片仔癀粉、蛇药片。

〔**功效**〕清热,解毒,止痛。

〔**主治**〕用于带状疱疹、单纯疱疹、脓疱疮、毛囊炎、痤疮。

〔**用法**〕外用。取适量膏药涂抹患处,1日2~3次。

〔**注意事项**〕①忌烟、酒及食辛辣、油腻食物;②孕妇慎用;③本品为外用药,禁止内服;④用药后局部出现皮疹等过敏表现者停用;⑤热毒较重伴有恶寒发热者应去医院就诊;⑥对局部病变不宜挑破,切忌挤压;⑦对本品过敏者禁用,过敏体质者慎用;⑧本品性状发生改变时禁止使用;⑨儿童必须在成人监护下使用;⑩请将本品放在儿童不能接触到的地方;⑪如正在使用其他药品,使用本品前请咨询医师或药师。

四、单验方

1. 邱长安(福建省漳州市皮肤病防治院)验方——解毒凉血汤 组成:生地黄、赤芍、牡丹皮、紫草、板蓝根、大青叶、蒲公英、生甘草、虎杖、泽兰。功效:清热解毒。

2. 王慎娥(山东省枣庄市中医院)验方——九味消毒饮 组成:金银花、野菊花、蒲公英、紫花地丁、紫背天葵子、黄芩、夏枯草、木贼、蝉蜕。功效:清热解毒,疏风散热,退翳明目。

3. 闫燕(杭州师范大学附属医院)验方——疏风清热解毒汤 组成:柴胡、夏枯草、钩藤、板蓝根、大青叶、蝉蜕、蒲公英、赤芍、菊花、龙胆、甘草。功效:疏风清热解毒,清肝利胆明目。

第二节 带状疱疹

带状疱疹由潜伏在体内的水痘-带状疱疹病毒（VZV）再激活所致，表现以沿单侧周围神经分布的簇集性小水疱为特征，常伴显著的神经痛。国内发病率尚不明确，在欧洲，带状疱疹发病率为 0.2%~0.4%，50 岁以上人群的发病率（0.7%）高于年轻人群（0.4%）。

本病属于中医学"蛇串疮""缠腰火丹""蛇丹""蜘蛛疮"等范畴。

一、诊断要点

本病好发于成人，发病率随年龄增大而呈显著上升趋势。根据皮损表现可分为顿挫型（不出现皮损仅有神经痛）、不全型（仅出现红斑、丘疹而不发生水疱即消退）、大疱型、出血型、坏疽型和泛发型。

（一）临床表现

发病前可有轻度乏力、低热、纳差等全身症状，患处皮肤自觉灼热或灼痛，触之有明显的痛觉敏感，持续 1~5 天，亦可无前驱症状即发疹。好发部位依次为肋间神经、脑神经和腰骶神经支配区域。患处常先出现潮红斑，继而出现粟粒至黄豆大小丘疹，簇状分布而不融合，继之迅速变为水疱，疱壁紧张发亮，疱液澄清。皮损常单侧分布，一般不超过正中线。

（二）辅助检查

本病根据典型临床表现即可做出诊断，疱底刮取物涂片找到多核巨细胞和核内包涵体有助于诊断，必要时可用 PCR 检测 VZV-DNA 和病毒培养予以确诊。

（三）鉴别诊断

本病前驱期或无疹型应与肋间神经痛、胸膜炎、阑尾炎、坐骨神经痛、尿路结石、偏头痛、胆囊炎等进行鉴别，发疹后有时需与单纯疱疹、脓疱疮等进行鉴别。

二、西医治疗要点

（一）治疗原则

本病具有自限性，治疗原则为抗病毒、止痛、消炎、防治并发症。

（二）西药治疗

1. 系统药物治疗　抗病毒药物、镇静止痛药物,早期短期、小量使用糖皮质激素。

2. 外用药物治疗　炉甘石洗剂、阿昔洛韦乳膏、喷昔洛韦乳膏、3% 硼酸溶液、1:5 000 呋喃西林溶液、0.5% 新霉素软膏、2% 莫匹罗星软膏。

3. 物理治疗　紫外线、频谱治疗仪、红外线等局部照射。

三、中成药应用

（一）基本病机

中医认为本病是由于情志内伤,肝气郁结,久而化火,肝经火毒蕴积,夹风邪上窜头面而发;或夹湿邪下注,发于阴部及下肢,火毒炽盛者多发于躯干。年老体弱者常因血虚肝旺,湿热毒蕴,导致气血凝滞,经络阻塞不通,以致疼痛剧烈,病程迁延。总之,本病初期以湿热火毒为主,后期是正虚血瘀兼夹湿邪为患。

（二）辨证分型使用中成药

带状疱疹常用中成药见表2。

表 2　带状疱疹常用中成药一览表

证型	常用中成药
肝经郁热证	龙胆泻肝丸、当归龙荟丸、新癀片
脾虚湿蕴证	参苓白术丸、人参健脾丸、启脾丸
气滞血瘀证	大黄䗪虫丸、血府逐瘀胶囊、元胡止痛片

1. 肝经郁热证

〔证候〕**主症**:皮损鲜红,灼热刺痛,疱壁紧张;**次症**:口苦咽干,心烦易怒,大便干燥,小便黄;**舌脉**:舌质红,苔薄黄或厚黄,脉弦滑数。

〔治法〕清泻肝火,解毒止痛。

〔方药〕龙胆泻肝汤加减。

〔中成药〕(1)龙胆泻肝丸[药典](由龙胆、柴胡、黄芩、炒栀子、泽泻、川木通、盐车前子、酒当归、地黄、炙甘草组成)。功能主治:清肝胆,利湿热。用于肝胆湿热,头晕目赤,耳鸣耳聋,胁痛口苦,尿赤,湿热带下。用法用量:口服,1次 3~6g,1 日 2 次。

(2)当归龙荟丸[药典](由酒炒当归、芦荟、青黛、酒炒大黄、酒炒龙胆、酒黄连、酒炒黄芩、栀子、盐炒黄柏、木香、人工麝香组成)。功能主治:泻火通便。用于肝胆火旺,心烦不宁,头晕目眩,耳鸣耳聋,胁肋疼痛,脘腹胀痛,大便秘结。用法用量:口服,1 次 6g,1 日 2 次。

(3) 新癀片^(药典)(由肿节风、三七、人工牛黄、肖梵天花、珍珠层粉、猪胆汁膏、水牛角浓缩粉、红曲、吲哚美辛组成)。功能主治:清热解毒,活血化瘀,消肿止痛。用于热毒瘀血所致的咽喉肿痛、牙痛、痹痛、胁痛、黄疸、无名肿毒等症。用法用量:口服,1 次 2~4 片,1 日 3 次,儿童酌减。外用,用冷开水调化,敷患处。

2. 脾虚湿蕴证

〔证候〕主症:皮损色淡,疼痛不显,疱壁松弛;次症:口不渴,食少腹胀,大便时溏;舌脉:舌淡或正常,苔白或白腻,脉沉缓或滑。

〔治法〕健脾利湿,解毒止痛。

〔方药〕除湿胃苓汤加减。

〔中成药〕(1) 参苓白术丸^(药典)(由人参、茯苓、炒白术、山药、炒白扁豆、莲子、炒薏苡仁、砂仁、桔梗、甘草组成)。功能主治:补脾胃,益肺气。用于脾胃虚弱所致的食少便溏,气短咳嗽,肢倦乏力。用法用量:口服,1 次 6g,1 日 3 次。

(2) 人参健脾丸^(药典)(由人参、炒白术、茯苓、山药、陈皮、木香、砂仁、炙黄芪、当归、炒酸枣仁、制远志组成)。功能主治:健脾益气,和胃止泻。用于脾胃虚弱所致的饮食不化、脘闷嘈杂、恶心呕吐、腹痛便溏、不思饮食、体弱倦怠。用法用量:口服,1 次 12g,1 日 2 次。

(3) 启脾丸^(药典)(由人参、炒白术、茯苓、甘草、陈皮、山药、炒莲子、炒山楂、炒六神曲、炒麦芽、泽泻组成)。功能主治:健脾和胃。用于脾胃虚弱,消化不良,腹胀便溏。用法用量:口服,1 次 3g,1 日 2~3 次;3 岁以内儿童酌减。

3. 气滞血瘀证

〔证候〕主症:皮疹减轻或消退后局部疼痛不止,放射到附近部位,痛不可忍,坐卧不安,重者可持续数月或更长时间;舌脉:舌暗,苔白,脉弦细。

〔治法〕理气活血,通络止痛。

〔方药〕柴胡疏肝散合桃红四物汤加减。

〔中成药〕(1) 大黄䗪虫丸^(药典)〔熟大黄、土鳖虫(炒)、水蛭(制)、虻虫(去翅足,炒)、蛴螬(炒)、干漆(煅)、桃仁、苦杏仁(炒)、黄芩、地黄、白芍、甘草组成〕。功能主治:活血破瘀,通经消癥。用于瘀血内停所致的癥瘕、闭经,症见腹部肿块、肌肤甲错、面色暗黑、潮热羸瘦、经闭不行。用法用量:口服,水蜜丸

1次3g,小蜜丸1次3~6丸,大蜜丸1次1~2丸,1日1~2次。

（2）血府逐瘀胶囊^(药典)（由桃仁、红花、赤芍、川芎、炒枳壳、柴胡、桔梗、当归、地黄、牛膝、甘草组成）。功能主治:活血祛瘀,行气止痛。用于气滞血瘀所致的胸痹,头痛日久,痛如针刺而有定处、内热烦闷,心悸失眠,急躁易怒。用法用量:口服,1次6粒,1日2次。1个月为1个疗程。

（3）元胡止痛片^(药典)（由醋延胡索、白芷组成）。功能主治:理气,活血,止痛。用于气滞血瘀所致的胃痛,胁痛,头痛及痛经。用法用量:口服,1次1.04~1.56g,1日3次,或遵医嘱。

（三）外治法

1. 如意金黄散^(药典)

〔**组成**〕姜黄、大黄、黄柏、苍术、厚朴、陈皮、甘草、生天南星、白芷、天花粉。

〔**功效**〕清热解毒,消肿止痛。

〔**主治**〕用于热毒瘀滞肌肤所致疮疖肿痛,症见肌肤红、肿、热、痛,亦可用于跌打损伤。

〔**用法**〕外用。红肿、烦热、疼痛用清茶调敷;漫肿无头用醋或葱酒调敷;亦可用植物油或蜂蜜调敷。1日2~3次。

〔**注意事项**〕①疮疡阴证者慎用;②不可内服;③忌食辛辣、油腻、海鲜等食品;④皮肤过敏者慎用。

2. 紫金锭^(药典)

〔**组成**〕山慈菇、红大戟、千金子霜、五倍子、麝香、朱砂、雄黄。

〔**功效**〕辟瘟解毒,消肿止痛。

〔**主治**〕用于中暑,脘腹胀痛,恶心呕吐,痢疾泄泻,小儿痰厥;外治疔疮疖肿,痄腮,丹毒,喉风。

〔**用法**〕外用,醋磨调敷患处。

〔**注意事项**〕①气血虚弱者慎用。②肝肾功能不全者慎用。③本品含有毒药物,不宜过量、久用。④孕妇禁用。

3. 珠黄散^(药典)

〔**组成**〕人工牛黄、珍珠。

〔**功效**〕清热解毒,祛腐生肌。

〔**主治**〕热毒内蕴所致的咽痛、咽部红肿、糜烂、口腔溃疡久不收敛。

〔**用法**〕外用,取药少许吹患处,1日2~3次。

〔**注意事项**〕①虚火喉痹、口疮者慎用。②孕妇慎用。③用药期间忌食辛辣、油腻食物。④老年人、儿童及素体脾胃虚弱者慎用。

4. 重楼解毒酊^(医保目录)

〔**组成**〕重楼、草乌、艾叶、石菖蒲、大蒜、天然冰片。

〔**功效**〕清热解毒，散瘀止痛。

〔**主治**〕用于肝经火毒所致的带状疱疹、皮肤瘙痒、虫咬皮炎、流行性腮腺炎。

〔**用法**〕外用，涂抹患处。1日3~4次。

〔**注意事项**〕①外用药、忌内服。②久置有少量沉淀，摇匀后使用。

四、单验方

1. 陈金莲（湖南省中医院）验方——柴胡蓝根汤　组成：柴胡、龙胆、板蓝根、大青叶、薏苡仁、马齿苋、土茯苓、金银花、丹参、延胡索、川楝子、生地黄、甘草。功效：清肝泻火，解毒除湿，祛瘀止痛。

2. 禤国维（广东省中医院）验方——清疱疹汤　组成：牛蒡子、紫草、板蓝根、鸡内金、白芍、玄参、薏苡仁、蒲公英、延胡索、郁金、珍珠母、三七末、诃子、甘草。功效：清热解毒，凉血透疹，利湿解毒，行气活血止痛，兼滋阴养血护胃气。

第三节　扁平疣

扁平疣是人类乳头瘤病毒（HPV）引起的皮肤良性赘生物，多伴有色素沉着。临床表现为皮色、淡红色或浅褐色的扁平丘疹，多见于面部和手背，无明显的自觉症状，病程慢性。部分可自行消退，但可复发。可通过直接或间接的接触传染。

本病属于中医学"扁瘊""晦气疮"等范畴。

一、诊断要点

（一）临床表现

1. 扁平疣多发于颜面、手背及前臂等处，表现为正常皮色、淡红色或浅褐色的扁平丘疹，表面光滑，境界明显。

2. 在初发病时，皮损发展及增多较快，因扁平疣的疣体中有大量活跃的病毒。

3. 当局部被搔抓时,疣体表面和正常皮肤可产生轻微的破损,这时病毒很容易被接种到正常皮肤上而产生新的疣体。

4. 偶可沿抓痕分布排列成条状(同形反应),长期存在的扁平疣可融合成片。

5. 一般无自觉症状,偶有微痒。

(二)辅助检查

扁平疣需要做血常规、病理检查、体液免疫检测等检查协助诊断。

(三)鉴别诊断

本病应与汗管瘤、毛发上皮瘤等鉴别。

二、西医治疗要点

本病主要采用外用药物治疗和物理治疗,系统药物治疗多用于皮损数目较多或久治不愈者。

(一)局部药物治疗

适用于皮损较大或不宜用物理治疗者,但应根据不同情况选择药物及使用方法。常用药物有干扰素凝胶、维 A 酸软膏、咪喹莫特软膏等。

(二)物理治疗

包括冷冻、电灼和激光等,适用于皮损数目较少者。

(三)全身治疗

1. 抗病毒药物　利巴韦林、阿昔洛韦、泛昔洛韦、干扰素等口服或肌内注射。

2. 免疫疗法　左旋咪唑、转移因子、胸腺素等口服或肌内注射。

(四)预防

防止外伤,在体力劳动或容易受伤的工作人群中注意劳动保护是预防本病的关键。

三、中成药应用

(一)基本病机

从中医辨证来看,扁平疣的发病在四肢或面部皮肤,此乃六淫中的风、湿、热为患,由于人体感受湿热毒邪、内动肝火所致。因风为百病之长,风邪致病常侵犯人体上部,使人肌肤腠理疏松,卫外不足,导致风热邪毒侵入体内,或体内肝虚血燥,筋气不荣,热毒外发郁积皮肤而发病。

（二）辨证分型使用中成药

扁平疣常用中成药见表3。

表3　扁平疣常用中成药一览表

证型	常用中成药
风热蕴结证	治疣胶囊、复方马齿苋片
痰瘀互结证	大黄䗪虫丸、祛疣颗粒

1. 风热蕴结证

〔**证候**〕**主症**:皮疹淡红,数目较多,或微痒,或不痒,病程短;**次症**:伴口干不欲饮;**舌脉**:舌红,苔薄白或薄黄,脉浮数或弦。

〔**治法**〕疏风清热,解毒散结。

〔**方药**〕马齿苋合剂加木贼、郁金、浙贝母、板蓝根。

〔**中成药**〕(1)治疣胶囊^(指南推荐)(由木贼、忍冬藤、板蓝根、蜂房、路路通、红花、桃仁、苍术、土茯苓、灵磁石、煅牡蛎组成)。功能主治:清热解毒,活血化瘀,解毒散结。用于人乳头瘤病毒感染导致的各类疣等。用法用量:口服,1次3粒,1日2次。

(2)复方马齿苋片^(指南推荐)(由马齿苋、大青叶、木贼、薏苡仁、山豆根、甘草、蜂房、党参、黄芪、黄精、败酱草、白术、灵芝组成)。功能主治:清热解毒除湿,益气散结。用于病毒性皮肤病及性病。用法用量:口服,1次4片,1日3次。

2. 痰瘀互结证

〔**证候**〕**主症**:病程较长,皮疹较硬,大小不一,其色黄褐或暗红,不痒不痛;**舌脉**:舌红或暗红,苔薄白,脉沉弦。

〔**治法**〕活血化瘀,清热散结。

〔**方药**〕桃红四物汤加生黄芪、板蓝根、紫草、马齿苋、浙贝母、薏苡仁。

〔**中成药**〕(1)大黄䗪虫丸^(药典)[由熟大黄、土鳖虫(炒)、水蛭(制)、虻虫(去翅足,炒)、蛴螬(炒)、干漆(煅)、桃仁、苦杏仁(炒)、黄芩、地黄、白芍、甘草组成]。功能主治:活血破瘀,通经消癥。用于瘀血内停所致的癥瘕、闭经,症见腹部肿块、肌肤甲错、面色暗黑、潮热羸瘦、经闭不行。用法用量:口服,水蜜丸1次3g,小蜜丸1次3~6丸,大蜜丸1次1~2丸,1日1~2次。

(2)祛疣颗粒^(指南推荐)(由牛膝、穿山甲、桃仁、红花、熟地黄、何首乌、杜仲组成)。功能主治:活血化瘀,软坚散结,补益肝肾。用于治疗寻常疣、扁平疣,疣状神经性皮炎,增生性瘢痕。用法用量:口服,1 次 6g,1 日 2 次。

（三）外治法

1. 五妙水仙膏^{（指南推荐）}

〔**组成**〕黄柏、紫草、五倍子、碳酸钠、生石灰。

〔**功效**〕去腐生新,清热解毒。

〔**主治**〕毛囊炎、结节性痒疹、寻常疣、神经性皮炎等。

〔**用法**〕外用。用探针将药物均匀涂于皮损,等药干燥后进行局部擦除,1 日 2~3 次。

〔**注意事项**〕①使用前应将药物搅匀,需稀释的药液随配随用,治疗要注意常规消毒,清洁皮肤。②擦洗药物,应用生理盐水或冷开水擦洗,不能用乙醇棉球擦洗。③切忌将药物进入眼内。大血管与近骨膜处药物不能久留。④用药后病变组织形成的痂,不可强行剥落,让其自行脱落,少数患者脱痂时间较长,有一定痒感,属正常情况。⑤脱痂初期,皮肤粉红或留有少量色素,1~2 个月后可恢复至正常皮肤颜色。

2. 化毒散软膏^{（指南推荐）}

〔**组成**〕乳香、没药、川贝母、黄连、赤芍、天花粉、大黄、甘草、珍珠粉、牛黄、冰片、雄黄粉。

〔**功效**〕清热解毒,消肿止痛。

〔**主治**〕脓疱疮（黄水疮）、多发性毛囊炎（发际疮）、疖痈、丹毒及体表感染初起。

〔**用法**〕外用。可直接涂于患处,1 日 2 次。

〔**注意事项**〕皮肤破溃处禁用。

3. 鸦胆子油^{（指南推荐）}

〔**组成**〕鸦胆子（将鸦胆子剥去壳,取仁,捣碎,置于瓶中加入无水乙醇;隔 2 小时后,将上层浮油倒于平底玻璃皿中,等乙醇挥发后即得鸦胆子油,装瓶备用）。

〔**功效**〕祛疣。

〔**主治**〕用于扁平疣、寻常疣。

〔**用法**〕外用。用牙签挑取少许鸦胆子油点于疣体上。

〔**注意事项**〕不要碰及周围正常皮肤。

四、单验方

1. 张毅（四川省中医药科学院）验方——桔地汤　组成:茵陈、葶苈子、地榆、桔梗、鸡内金、牛膝、黄芪、土茯苓、桑枝。功效:清热解毒,利湿散结。

2. 鲜芝麻花 用法:用鲜芝麻花揉搓患处,1 次 3~5 分钟,1 日 2~3 次。用于扁平疣、寻常疣。

第四节 水痘

水痘(varicella, chickenpox)是由水痘 - 带状疱疹病毒初次感染引起的急性传染病。主要发生在婴幼儿和学龄前儿童,成人发病症状比儿童更严重。以发热及皮肤和黏膜成批出现周身性红色斑丘疹、疱疹、痂疹为特征,皮疹呈向心性分布,主要发生在胸、腹、背,四肢很少。冬、春两季多发,其传染力强,水痘患者是唯一的传染源,自发病前 1~2 日直至皮疹干燥结痂期均有传染性,接触或飞沫吸入均可传播,易感儿发病率可达 95% 以上。该病为自限性疾病,一般不留瘢痕,如合并细菌感染会留瘢痕,病后可获得终身免疫,有时病毒以静止状态存留于神经节,多年后感染复发而出现带状疱疹。

本病属于中医学"水痘""水花""水疮""水疱""零落豆子"等范畴。

一、诊断要点

(一)临床表现

该病潜伏期为 12~21 日,平均 14 日。起病较急,年长儿童和成人在皮疹出现前可有发热、头痛、全身倦怠、恶心、呕吐、腹痛等前驱症状,小儿则皮疹和全身症状同时出现。

在发病 24 小时内出现皮疹,皮疹先发于头皮、躯干受压部分,呈向心性分布。最开始为粉红色小斑疹,迅即变为米粒至豌豆大的圆形紧张水疱,周围明显红晕,有些水疱的中央呈脐窝状。黏膜亦常受侵,见于口腔、咽部、眼结膜、外阴、肛门等处。

在为期 1~6 日的出疹期内,皮疹相继分批出现,皮损呈现由细小的红色斑丘疹→疱疹→结痂→脱痂的演变过程,脱痂后不留瘢痕。水疱期痛痒明显,若因挠抓继发感染时可留下轻度凹痕。体弱者可出现高热,约 4% 的成年人可发生播散性水痘、水痘性肺炎。

水痘的临床异型表现有大疱性水痘、出血性水痘、新生儿水痘、成人水痘等。此外,若妊娠期感染水痘,可引起胎儿畸形、早产或死胎。

（二）辅助检查

1. 病毒分离　在起病 3 日内,取疱疹液体接种人胚羊膜组织,病毒分离阳性率较高。

2. 血清学检查　常用的为补体结合试验,水痘患者于出诊后 1~4 日血清中即出现补体结合抗体,2~6 周达高峰,6~12 个月后逐渐下降,双份血清抗体滴度 4 倍以上升高。亦可用间接荧光抗体法检测。

3. PCR 方法　PCR 方法检测鼻咽部分泌物的病毒 DNA 为敏感和快速的早期诊断手段。

4. 血象　白细胞总数正常或稍减低,淋巴细胞增高。

5. 疱疹刮片或组织活检　刮取新鲜疱疹基底物用瑞氏或吉姆萨染色检查多核巨细胞,用酸性染色检查核内包涵体。

（三）鉴别诊断

本病应注意与丘疹样荨麻疹、手足口病等鉴别。

二、西医治疗要点

（一）治疗方针

该病无特效治疗方法,主要是对症处理及预防皮肤继发感染,保持清洁,避免搔抓。加强护理,勤换衣服,勤剪指甲,防止抓破水疱继发感染。积极隔离患者,防止传染。患儿早期隔离直到全部皮疹结痂为止,一般不少于病后 2 周。与水痘患者接触过的儿童,应隔离观察 3 周。

（二）一般治疗

局部治疗以止痒和防止感染为主,可外搽炉甘石洗剂,疱疹破溃或继发感染者可外用 1% 甲紫或抗生素软膏。继发感染全身症状严重时,可用抗生素。忌用类固醇皮质激素,以防止水痘泛发和加重。

（三）药物治疗

对免疫能力低下的播散性水痘患者、新生儿水痘或水痘性肺炎、脑炎等严重病例,应及早采用抗病毒药物治疗,阿昔洛韦是目前治疗水痘 - 带状疱疹的首选抗病毒药物,但须在发病后 24 小时内应用效果更佳。或加用 α- 干扰素,以抑制病毒复制,防止病毒扩散,促进皮损愈合,加速病情恢复,降低病死率。

（四）日常护理

1. 注意消毒与清洁。

2. 定时开窗。

3. 退热。

4. 注意病情变化。

5. 避免用手抓破疱疹。

三、中成药应用

(一)基本病机

本病因外感水痘时邪病毒,内蕴湿热所致。水痘时邪病毒从口鼻而入,邪犯肺卫,蕴于肺脾,风热时邪与湿热相搏于肌腠,外发肌表,水痘布露,疹色红润,疱浆清亮,易出易靥,病在卫气,此为风热夹湿证。邪毒深入,热毒炽盛,痘色暗赤,皮厚浆混,病在气营,此为热毒夹湿证。

(二)辨证分型使用中成药

水痘常用中成药见表4。

表4 水痘常用中成药一览表

证型	常用中成药
邪郁肺卫证	桑菊感冒片、银翘解毒片、双黄连口服液
毒炽气营证	清开灵口服液、抗病毒口服液

1. 邪郁肺卫证

〔证候〕**主症:**发热轻微,或无发热,1~2日皮肤出疹,疹色红润,疱浆清亮,根盘红晕不明显,点粒稀疏,此起彼伏,以躯干为多;**次症:**鼻塞流涕,伴有喷嚏及咳嗽;**舌脉:**舌苔薄白,脉浮数。

〔治法〕疏风清热,利湿解毒。

〔方药〕银翘散加减。

〔中成药〕(1)桑菊感冒片^(药典)(由桑叶、菊花、连翘、薄荷素油、苦杏仁、桔梗、甘草、芦根组成)。功能主治:疏风清热,宣肺止咳。用于风热感冒初起,头痛,咳嗽,口干,咽痛。用法用量:口服,1次4~8片,1日2~3次。

(2)银翘解毒片^(药典)[由金银花、连翘、薄荷、荆芥、淡豆豉、牛蒡子(炒)、桔梗、淡竹叶、甘草组成]。功能主治:疏风解表,清热解毒。用于风热感冒,症见发热头痛、咳嗽口干、咽喉疼痛。用法用量:口服,1次4片,1日2~3次。

(3)双黄连口服液^(药典)(由金银花、黄芩、连翘组成)。功能主治:疏风解表,清热解毒。用于外感风热所致的感冒,症见发热、咳嗽、咽痛。用法用量:口服,1次20ml,1日3次。儿童酌减或遵医嘱。

2. 毒炽气营证

〔证候〕**主症**:壮热不退,水痘分布较密,根盘红晕显著,疹色紫暗,疱浆混浊;**次症**:烦躁不安,口渴欲饮,面红目赤,大便干结,小便黄赤;**舌脉**:舌红或舌绛,苔黄糙而干,脉洪数。

〔治法〕清热凉营,化湿解毒。

〔方药〕清胃解毒汤加减。

〔**中成药**〕(1)清开灵口服液^(药典)(由胆酸、珍珠母、猪去氧胆酸、栀子、水牛角、板蓝根、黄芩苷、金银花组成)。功能主治:清热解毒,镇静安神。用于外感风热时毒、火毒内盛所致高热不退,烦躁不安,咽喉肿痛,舌质红绛、苔黄,脉数;上呼吸道感染、病毒性感冒、急性化脓性扁桃体炎、急性咽炎、急性气管炎、高热等病症见上述证候者。用法用量:口服,1 次 20~30ml,1 日 2 次。儿童酌减。

(2)抗病毒口服液^(药典)(由板蓝根、石膏、芦根、地黄、郁金、知母、石菖蒲、广藿香、连翘组成)。功能主治:清热祛湿,凉血解毒。用于风热感冒,温病发热及上呼吸道感染,以及流行性感冒(简称流感)、腮腺炎等病毒感染疾患。用法用量:口服,1 次 10ml,1 日 2~3 次(早饭前和午饭、晚饭后各服 1 次)。儿童酌减。

(三)外治法

冰硼散^(药典)

〔组成〕冰片、硼砂(煅)、朱砂、玄明粉。

〔功效〕清热解毒,消肿止痛。

〔主治〕用于热毒蕴结所致的咽喉疼痛、牙龈肿痛、口舌生疮。

〔用法〕外用。吹敷患处,每次少量,1 日 2~3 次。

〔注意事项〕①本品为治疗热毒蕴结所致急喉痹、牙宣、口疮的常用中成药,若病属虚火上炎者慎用;②本品含有辛香走窜、苦寒清热之品,有碍胎气,孕妇慎用;③服药期间饮食宜清淡,忌食辛辣、油腻食物,戒烟酒,以免加重病情;④方中含有玄明粉,药物泌入乳汁中,易引起婴儿腹泻,故哺乳期妇女不宜使用;⑤本品含朱砂有小毒,不宜长期大剂量使用,以免引起蓄积中毒;⑥急性咽炎、牙周炎、口腔溃疡感染严重,有发热等全身症状者,应在医生指导下使用。

四、单验方

木豆根　用法:取木豆根枝、叶 500g(干品减半),加水 1 000ml,煮沸后再煮 15 分钟,去渣,候温,洗患处,1 日 1 次。

第五节　风疹

风疹是由风疹病毒（RV）引起的急性呼吸道传染病，包括先天性感染和后天获得性感染。多见于 5 岁以下的小儿，临床上以发热，咳嗽，皮肤出现细小如沙的淡红色斑丘疹，耳后、枕部淋巴结肿大为特征。妇女妊娠 3 个月内患本病，可传给胎儿，导致流产、死胎，或引起先天性心脏病、白内障、智能低下等。

本病属于中医学"风痧""瘾疹"范畴。

一、诊断要点

（一）临床表现

1. 潜伏期　一般 2~3 周。

2. 前驱期　发病儿童多数有低热、头痛、倦怠、咽痛等轻度前驱症状，发疹后消退。部分患者在前驱期末或发疹第 1 日，在软腭、颊及悬雍垂等处出现黏膜疹，为暗红色斑疹或瘀点。

3. 发疹期　此期除上述表现外还出现皮疹，为粉红色斑疹、斑丘疹和丘疹，大部分散在分布，少数可融合成片，伴有轻度瘙痒。皮疹最初起于面部，在 24 小时内迅速蔓延到耳后、枕后、颈部，并向下扩展到躯干、上肢，最后分布到下肢，但手掌、足底大多无疹。皮疹演变迅速，第 1 日似麻疹，第 2 日似猩红热，第 3 日已消退，不留任何痕迹，可伴有糠皮样脱屑。约 40% 的患者无发疹期，仅出现耳后、枕后、颈部、腋窝、腹股沟淋巴结肿，轻度压痛，数日内可自行消退。本病严重者可发生风疹综合征、关节炎、支气管炎、中耳炎、心肌炎、紫癜等。

（二）辅助检查

1. 白细胞检查　在前驱期及发疹期，白细胞总数、淋巴细胞和嗜中性粒细胞均降低。发疹 5 日后，淋巴细胞增多。

2. 抗体检查　发疹时或发疹后 1~2 日内，血清中出现风疹特异性 IgM 抗体，可明确诊断。

3. 血凝集抑制试验　效价增高。

4. 组织培养　可分离出病毒。

（三）鉴别诊断

本病需与麻疹、幼儿急疹、猩红热等相鉴别。

二、西医治疗要点

（一）一般治疗

风疹患者一般症状轻微，不需要特殊治疗，主要为对症治疗，需隔离至出疹后5日。症状较显著者，应卧床休息，流质或半流质饮食。对高热、头痛、咳嗽、结膜炎者可予对症处理。

（二）并发症治疗

高热、嗜睡、昏迷、惊厥者，应按流行性乙型脑炎的原则治疗。出血倾向严重者，可用肾上腺皮质激素治疗，必要时输新鲜全血。

（三）先天性风疹

无症状感染者无需特别处理。有严重症状者应相应处理：存在低丙种球蛋白血症者可考虑使用静脉注射免疫球蛋白；肺炎、呼吸窘迫、黄疸、心脏瓣膜畸形、视网膜病等处理原则同其他新生儿；充血性心力衰竭和青光眼者需积极处理，白内障治疗最好延至1岁以后；早期和定期进行听觉脑干诱发电位检查，以早期诊断耳聋而及时干预。

三、中成药应用

（一）基本病机

中医认为本病由风疹时邪所致。风疹时邪，由口鼻而入，郁于肺卫，肺卫失宣而出现发热、咳嗽、流涕等。邪毒入里，气血相搏，正气托毒外泄，阻滞少阳经络，则皮疹透发，耳后及枕部淋巴结肿大。

（二）辨证分型使用中成药

风疹常用中成药见表5。

表5　风疹常用中成药一览表

证型	常用中成药
邪郁肺卫证	板蓝根颗粒、双黄连口服液、银翘散
邪炽气营证	清开灵颗粒、牛黄蛇胆川贝液、牛黄抱龙丸

1. 邪郁肺卫证

〔证候〕主症：发热恶风，喷嚏，流涕，疹色浅红，先起于头面、躯干，随即遍及四肢,分布均匀,稀疏细小,2~3日消退,有瘙痒感,耳后及枕部淋巴结肿大;**次症**:伴有轻微咳嗽,精神倦怠,胃纳欠佳;**舌脉**:舌质偏红,苔薄,脉浮数。

〔**治法**〕疏风解表,清热透疹。

〔**方药**〕银翘散加减。

〔**中成药**〕(1)板蓝根颗粒^(药典)(由板蓝根组成)。功能主治:清热解毒,凉血利咽。用于肺胃热盛所致的咽喉肿痛、口咽干燥、腮部肿胀;急性扁桃体炎、腮腺炎见上述证候者。用法用量:开水冲服,1次5~10g(含蔗糖),1日3~4次。

(2)双黄连口服液^(药典)(由金银花、黄芩、连翘组成)。功能主治:疏风解表,清热解毒。用于外感风热所致的感冒,症见发热、咳嗽、咽痛。用法用量:口服,1次20ml,1日3次。儿童酌减或遵医嘱。

(3)银翘散^(药典)(由金银花、连翘、桔梗、薄荷、淡豆豉、淡竹叶、牛蒡子、荆芥、芦根、甘草组成)。功能主治:辛凉透表,清热解毒。用于外感风寒,发热头痛,口干咳嗽,咽喉疼痛,小便短赤。用法用量:温开水吞服或开水泡服,1次6g,1日2~3次。

2. 邪炽气营证

〔**证候**〕**主症**:高热,疹色鲜红或紫暗,疹点较密,耳后及枕部淋巴结肿大;**次症**:口渴,心烦不宁,小便黄少;**舌脉**:舌质红,苔黄糙,脉洪数。

〔**治法**〕清气凉营,解毒透疹。

〔**方药**〕透疹凉解汤。

〔**中成药**〕(1)清开灵颗粒^(药典)(由胆酸、珍珠母、猪去氧胆酸、栀子、水牛角、板蓝根、黄芩苷、金银花组成)。功能主治:清热解毒,镇静安神。用于外感风热时毒、火毒内盛所致高热不退,烦躁不安,咽喉肿痛,舌质红绛、苔黄,脉数;上呼吸道感染、病毒性感冒、急性扁桃体炎、急性咽炎、急性气管炎、高热等病症见上述证候者。用法用量:口服,1次3~6g,1日2~3次。儿童酌减或遵医嘱。

(2)牛黄蛇胆川贝液^(药典)(由人工牛黄、川贝母、蛇胆汁、薄荷脑组成)。功能主治:清热止咳,化痰通便。用于热痰、燥痰咳嗽,症见咳嗽、痰黄或干咳、咯痰不爽。用法用量:口服,1次10ml,1日3次。儿童酌减或遵医嘱。

(3)牛黄抱龙丸^(药典)(由牛黄、胆南星、天竺黄、茯苓、琥珀、人工麝香、全蝎、炒僵蚕、雄黄、朱砂组成)。功能主治:清热镇惊,祛风化痰。用于小儿风痰壅盛所致的惊风,症见高热神昏、惊风抽搐。用法用量:口服,水蜜丸1次1g,小蜜丸1次1.5g,大蜜丸1次1丸,1日1~3次。3岁以内儿童酌减。

（三）外治法

1. 紫雪散^(药典)

〔**组成**〕石膏、滑石、玄参、沉香、甘草、芒硝、水牛角浓缩粉、人工麝香、北寒水石、磁石、木香、升麻、丁香、硝石、羚羊角、朱砂。

〔**功效**〕清热开窍,止痉安神。

〔**主治**〕用于热入心包、热动肝风证,症见高热烦躁、神昏谵语、惊风抽搐、斑疹吐衄、尿赤便秘。

〔**用法**〕外用,加清水适量调为稀糊状外敷肚脐孔处,伤湿止痛膏固定,24小时换药 1 次,连续 2~3 日。

〔**注意事项**〕①本品含朱砂,不宜过量久服,肝肾功能不全者慎用;②运动员慎用。

2. 三黄散^(其他)

〔**组成**〕大黄、蒲黄、硫黄。

〔**功效**〕清热泻火,凉血解毒,逐瘀通经。

〔**主治**〕适用于风疹耳后淋巴结肿大。

〔**用法**〕外用,每次适量,用清水少许调匀,置于敷料上,外敷患处,包扎固定,1 日换药 1 次,连续 1 周。

〔**注意事项**〕孕妇慎用。

四、单验方

1. 沈嫱(四川省德阳市第二人民医院)验方——自拟消疹汤　组成:银柴胡、防风、五味子、乌梅、薏苡仁、冬瓜仁、刺蒺藜、白鲜皮、地肤子、牡丹皮、赤芍。功效:祛风,止痒,凉血,敛肺。用法用量:每袋中药 100ml,2~4 岁服 1/3 袋,5~8 岁服 1/2 袋,8 岁以上服 1 袋,1 日 3 次。以 7 日为一疗程。

2. 陈玉芬(石家庄科技信息职业学院)验方——银翘散加减　组成:金银花、连翘、竹叶、牛蒡子、桔梗、甘草、薄荷、淡豆豉、防风。功效:疏风解表,清热透疹。用法用量:水煎服,1 日 1 剂,分 2~3 次服用。

3. 官超云(四川省德阳市中西医结合医院)验方——银防五味饮　组成:银柴胡、防风、五味子、乌梅、薏苡仁、冬瓜仁、金银花、白鲜皮、地肤子、赤芍。功效:清热解毒,疏风通络。用法用量:每袋中药 100ml,2~4 岁服 1/3 袋,5~8 岁服 1/2 袋,8 岁以上服 1 袋,1 日 3 次。以 7 日为一疗程。

第六节 手足口病

手足口病是由于感受柯萨奇病毒（A组16、4、5、9、10型、B组2、5型），埃可病毒13、19、30型及肠道病毒71型（EV-A71）引起的急性出疹性传染病，病毒各型之间无交叉免疫力。临床表现为手掌足跖、臀及口腔疱疹，或伴发热为特征。多发生于5岁以下儿童，多数患儿1周左右自愈，少数患儿可引起心肌炎、肺水肿、无菌性脑膜脑炎等并发症。个别重症患儿病情发展快，导致死亡，重症及死亡病例多由EV-A71所致。

本病属于中医学"湿温"范畴。

一、诊断要点

（一）临床表现

根据疾病的发生发展过程，将手足口病分期、分型如下：

1. 第1期（出疹期） 主要表现为发热，手、足、口、臀等部位出疹，可伴有咳嗽、流涕、食欲不振等症状。部分病例仅表现为皮疹或疱疹性咽峡炎，个别病例可无皮疹。典型皮疹表现为斑丘疹、丘疹、疱疹。皮疹周围有炎性红晕，疱疹内液体较少，不痛不痒，皮疹恢复时不结痂、不留疤。不典型皮疹通常小、厚、硬、少，有时可见瘀点、瘀斑。某些型别肠道病毒如CV-A6和CV-A10所致皮损严重，皮疹可表现为大疱样改变，伴疼痛及痒感，且不限于手、足、口部位。此期属于手足口病普通型，绝大多数在此期痊愈。

2. 第2期（神经系统受累期） 少数病例可出现中枢神经系统损害，多发生在病程1~5天内，表现为精神差、嗜睡、吸吮无力、易惊、头痛、呕吐、烦躁、肢体抖动、肌无力、颈项强直等。此期属于手足口病重症病例重型，大多数可痊愈。

3. 第3期（心肺功能衰竭前期） 多发生在病程5天内，表现为心率和呼吸增快、出冷汗、四肢末梢发凉、皮肤发花、血压升高。此期属于手足口病重症病例危重型。及时识别并正确治疗，是降低病死率的关键。

4. 第4期（心肺功能衰竭期） 可在第3期的基础上迅速进入该期。临床表现为心动过速（个别患儿心动过缓）、呼吸急促、口唇发绀、咳粉红色泡沫痰或血性液体、血压降低或休克。亦有病例以严重脑功能衰竭为主要表现,临床可见抽搐、严重意识障碍等。此期属于手足口病重症危重型,病死率较高。

5. 第5期(恢复期) 体温逐渐恢复正常,对血管活性药物的依赖逐渐减少,神经系统受累症状和心肺功能逐渐恢复,少数可遗留神经系统后遗症。部分手足口病例(多见于 CV-A6、CV-A10 感染者)在病后 2~4 周有脱甲的症状,新甲于 1~2 个月后长出。

大多数患儿预后良好,一般在 1 周内痊愈,无后遗症。少数患儿发病后迅速累及神经系统,表现为脑干脑炎、脑脊髓炎、脑脊髓膜炎等,发展为循环衰竭、神经源性肺水肿的患儿病死率高。

(二)辅助检查

外周血白细胞总数正常或偏低,淋巴细胞和单核细胞相对增高。咽、气道分泌物、疱疹液、粪便检测肠道病毒特异性核酸阳性或分离到肠道病毒。

(三)鉴别诊断

本病应注意与水痘、多形红斑、疱疹性咽峡炎等鉴别。

二、西医治疗要点

(一)一般治疗

本病如无并发症,预后一般良好,多在 1 周内痊愈。首先隔离患儿,接触者应注意消毒隔离,避免交叉感染,对症治疗,做好口腔和皮肤护理。积极控制高热,保持患儿安静,保持呼吸道通畅,必要时吸氧;注意营养支持,维持水、电解质平衡。

(二)西药治疗

1. 合并治疗

(1)密切监测病情变化,尤其是脑、肺、心等重要脏器功能;危重患者特别注意监测血压、血气分析、血糖及胸片。

(2)注意维持水、电解质、酸碱平衡及对重要脏器的保护。

(3)有颅内压增高者给予相应处理。

(4)出现低氧血症、呼吸困难等呼吸衰竭征象者,宜及早进行机械通气治疗。

(5)维持血压稳定。

(6)其他重症处理:如出现弥散性血管内凝血(DIC)、肺水肿、心力衰竭等,应给予相应处理。

2. 抗病毒治疗 目前尚无特效抗肠道病毒药物。研究显示,干扰素 α 喷雾或雾化、利巴韦林静脉滴注早期使用可有一定疗效,若使用利巴韦林应关注其不良反应和生殖毒性。不应使用阿昔洛韦、更昔洛韦、单磷酸阿糖腺苷等药物治疗。

三、中成药应用

(一)基本病机

中医认为本病是由感受手足口病邪所致,由口鼻而入,内侵肺脾,致肺气失宣,卫阳郁遏,则发热、咳嗽、流涕;邪毒蕴于肺脾,肺失通调,脾失健运,水湿内停,水湿与邪毒互结,上熏口咽,外蒸肌肤,故见手、足、口及臀部发生疱疹。

(二)辨证分型使用中成药

手足口病常用中成药见表6。

表6 手足口病常用中成药一览表

证型	常用中成药
邪犯肺脾证	蒲地蓝消炎口服液、蓝芩口服液、小儿豉翘清热颗粒
湿热蒸盛证	抗病毒口服液、丹参注射液、喜炎平注射液
邪陷心肝证	羚珠散、热毒宁注射液、醒脑静注射液

1. 邪犯肺脾证

〔**证候**〕**主症:**低热或者不发热,口腔、手掌足跖及肛周疱疹,分布稀疏,疹色红润,疱液清亮,根盘红晕不著;**次症:**流涕咳嗽,咽红疼痛,或纳差恶心,呕吐泄泻;**舌脉:**舌质红,苔薄黄腻,脉浮数。

〔**治法**〕宣肺解表,利湿解毒。

〔**方药**〕甘露消毒丹。

〔**中成药**〕(1)蒲地蓝消炎口服液^(药典)(由蒲公英、板蓝根、苦地丁、黄芩组成)。功能主治:清热解毒,消肿利咽。用于疖肿、腮腺炎、咽炎、扁桃体炎。用法用量:口服,1次10ml,1日3次,儿童酌减。如有沉淀,摇匀后服用。

(2)蓝芩口服液^(药典)(由板蓝根、黄芩、栀子、黄柏、胖大海组成)。功能主治:清热解毒,利咽消肿。用于肺胃实热所致的咽痛、咽干、咽部灼热;急性咽炎见上述证候者。用法用量:口服,1次20ml,1日3次。

(3)小儿豉翘清热颗粒^(医保目录)(由连翘、淡豆豉、薄荷、荆芥、炒栀子、大黄、青蒿、赤芍、槟榔、厚朴、黄芩、半夏、柴胡、甘草组成)。功能主治:疏风解表,清热导滞。用于小儿风热感冒夹滞证,症见:发热咳嗽,鼻塞流涕,咽红肿痛,纳呆口渴,脘腹胀满,便秘或大便酸臭,溲黄。用法用量:开水冲服,6个月~1岁1次1~2g,1~3岁1次2~3g,4~6岁1次3~4g,7~9岁1次4~5g,10岁以上1次6g,1日3次。

2. 湿热蒸盛证

〔证候〕主症:高热持续,口腔、手足、臀部、四肢疱疹,分布稠密,疹色紫暗,疱疹混浊,根盘红晕显著;次症:烦躁口渴,口痛流涎,甚或拒食,小便黄赤,大便秘结;舌脉:舌质红绛,苔黄厚腻或黄燥,脉滑数。

〔治法〕清气凉营,解毒除湿。

〔方药〕清瘟败毒饮。

〔中成药〕(1)抗病毒口服液[药典](由板蓝根、石膏、芦荟、生地黄、郁金、知母、石菖蒲、广藿香、连翘组成)。功能主治:清热祛湿,凉血解毒。用于风热感冒,温病发热及上呼吸道感染,流感、腮腺炎病毒感染疾患。用法用量:口服,1次10ml,1日2~3次(早饭前和午、晚饭后各服1次)。

(2)丹参注射液[药典](由丹参组成)。功能主治:活血化瘀。用于瘀血痹阻所致的胸痹心痛,冠心病心绞痛见上述证候者。用法用量:肌内注射,1次2~4ml,1日1~2次;静脉注射,1次4ml(用50%葡萄糖注射液20ml稀释后使用),1日1~2次;静脉滴注,1次10~20ml(用5%葡萄糖注射液100~500ml稀释后使用),1日1次。或遵医嘱。

(3)喜炎平注射液[医保目录](由穿心莲组成)。功能主治:清热解毒,止咳止痢。用于支气管炎、扁桃体炎、细菌性痢疾等。用法用量:①肌内注射:成人1次50~100mg,1日2~3次;儿童酌减或遵医嘱。②静脉滴注:成人1日250~500mg,加入5%葡萄糖注射液或0.9%氯化钠注射液稀释后静脉滴注;或遵医嘱。儿童1日按5~10mg/kg(0.2~0.4ml/kg),最高剂量不超过250mg,以5%葡萄糖注射液或0.9%氯化钠注射液100ml~250ml稀释后静脉滴注,控制滴速每分钟30~40滴,1日1次;或遵医嘱。

3. 邪陷心肝证

〔证候〕主症:壮热持续,疱疹稠密,疱浆混浊紫暗,疱疹形小,或可见疱疹数少甚则无疹;次症:烦躁,谵语,精神萎靡,嗜睡,神昏,项强,易惊,肌肉惊跳,抽搐,恶心呕吐;舌脉:舌质红绛,舌苔黄燥起刺,脉弦数有力。

〔治法〕息风镇惊,清热解毒。

〔方药〕羚角钩藤汤合清瘟败毒饮。

〔中成药〕(1)羚珠散[其他](由羚羊角粉、珍珠粉、牛黄、胆南星、僵蚕、琥珀、朱砂、冰片、石菖蒲油组成）。功能主治：退热，镇静，定惊。用于小儿外感发热，神态不安，咳嗽有痰，对风热感冒、乳蛾（扁桃体炎）、风痧、水痘、痄腮等病毒性感染疗程更佳。用法用量：以温开水调服，1岁以内每次0.3g，1~3岁每次0.3g~0.6g，3岁以上每次0.6g，1日3次。或遵医嘱。

（2）热毒宁注射液^{（医保目录）}（由青蒿、金银花、栀子组成）。功能主治：清热，疏风，解毒。用于外感风热所致感冒、咳嗽，症见高热、微恶风寒、头痛身痛、咳嗽、痰黄；上呼吸道感染、急性支气管炎见上述证候者。用法用量：静脉滴注。成人剂量：1次20ml，以5%葡萄糖注射液或0.9%氯化钠注射液250ml稀释后使用，滴速为每分钟30~60滴，1日1次。儿童剂量：3~5岁最高剂量不超过10ml，以5%葡萄糖注射液或0.9%氯化钠注射液50~100ml稀释后静脉滴注，滴速为每分钟30~40滴，1日1次；6~10岁1次10ml，以5%葡萄糖注射液或0.9%氯化钠注射液100~200ml稀释后静脉滴注，滴速为每分钟30~60滴，1日1次；11~13岁1次15ml，以5%葡萄糖注射液或0.9%氯化钠注射液200~250ml稀释后静脉滴注，滴速为每分钟30~60滴，1日1次；14~17岁1次20ml，以5%葡萄糖注射液或0.9%氯化钠注射液250ml稀释后静脉滴注，滴速为每分钟30~60滴，1日1次。或遵医嘱。

（3）醒脑静注射液^{（药典）}（由麝香、栀子、郁金、冰片组成）。功能主治：清热解毒，凉血活血，开窍醒脑。用于气血逆乱，脑脉瘀阻所致中风昏迷，偏瘫口呐；外伤头痛，神志昏迷；酒毒攻心，头痛呕恶，昏迷抽搐。脑栓塞、脑出血急性期、颅脑外伤、急性酒精中毒见上述证候者。用法用量：肌内注射，1次2~4ml，1日1~2次；静脉滴注，1次10~20ml，用5%~10%葡萄糖注射液或氯化钠注射液250~500ml稀释后滴注。或遵医嘱。

（三）外治法

1. 西瓜霜^{（医保目录）}

〔组成〕西瓜皮、皮硝。

〔功效〕清热泻火，消肿止痛。

〔主治〕用于咽喉肿痛、喉痹、口疮。

〔用法〕0.5~1.5g。外用适量，研末吹敷于口腔患处。

〔注意事项〕①忌烟酒、辛辣、鱼腥食物。②不宜在服药期间同时服用滋补性中药。③有高血压、心脏病、肝病、糖尿病、肾病等慢性病严重者应在医师指导下服用。④儿童、孕妇、哺乳期妇女、年老体弱、脾虚便溏者应在医师指导下应用。⑤扁桃体有化脓或口糜严重患者应去医院就诊。⑥发热体温超过38.5℃的患者应去医院就诊。⑦口腔内喷或敷药时请不要呼吸，以防药粉进入呼吸道而引起呛咳。用药后半小时内不得进食、饮水。⑧严格按用法用量应用,本品不宜长期应用。⑨用药 3 天后如症状无缓解,应去医院就诊。⑩对本品过敏者禁用,过敏体质者慎用。⑪药品性状发生改变时禁止应用。⑫儿童必须在成人监护下使用。

2. 冰硼散^(药典)

〔**组成**〕冰片、硼砂(煅)、朱砂、玄明粉。

〔**功效**〕清热解毒,消肿止痛。

〔**主治**〕用于热毒蕴结所致的咽喉疼痛、牙龈肿痛、口舌生疮。

〔**用法**〕外用,涂擦于口腔患处,每次少量,1 日 2~3 次。

〔**注意事项**〕①本品为治疗热毒蕴结所致急喉痹、牙宣、口疮的常用中成药,若病属虚火上炎者慎用;②本品含有辛香走窜、苦寒清热之品,有碍胎气,孕妇慎用;③服药期间饮食宜清淡,忌食辛辣、油腻食物,戒烟酒,以免加重病情;④方中含有玄明粉,药物泌入乳汁中,易引起婴儿腹泻,故哺乳期妇女不宜使用;⑤本品含朱砂有小毒,不宜长期大剂量使用,以免引起蓄积中毒;⑥急性咽炎、牙周炎、口腔溃疡感染严重,有发热等全身症状者,应在医生指导下使用;⑦对本品过敏者禁用,过敏体质者慎用;⑧本品性状发生改变时禁止使用。

3. 如意金黄散^(药典)

〔**组成**〕姜黄、大黄、黄柏、苍术、厚朴、陈皮、甘草、生天南星、白芷、天花粉。

〔**功效**〕清热解毒,消肿止痛。

〔**主治**〕用于热毒瘀滞肌肤所致疮疖肿痛,症见肌肤红、肿、热、痛,亦可用于跌打损伤。

〔**用法**〕外用。红肿、烦热、疼痛用清茶调敷;漫肿无头用醋或葱酒调敷;亦可用植物油或蜂蜜调敷。1 日 2~3 次。

〔**注意事项**〕①疮疡阴证者慎用;②不可内服;③忌食辛辣、油腻、海鲜等食品;④皮肤过敏者慎用。

四、单验方

1. 闫承韵(辽宁省鞍山市中医院)验方——银通散　组成:金银花、通草、黄芩、防风。功效:清热祛风,解毒燥湿。

2. 杨映(浙江省温州市儿童医院)验方——清热解毒汤　组成:生石膏、知母、连翘、生地黄、牡丹皮、黄芪、当归、黄芩、黄连、栀子、淡竹叶、甘草。功效:清热凉营,解毒祛湿,补养气血,理气活血。

3. 滕兴安(甘肃省皋兰县石洞镇卫生院)验方——清热祛湿解毒汤　组成:柴胡、白豆蔻、玄参、生地黄、沙参、麦冬、滑石、黄芩、茵陈、石菖蒲、藿香、连翘、金银花、生石膏^(先煎)、浙贝母、木通、薄荷、射干、蝉蜕。功效:利湿化浊,清热解毒。

第二章　细菌性皮肤病

第一节 脓疱疮 ·

　　脓疱疮是一种好发于 2~5 岁儿童的急性化脓性皮肤病。其特点是颜面、四肢等暴露部位出现脓疱、脓痂。本病多发生在夏秋季节,具有接触传染和自体接种传染的特性。

　　脓疱疮中医多属于"黄水疮""天疱疮"范畴。

一、诊断要点

　　根据脓疱疮的临床特征,可分为寻常型脓疱疮、深脓疱疮、大疱性脓疱疮、新生儿脓疱疮及葡萄球菌性烫伤样皮肤综合征。根据好发于儿童、流行于夏秋季节、多见于暴露部位、有接触传染和自身接种的特点,皮损以脓疱与脓痂为主,结合各型特征性表现、细菌培养等,易于鉴别。

(一)症状

1. 临床表现

　　(1)寻常型脓疱病:皮损初起为红色斑点或小丘疹,迅速转为脓疱,周围有明显红晕,疱壁薄,易破溃。脓疱破后,脓液干燥形成蜜黄色厚痂,常因搔抓使相邻脓疱向周围扩散或融合。陈旧痂 1 周后脱落、痊愈,不留瘢痕。严重者可有全身中毒症状伴淋巴结炎,甚至发生败血症。

　　(2)深脓疱疮:又称臁疮。好发于小腿或臀部。初起即为脓疱,渐向皮肤深部发展,中心坏死,表面有蛎壳状黑痂,周围明显红肿,痂去后可形成境界清楚、边缘陡峭碟状溃疡。病程 2~4 周或更长,迁延者可形成肉芽肿样损害。

　　(3)大疱性脓疱疮:好发于面部、躯干和四肢。皮损初起为米粒大小水疱或脓疱,并迅速变大,周围红晕较轻。疱液初起为浅黄色且清澈,后化脓变浑浊。疱壁先紧张后松弛。本型的特征为疱内可见半月形坠积状的脓液,即脓袋。疱壁破溃后可形成鲜红糜烂面,疱液逐渐干涸,结黄色脓痂,结痂脱落后可暂时留有色素沉着。

（4）新生儿脓疱疮：发生于新生儿的大疱性脓疱疮，传染性强。发病急骤，皮损初起为多发性大脓疱，疱液先清后浊，疱周有红晕，疱壁薄而易破。破后形成红色糜烂，干燥后形成黄色薄痂。初起时全身症状不明显，以后可有高热，可在短时间泛发全身，易并发脓毒症、肺炎、脑膜炎而危及生命。

（5）葡萄球菌性烫伤样皮肤综合征：皮损多由口、眼周开始，迅速波及躯干和四肢。其特征性表现为在大片红斑基础上出现松弛性水疱，尼氏征阳性，皮肤大面积剥脱后留有潮红的糜烂面，似烫伤样外观，褶皱部位明显。患者常伴发热、腹泻等全身症状，轻者 1~2 周后痊愈，重者可因并发败血症、肺炎而危及生命。

2. 自觉症状　患者常有不同程度的瘙痒、疼痛。

3. 其他　本病致病菌常为金黄色葡萄球菌，常因搔抓而将细菌接种到其他部位，也可通过直接接触或间接接触污染物而被传染。

（二）体征

包括水疱、脓疱、破溃结痂、触痛、尼氏征阳性及全身症状等。

（三）辅助检查

血常规、细菌培养及药敏试验。

（四）鉴别诊断

寻常型脓疱疮有时需与丘疹性荨麻疹、水痘相鉴别；葡萄球菌性烫伤样皮肤综合征应与非金黄色葡萄球菌所致的中毒性表皮坏死松解症进行鉴别。

二、西医治疗要点

（一）一般治疗

患儿应简单隔离，已污染衣物及环境应及时消毒。保持皮肤清洁卫生，及时治疗瘙痒性皮肤病和防止各种皮肤损伤。

（二）西药治疗

1. 局部治疗　以杀菌、消炎、干燥为原则。脓疱未破者可外用 10% 炉甘石洗剂，脓疱较大时应抽取疱液，溃后用 1∶8 000 高锰酸钾液或 0.5% 新霉素溶液清洗湿敷，再外用莫匹罗星软膏夫西地酸乳膏等。

2. 系统治疗　皮损泛发、全身症状重者可及时使用金黄色葡萄球菌敏感的抗生素。重症新生儿脓疱疮应及早给予第二、三代头孢类抗生素，必要时依据药敏试验选择用药。同时应注意水电解质平衡，必要时可输注血浆或人血丙种球蛋白。

（三）物理治疗

可酌情选用超短波、紫外线、激光、透热疗法等。

三、中成药应用

（一）基本病机

中医认为，本病多因夏秋季节，气候炎热，湿热交蒸，暑湿热毒袭于肌表，以致气机不畅，疏泄障碍，熏蒸皮肤而成，小儿皮肤娇嫩，腠理不固，暑湿毒邪侵袭，更易发病，且可相互传染。

（二）辨证分型使用中成药

脓疱疮常用中成药见表7。

表7　脓疱疮常用中成药一览表

证型	常用中成药
暑湿热蕴证	新癀片、牛黄消炎片、防风通圣颗粒、清暑解毒颗粒
脾虚湿蕴证	参苓白术丸、启脾丸

1. 暑湿热蕴证

〔**证候**〕**主症**：脓疱密集、脓痂色黄，周围有红晕，破后露出鲜红的糜烂湿润面；**次症**：多伴发热口干、大便干、尿黄；**舌脉**：舌质红，苔黄腻，脉濡滑数。

〔**治法**〕清暑利湿，清热解毒。

〔**方药**〕清暑汤加减。

〔**中成药**〕（1）新癀片^{（药典）}（由肿节风、三七、人工牛黄、猪胆粉、肖梵天花、珍珠层粉、水牛角浓缩粉、红曲、吲哚美辛组成）。功能主治：清热解毒，活血化瘀，消肿止痛。用于热毒瘀血所致的咽喉肿痛、牙痛、痹痛、胁痛、黄疸、无名肿毒等症。用法用量：口服，1次2~4片，1日3次。儿童酌减。外用，用冷开水调化，敷患处。

（2）牛黄消炎片^{（药典）}（由人工牛黄、珍珠母、蟾酥、青黛、天花粉、雄黄、大黄组成）。功能主治：清热解毒，消肿止痛。用于咽喉肿痛、疔、痈、疮疖。用法用量：口服，1次10粒，1日3次。儿童酌减。

（3）防风通圣颗粒^{（药典）}（由防风、荆芥穗、薄荷、麻黄、大黄、芒硝、栀子、滑石、桔梗、石膏、川芎、当归、白芍、黄芩、连翘、甘草、炒白术组成）。功能主治：解表通里，清热解毒，用于外寒内热，表里俱实，恶寒壮热，头痛咽干，小便短赤，大便秘结，瘰疬初起，风疹湿疮。用法用量：口服，1次1袋，1日2次。

（4）清暑解毒颗粒^{（其他）}（由芦根、薄荷、金银花、甘草、淡竹叶、滑石粉、夏枯草组成）。功能主治：清暑解毒，生津止渴。用于夏季暑热，高温作业中暑，症见烦热口渴、头晕乏力。用法用量：开水冲服或含服，1次25g，1日4~5次。

2. 脾虚湿蕴证

〔**证候**〕主症：脓疱稀疏，脓痂色灰白或淡黄，糜烂面淡红；次症：面黄，纳少，大便溏薄；舌脉：舌淡，苔薄微腻，脉濡细。

〔**治法**〕健脾渗湿。

〔**方药**〕参苓白术散加减。

〔**中成药**〕（1）参苓白术丸^{（药典）}（由人参、茯苓、炒白术、山药、炒白扁豆、莲子、炒薏苡仁、砂仁、桔梗、甘草组成。辅料为糊精、蔗糖粉）。功能主治：补脾胃，益肺气。用于脾胃虚弱，食少便溏，气短咳嗽，肢倦乏力者。用法用量：口服，1次1袋，1日3次。

（2）启脾丸^{（药典）}（由人参、炒白术、茯苓、甘草、陈皮、山药、炒莲子、炒山楂、炒六神曲、炒麦芽、泽泻组成）。功能主治：健脾和胃。用于脾胃虚弱，消化不良，腹胀便溏。用法用量：口服，1次3g，1日2~3次。3岁以内儿童酌减。

（三）外治法

1. 复方黄柏液^{（药典）}

〔**组成**〕连翘、黄柏、金银花、蒲公英、蜈蚣。

〔**功效**〕清热解毒，消肿祛腐。

〔**主治**〕用于疮疡溃后，伤口感染，属阳证者。

〔**用法**〕外用。浸泡纱布条外敷于皮损处。用量一般1次10~20ml，1日1~2次。或遵医嘱。

〔**注意事项**〕①偶有皮肤过敏者，可停止使用；②如出现皮肤瘙痒，用温水稀释5~10倍或遵医嘱使用；③不能入口、鼻、眼、耳。

2. 青黛散^{（其他）}

〔**组成**〕青黛、甘草、煅硼砂、冰片、薄荷、黄连、儿茶、煅人中白。

〔**功效**〕清热解毒，消肿止痛。

〔**主治**〕用于治疗口疮、咽喉肿痛。

〔**用法**〕外用。先用凉开水或淡盐水洗净局部，将少许吹撒患处，1日2~3次。

〔**注意事项**〕①忌辛辣、鱼腥食物；②孕妇慎用；③不宜在服药期间同时服用温补性中成药；④不适用于阴虚、虚火上炎引起的咽喉肿痛、声哑；⑤注意喷药时不要吸气，以防药粉进入呼吸道而引起呛咳；⑥服药3天后症状无改善，或出现其他症状,应去医院就诊;⑦按照用法用量服用,儿童应在医师指导下使用;⑧对该药品过敏者禁用,过敏体质者慎用;⑨该药品性状发生改变时禁止使用;⑩儿童必须在成人的监护下使用;⑪请将该药品放在儿童不能接触到的地方;⑫如正在使用其他药品,使用该药品前请咨询医师或药师。

3. 三黄洗剂(其他)

〔**组成**〕大黄、黄柏、黄芩、苦参。

〔**功效**〕清热燥湿,收涩止痒。

〔**主治**〕急性皮肤病、皮炎、湿疹、疖病。蚊虫叮咬,伴有红肿和少量渗液的。

〔**用法**〕外用。用 10~15g,加入蒸馏水 100ml、医用苯酚 1ml,摇匀,以棉签蘸搽患处,1 日多次。

〔**注意事项**〕本品为外用药,不可入口。

4. 普连散(其他)

〔**组成**〕黄柏、黄芩。

〔**功效**〕清热除湿,消肿止痛。

〔**主治**〕脓疱疮(黄水疮)、急性亚急性湿疹(风湿病)、烫烧伤、单纯疱疹(火燎疱)、牛皮癣、红皮症。

〔**用法**〕外用。直接涂于皮损上,或用软膏摊在纱布上,敷于患处,或加入其他药粉作为软膏基质。

四、单验方

1. 朱仁康(中国中医科学院)验方——复方青黛糊 组成:黄柏 500g,青黛 500g,菜油。功效:清热,解毒,收湿,止痒,消肿,敛疮,润肤。用法:先用 1∶10 碘酒消毒脓疱表面,再以针头刺破疱壁,挤出脓液,再涂上药糊(脓痂处则直接涂敷药糊),厚 2~3mm,1 日换药 2 次。次日换药时宜先用棉签蘸菜油浸湿,并且清除原有的药糊,再重新上药。2 日为一疗程,4 疗程后观察结果。

2. 文芳(荆州市中医医院)验方——复方紫草油。组成:紫草 9g、黄连 6g、地丁 15g、刺蒺藜 9g、白鲜皮 9g、僵蚕 15g、防风 15g、大黄 9g。功效:清热凉血,活血解毒。用法:清水浸透 20 分钟后文火煮沸,过滤去渣后加入菜油 400ml 混匀,制成每瓶 50ml 装的紫草油备用。治疗中对大脓疱需用无圈针头刺破排出分泌物,再涂紫草油,1 日 2~3 次。

第二节　毛囊炎、疖和痈

毛囊炎和疖为单个散在毛囊和毛囊周围的化脓性炎症。多个相邻的毛囊周围化脓性炎症融合,浸润较广及位置更深者,称为痈。其特点是毛囊性丘疹、结节,伴红、肿、热、痛,可形成脓栓。

毛囊炎与疖中医属于"疖""疔"的范畴,痈相当于中医的"有头疽"。

一、诊断要点

毛囊炎以浅在性毛囊性小脓疱、炎症较轻、中心无脓栓为诊断要点;疖以炎症浸润较深而大,侵及毛囊和毛囊周围,中心有脓栓,损害处红、肿、热、痛明显为诊断要点;痈以患部明显炎症浸润、表面有数个脓栓且相互贯通,疼痛剧烈,全身症状明显为诊断要点。

(一)症状

1. 临床表现

(1)毛囊炎:系局限于毛囊口的化脓性炎症,好发于头面部、颈部、臀部及外阴。皮损初起为红色毛囊性丘疹,数日内中央出现脓疱,周围有红晕,脓疱干涸后形成黄痂,痂脱落后一般不留瘢痕。发生于头皮且愈后留有脱发和瘢痕者,称为秃发性毛囊炎;发生于胡须部称为须疮;发生于颈项部,呈乳头状增生或形成瘢痕硬结者,称为瘢痕疙瘩性毛囊炎。

(2)疖:系毛囊深部及周围组织的急性化脓性炎症,常由金黄色葡萄球菌诱发,好发于头面部、颈部和臀部,皮损初起为毛囊性炎性丘疹,基底浸润明显,后炎症向周围扩展,形成红色质硬结节,伴红肿热痛,数日后中央变软,有波动感,顶部出现黄白色脓栓,脓栓脱落后有脓血和坏死组织排出,炎症逐渐消退而愈合,疖多为单发。

(3)痈:系多个聚集的疖组成,可深达皮下组织,好发于颈、背、臀和大腿等处,皮损初起患处皮肉间突然肿胀不适,光软无头,表面紧张发亮,皮色鲜红,界限不清,迅速向四周及皮肤深部蔓延,高肿坚硬;进而化脓,按之中软应指,中心软化坏死,表面出现多个脓头即脓栓,脓栓脱落后留下多个带有脓性基底的深在性溃疡,外观如蜂窝状,可伴有局部淋巴结肿大和全身中毒症状,亦可并发败血症。

2. 自觉症状 患者常自觉瘙痒、灼痛和压痛。严重者有发热畏寒、口干便秘、头痛不适等全身症状。

3. 其他 面部疖肿,尤其位于危险三角区者,若过度挤压,可使细菌沿血液循环进入海绵窦,形成含菌血栓,引起颅内感染,危及生命。

(二)体征

包括丘疹、硬结、脓栓、触痛、肿大淋巴结及全身症状等。

(三)辅助检查

血常规、细菌、马拉色菌涂片、毛囊虫检查、细菌培养及药敏试验。

(四)鉴别诊断

本病需与破溃的表皮或毛发囊肿、化脓性汗腺炎鉴别。

二、西医治疗要点

(一)一般治疗

注意皮肤清洁卫生,防止外伤及增强机体免疫力。

(二)西药治疗

1. 局部治疗 以杀菌消炎为治疗原则,初级未化脓者可用50%硫酸镁溶液湿热敷,外擦安尔碘皮肤消毒剂,或外涂莫匹罗星软膏、夫西地酸软膏,或外敷20%~30%鱼石脂软膏。如有化脓,应切开引流。根据不同部位做横行、纵行或十字形切开引流。

2. 系统治疗 以下情况应系统应用抗生素:①位于鼻周、鼻腔或外耳道内的毛囊炎;②皮损较大或反复发作;③皮损周围伴有蜂窝织炎;④局部治疗无效者。可选用的抗生素有耐酶青霉素类、头孢类、大环内酯类或喹诺酮类抗生素,也可根据药敏试验选择抗生素。

三、中成药应用

(一)基本病机

中医认为,本病多因湿热或热毒之邪蕴阻肌肤,或夏季炎热,腠理不密,暑热浸淫而成,身体虚弱,皮毛不固,肌肤不洁,毒邪侵入引起。常反复发作缠绵难愈。

(二)辨证分型使用中成药

毛囊炎、疖和痈常用中成药见表8。

表 8 毛囊炎、疖和痈常用中成药一览表

证型	常用中成药
热毒蕴结证	黄连解毒丸、三黄片、牛黄解毒片
暑热浸淫证	清暑益气丸、二妙丸、藿香正气滴丸
正虚毒恋证	参苓白术丸、玉屏风颗粒、十全大补丸

1. 热毒蕴结证

〔**证候**〕**主症**:轻者疖肿单发,损害重者可散发全身,发无定处,此愈彼起,四季均发;**次症**:伴发热口渴,溲赤,便秘;**舌脉**:舌苔黄,脉数。

〔**治法**〕清热解毒。

〔**方药**〕五味消毒饮或黄连解毒汤加减。

〔**中成药**〕(1)黄连解毒丸^(其他)[由黄连、升麻、黄芩、黄柏、生栀子、金银花、防风、牛蒡子(炒)、当归、大黄、赤芍、甘草组成]。功能主治:清热解毒,消肿止痛。主诸毒疮疡、红肿焮痛、无名肿毒、丹毒痘疹、烦躁发热。用法用量:口服,1 次 3g,1 日 1~3 次。

(2)三黄片^(药典)(由大黄、盐酸小檗碱、黄芩浸膏组成)。功能主治:清热解毒,泻火通便,用于三焦热盛所致的目赤肿痛、口鼻生疮、咽喉肿痛、牙龈肿痛、心烦口渴、尿黄、便秘;亦用于急性胃肠炎、痢疾。用法用量:口服,小片 1 次 4 片,大片 1 次 2 片,1 日 2 次。儿童酌减。

(3)牛黄解毒片^(药典)(由人工牛黄、雄黄、石膏、大黄、黄芩、桔梗、冰片、甘草组成)。功能主治:清热解毒。用于火热内盛、咽喉肿痛、牙龈肿痛、口舌生疮、目赤肿痛。用法用量:口服,小片 1 次 3 片,大片 1 次 2 片,1 日 2~3 次。

2. 暑热浸淫证

〔**证候**〕**主症**:好发于夏秋季,以儿童及产妇多见;**次症**:伴发热、口渴、便秘、溲赤;**舌脉**:舌苔薄腻,脉滑数。

〔**治法**〕祛暑清热,兼以化湿。

〔**方药**〕清暑汤加减。

〔**中成药**〕(1)清暑益气丸^(药典)[由人参、黄芪(蜜炙)、炒白术、苍术(米泔炙)、麦冬、泽泻、醋五味子、当归、黄柏、葛根、醋青皮、陈皮、六神曲(麸炒)、升麻、甘草组成]。功能主治:祛暑利湿,补气生津。用于中暑受热,气津两伤,症见头晕身热、四肢倦怠、自汗心烦、咽干口渴。用法用量:姜汤或温开水送服,1 次 1 丸,1 日 2 次。

(2)二妙丸^(药典)[由苍术(炒)、黄柏(炒)组成]功能主治:燥湿清热,用于湿热下注、足膝红肿热痛、下肢丹毒、白带、阴囊湿痒。用法用量：口服，1次6~9g，1日2次。

（3）藿香正气滴丸^(药典)[由广藿香、紫苏叶、白芷、白术（炒）、陈皮、半夏（制）、厚朴（姜制）、茯苓、桔梗、甘草、大腹皮、生姜、大枣组成]。功能主治：解表化湿，理气和中。用于外感风寒、内伤湿滞或夏伤暑湿所致的感冒。用法用量：口服，1次8丸，1日3次。

3. 正虚毒恋证

〔**证候**〕**主症**：疖肿常此愈彼起，不断发生，缠绵日久，常见于体质虚弱或某些慢性疾患者；由阴虚内热染毒所致者，易形成有头疖；**次症**：伴口唇干燥，舌红；**舌脉**：苔薄，脉细数。

〔**治法**〕补气扶正，托毒祛邪。

〔**方药**〕托里消毒散加减。

〔**中成药**〕（1）参苓白术丸^(药典)（由人参、茯苓、炒白术、山药、炒白扁豆、莲子、炒薏苡仁、砂仁、桔梗、甘草组成）。功能主治：补脾胃，益肺气。用于脾胃虚弱，食少便溏，气短咳嗽，肢倦乏力者。用法用量：口服，1次6g，1日3次。

（2）玉屏风颗粒^(药典)（由防风、黄芪、白术组成）。功能主治：益气，固表，止汗。用于表虚不固，自汗恶风，面色㿠白，或体虚易感风邪者。用法用量：开水冲服，1次5g，1日3次。

（3）十全大补丸^(药典)（党参、炒白术、茯苓、炙甘草、当归、酒白芍、熟地黄、炙黄芪、肉桂组成）。功能主治：温补气血。用于气血两虚，面色苍白，气短心悸，头晕自汗，体倦乏力，四肢不温，月经量多。用法用量：口服，水蜜丸1次6g，小蜜丸1次9g，大蜜丸1次1丸，1日2~3次。

（三）外治法

1. 提脓丹^(其他)

〔**组成**〕冰片、轻粉、红粉。

〔**功效**〕提脓拔毒。

〔**主治**〕疮毒溃烂，脓多不出，疮口扩大。

〔**用法**〕外用。洗净患处，将上药薄掺约至钱币厚，加盖寻常膏药。

〔**注意事项**〕脓净已尽者禁用。

2. 如意金黄散^(药典)

〔**组成**〕姜黄、大黄、黄柏、苍术、厚朴、陈皮、甘草、生天南星、白芷、天花粉。

〔**功效**〕清热解毒，消肿止痛。

〔**主治**〕用于热毒瘀滞肌肤所致疮疡肿痛、丹毒流注,症见肌肤红、肿、热、痛,亦可用于跌打损伤。

〔**用法**〕外用。红肿、烦热、疼痛用清茶调敷,漫肿无头用醋或葱酒调敷,亦可用植物油或蜂蜜调敷。1日数次。

〔**注意事项**〕外用药,不可内服。

3. 黄连膏^(其他)

〔**组成**〕黄连、当归尾、生地黄、黄柏、姜黄。

〔**功效**〕清热解毒。

〔**主治**〕肺经壅热,上攻鼻窍,聚而不散,致生鼻疮、干燥肿疼,皮肤湿疹,红肿热疮,水火烫伤,乳头碎痛。

〔**用法**〕外用。涂抹患处,1日数次。

〔**注意事项**〕本品为外用搽剂,切忌内服。

4. 三黄洗剂^(其他)

〔**组成**〕大黄、黄柏、黄芩、苦参。

〔**功效**〕清热燥湿,收涩止痒。

〔**主治**〕急性皮肤病、皮炎、湿疹、疖病。蚊虫叮咬,伴有红肿,和少量渗液的。

〔**用法**〕外用。用 10~15g,加入蒸馏水 100ml,医用苯酚 1ml,摇匀,以棉签蘸搽患处,1日多次。

〔**注意事项**〕本品为外用药,不可入口。

5. 八二丹^(其他)

〔**组成**〕熟石膏、升丹。

〔**功效**〕提脓祛腐。

〔**主治**〕溃疡脓洗不畅。

〔**用法**〕外用。掺于疮面,或制成药线插入疮中,外用膏药或油膏盖贴。

〔**注意事项**〕本品为外用药,不可入口。

6. 九一丹^(其他)

〔**组成**〕石膏(煅)、红升丹。

〔**功效**〕提脓生肌。

〔**主治**〕治疮疡溃后,脓腐将净,欲生肌收回者。

〔**用法**〕外用。共研极细,撒于患处,或用纸捻蘸药插入疮内,上用膏药盖贴。

〔**注意事项**〕本品为外用药,不可入口。

7. 生肌散^(药典)

〔**组成**〕象皮(滑石烫)、儿茶、赤石脂、龙骨(煅)、血竭、乳香(醋炙)、没药(醋炙)、冰片。

〔**功效**〕解毒,生肌。

〔**主治**〕用于热毒壅盛、气血耗伤所致的溃疡,症见创面脓水将尽,久不收口。

〔**用法**〕外用。取本品少许,薄撒于患处。

〔**注意事项**〕①若用药后出现皮肤过敏反应需及时停用。②肿疡未溃、溃疡腐肉未尽者慎用。③不可入口。④忌食辛辣、海鲜、油腻及刺激性食物。

四、单验方

1. 杜锡贤(山东中医药大学附属医院)验方——消毒饮　组成:金银花、蒲公英、紫花地丁、黄芩、栀子、黄柏。功效:清热解毒,凉血活血,溃坚排脓。用于热毒型痤疮、毛囊炎、疖、颜面粟粒性狼疮、玫瑰痤疮等。

2. 陆稚华(浙江省温州市中医院)验方——重楼饮　组成:重楼5g,白头翁20g,生首乌30g,生黄芪30g。功效:清热解毒,散结导滞。用于疖肿。

3. 鲜蒲公英全株,连根带秧100g。用法:取新鲜蒲公英连根带秧100g,洗净捣烂,绞取其汁,加冰片1g拌匀,涂抹患处,1日涂3次,连涂3日,疮疖可逐渐消失而愈。

 第三节 丹毒

丹毒系由溶血性链球菌感染引起的皮肤及皮下组织内淋巴管及其周围组织的急性炎症。细菌可通过皮肤或黏膜细微损伤侵入,足癣、趾甲真菌病、小腿溃疡、鼻炎、慢性湿疹等均可诱发本病,机体免疫力低下(如糖尿病、慢性肝病、营养不良等)均可成为本病促发因素。其特点是起病突然,畏寒发热,局部皮肤出现境界明显的鲜红色水肿性斑片,一般不化脓。

患部皮肤发红成片、色如涂丹,故中医学也称为"丹毒"。依据发病部位不同而有许多名称。发于头面部者,称"抱头火丹";发于躯干部者,称"内发丹毒";发于下肢者,称"流火";新生儿丹毒称"赤游丹"。

一、诊断要点

本病由于其在临床上表现不同,因而有各种名称。如水疱型丹毒、脓疱型丹毒、坏疽型丹毒、游走型丹毒、复发型丹毒。

(一) 症状

1. **临床表现** 好发于面部、小腿、足背等处,多为单侧性。起病急,前驱症状有周身不适、高热、寒战、头痛、恶心、呕吐等全身中毒症状。典型皮损为水肿性红斑,界限清楚,表面紧张发亮,压之退色,放手后立即恢复。损害迅速向四周蔓延,成为大片鲜红或紫红色斑片,皮损中心可有大、小水疱,附近淋巴结肿大。有时皮损一面发展,一面消退,在红斑向四周扩散的同时,中央处可由鲜红转暗红或棕黄色。

2. **自觉症状** 自觉灼热、疼痛等。

3. **其他** 病情轻者,多在 4~5 天达高峰,而后可逐渐消退,局部可留有轻度色素沉着及脱屑。重者或婴儿及年老体弱者可继发肾炎及脓毒症。

(二) 体征

包括皮肤表现和全身症状。

(三) 辅助检查

伤口及破损处的拭子革兰氏染色和细菌培养;血白细胞、血沉、抗链球菌溶血素 O;下肢丹毒应行足趾间皮屑真菌学检查;面部丹毒应行鼻旁窦放射线检查。

(四) 鉴别诊断

本病需与接触性皮炎、类丹毒和癣菌疹等进行鉴别。

二、西医治疗要点

(一) 一般治疗

若有皮肤黏膜破损,应及时治疗,避免感染;注意卧床休息;若发于下肢者,应抬高患肢 30°~40°;如患面部丹毒,应寻找鼻腔、口腔及耳部等处有无病灶,并给予相应处理;患有足癣,应积极治疗,以防下肢丹毒复发。

(二) 西药治疗

1. **局部药物治疗** 用 0.1% 依沙吖啶或 50% 硫酸镁湿敷,如有水疱,应抽出疱液,再用上述药液湿敷。外用抗生素软膏,如莫匹罗星软膏、夫西地酸乳膏等外涂。

2. **系统药物治疗** 早期、足量、高效的抗生素治疗可缓解全身症状、控制炎症蔓延并防止复发。以青霉素为首选,一般于 2~3 天后体温恢复正常,但应持续用药 2 周左右以防止复发;对青霉素过敏者可选用红霉素或喹诺酮类药物;重症可选用第二代、第三代头孢类抗生素,并加强支持疗法。

(三)物理治疗

采用紫外线照射、音频电疗、超短波、红外线等有一定疗效。

(四)手术治疗

已化脓者应行手术切开排脓。

三、中成药应用

(一)基本病机

中医认为本病总由血热火毒为患。素体血分有热,或在肌肤破损处(如鼻腔黏膜、耳道皮肤或头皮等皮肤破伤,脚湿气糜烂,毒虫咬伤,臁疮等)有湿热火毒之邪乘隙侵入,郁阻肌肤而发。凡发于头面部者,多夹风热;发于胸腹腰胯者,多夹肝脾郁火;发于下肢者,多夹湿热;发于新生儿者,多由胎热火毒所致。

(二)辨证分型使用中成药

丹毒常用中成药见表 9。

表 9　丹毒常用中成药一览表

证型	常用中成药
风热毒蕴证	板蓝根颗粒、普济回春丸、清瘟解毒丸、羚翘解毒丸
湿热毒蕴证	二妙丸、湿热痹片、四妙丸
胎火蕴毒证	连翘败毒膏、小儿化毒散、七味新消丸

1. 风热蕴毒证

〔证候〕主症:皮损常发于头面部,畏寒发热,皮肤焮红灼热,肿胀疼痛,甚至水疱,眼胞肿胀难睁;次症:伴见口渴引饮,大便干结;舌脉:舌红,苔薄黄,脉数。

〔治法〕清热解毒,消风散肿。

〔方药〕普济消毒饮加减。大便干燥者,加生大黄、芒硝;咽痛者,加生地黄、玄参。

〔中成药〕(1)板蓝根颗粒[药典](由板蓝根组成)。功能主治:清热解毒,凉血利咽。用于抱头火丹初起、轻症;肺胃热盛所致的咽喉肿痛、口咽干燥;急性扁桃体炎见上述证候者。用法用量:口服,1 次 1~2 袋,1 日 3~4 次。忌服辛辣、刺激、油腻饮食。

（2）普济回春丸^(其他)（由黄连、牛蒡子、黄芩、僵蚕、陈皮、板蓝根、甘草、桔梗、连翘、马勃、玄参、薄荷、朱砂、柴胡、升麻组成）。功能主治:清热解毒,散风泻火。用于小儿风热疫毒,发热头痛,头面红肿,咽喉肿痛,痄腮,颜面丹毒。用法用量:口服,周岁小儿 1 次半丸;2 岁以上 1 次 1 丸,1 日 2 次。

（3）清瘟解毒丸^(药典)（由大青叶、连翘、玄参、天花粉、桔梗、牛蒡子、羌活、防风、葛根、柴胡、黄芩、白芷、川芎、赤芍、甘草、淡竹叶组成）。功能主治:清瘟解毒。用于外感时疫、憎寒壮热、头痛无汗、口渴咽干、痄腮、大头瘟。用法用量:口服,水蜜丸 1 次 12g,大蜜丸 1 次 2 丸,1 日 2 次。儿童酌减。

（4）羚翘解毒丸（颗粒、片）^(药典)（由羚羊角粉、金银花、桔梗、淡豆豉、淡竹叶、甘草、荆芥穗、冰片、牛蒡子、连翘、薄荷组成）。功能主治:疏风解表,清热解毒。用于外感温邪或风热所致的感冒,症见恶风发热、四肢酸懒、头痛、鼻塞、咳嗽、咽痛。用法用量:①片剂:用芦根汤或温开水送服。1 次 4 片,1 日 2 次。②丸剂:口服。水丸 1 次 5g,1 日 2~3 次;浓缩丸,1 次 8 丸,1 日 3 次;大蜜丸 1 次 1 丸,1 日 2~3 次。

2. 湿热毒蕴证

〔证候〕主症:皮损发生于下肢,除恶寒发热等全身中毒症状外,局部以红赤肿胀、灼热疼痛为主;次症:亦可出现水疱、紫斑,甚至化脓或皮肤坏死;舌脉:舌红苔黄腻,脉滑数。

〔治法〕清热利湿解毒。

〔方药〕萆薢渗湿汤合五神汤加减。

〔中成药〕（1）二妙丸^(药典)［由苍术(炒)、黄柏(炒)组成］。功能主治:燥湿清热,用于湿热下注,足膝红肿热痛,下肢丹毒,白带,阴囊湿痒。用法用量:口服,1 次 6~9g,1 日 2 次。

（2）湿热痹片^(药典)（由苍术、忍冬藤、地龙、连翘、黄柏、薏苡仁、防风、威灵蝎、防己、川牛膝、粉萆薢、桑枝组成）。功能主治:祛风除湿,清热消肿,通络定痛。用于湿热痹阻证,其症状为肌肉和关节红肿热痛,有沉重感,步履艰难,发热,口渴不欲饮,小便短赤。用法用量:口服,1 次 6 片,1 日 3 次。

（3）四妙丸^(药典)（由苍术、牛膝、盐黄柏、薏苡仁组成）。功能主治:清热利湿。用于湿热下注,症见足膝红肿、筋骨疼痛。用法用量:口服,1 次 6g,1 日 2 次。

3. 胎火蕴毒证

〔**证候**〕**主症**:皮损发生于新生儿,多见于臀部,局部红肿灼热,可呈游走性;**次症**:或伴高热烦躁,甚则神昏,恶心呕吐。

〔**治法**〕凉血清热解毒。

〔**方药**〕犀角地黄汤(《备急千金要方》,犀角现以水牛角代)合黄连解毒汤加减。

〔**中成药**〕(1)连翘败毒片^(药典)(由大黄、连翘、金银花、紫花地丁、蒲公英、栀子、白芷、黄芩、赤芍、浙贝母、玄参、桔梗、木通、防风、白鲜皮、甘草、天花粉、蝉蜕组成)。功能主治:清热解毒,消肿止痛。用于疮疖溃烂,灼热发烧,流脓流水,丹毒疮疹,疥癣痛痒。用法用量:口服,1 次 4 片,1 日 2 次。儿童用药前需咨询医生,在医生指导下服用。

(2)小儿化毒散^(药典)(由乳香、没药、赤芍、天花粉、黄连、大黄、珍珠、川贝母、甘草、人工牛黄、冰片、雄黄组成)。功能主治:清热化毒,活血消肿。用于热毒内蕴、毒邪未尽引起的口疮肿痛、疮疡溃烂、烦躁口渴、大便秘结。用法用量:口服,1 次 0.6g,1 日 2 次。3 岁以内儿童酌减。外用,敷于患处。

(3)七味新消丸^(其他)(由麝香、蟾酥、牛黄、丁香、乳香、没药、雄黄组成)。功能主治:清热解毒,消肿止痛。用于急性乳腺炎、丹毒、急性淋巴结炎及各部位的痈等证。用法用量:饭后服用,1 次 2g,1 日 3 次,儿童酌减。用药前咨询医生,在医生指导下服用。注意:有药物过敏史者、胃及十二指肠溃疡者、体质虚弱者慎用,孕妇忌服。

(三)外治法

1. 疮炎灵软膏^(其他)

〔**组成**〕芙蓉叶、对羟基苯甲酸乙酯、羊毛脂、凡士林。

〔**功效**〕排脓活血,消肿解毒。

〔**主治**〕用于疮疖、乳痈、丹毒、红丝疗等。

〔**用法**〕外用,涂敷患处,1 日 1 次。

〔**注意事项**〕①忌食辛辣食物;②本品为外用药,禁止内服;③根据病变大小敷贴,敷时不宜过厚;④敷药后局部红、肿、热、痛加重,或有全身恶寒发热时应到医院就诊;⑤用药后局部出现皮疹等过敏表现者应停用;⑥对本品过敏者禁用,过敏体质者慎用;⑦本品性状发生改变时禁止使用;⑧儿童必须在成人监护下使用;⑨请将本品放在儿童不能接触到的地方;⑩如正在使用其他药品,使用本品前请咨询医师或药师。

2. 如意金黄散^(药典)

〔**组成**〕大黄、黄柏、姜黄、白芷、生天南星、陈皮、苍术、厚朴、甘草、天花粉。

〔**功效**〕消肿散毒,生肌止痛。

〔**主治**〕用于热毒瘀滞肌肤所致疮疡肿痛、丹毒流注,症见肌肤红、肿、热、痛,亦可用于跌打损伤。

〔**用法**〕外用,红肿、烦热、疼痛用清茶调敷,漫肿无头用醋或葱酒调敷,亦可用植物油或蜂蜜调敷。1日数次。

〔**注意事项**〕①本品为外用药,不可内服。②用毕洗手,切勿接触眼睛、口腔等黏膜处。皮肤破溃处禁用。③忌辛辣刺激性食物。④儿童、孕妇、哺乳期妇女、年老体弱者应在医师指导下使用。⑤疮疖较重或局部变软化脓或已破溃者应去医院就诊。⑥全身高热者应去医院就诊。⑦本品不宜长期或大面积使用,用药后局部出现皮疹等过敏表现者应停用。⑧用药3日后如症状无缓解,应去医院就诊。⑨对本品过敏者禁用,过敏体质者慎用。⑩本品性状发生改变时禁止使用。⑪儿童必须在成人监护下使用。⑫请将本品放在儿童不能接触到的地方。⑬如正在使用其他药品,使用本品前请咨询医师或药师。

3. 玉露散^(其他)

〔**组成**〕芙蓉叶。

〔**功效**〕消肿散毒,清热。

〔**主治**〕主治流火、丹毒、疮痈诸毒,紫赤腐烂,及一切热毒之症。

〔**用法**〕外用,用银花露同蜜调,或以菜油调,外敷患处。

〔**注意事项**〕①忌辛辣刺激性食物;②丹毒较重或局部变软化脓或已破溃者应去医院就诊;③全身高热者应去医院就诊;④用药3日后如症状无缓解,应去医院就诊;⑤对本品过敏者禁用,过敏体质者慎用;⑥本品性状发生改变时禁止使用;⑦儿童必须在成人监护下使用;⑧请将本品放在儿童不能接触到的地方;⑨如正在使用其他药品,使用本品前请咨询医师或药师。

四、单验方

1. 严檬(浙江省余姚市中医院)验方——解毒敛疮汤 组成:金银花15g,紫花地丁10g,滑石(包煎)15g,黄柏10g,茯苓15g,薏苡仁10g,车前子10g,白术15g,黄芪15g,赤芍10g,牡丹皮10g,牛膝10g,萆薢10g,甘草5g。功效:清热利湿,解毒敛疮,益气,凉血活血。用于急性下肢丹毒。

2. 毕海军(天津中医药大学第一附属医院)验方——清热利湿方 组成:茯苓30g,牛膝10g,金银花20g,萆薢15g,薏苡仁30g,蒲公英20g,红藤15g,

牡丹皮 10g,泽泻 10g,黄柏 10g。功效:清热解毒,活血化瘀,利湿消肿。用于下肢丹毒。

3. 皮先明(湖北省中医院)验方——清血汤 组成:蒲公英 15g,紫花地丁 15g,蚤休 15g,金银花 15g,当归尾 15g,丹参 15g,赤芍 15g,川芎 15g,牡丹皮 15g,防风 10g,生甘草 10g。功效:清热泻火,凉血解毒。用于丹毒。

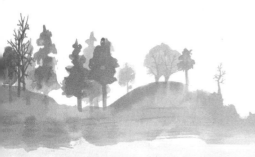

第三章　真菌性皮肤病

体癣指发生于除头皮、毛发、掌跖和甲以外其他部位的皮肤癣菌感染；股癣指腹股沟、会阴、肛周和臀部的皮肤癣菌感染，属于发生在特殊部位的体癣。本病由红色毛癣菌、疣状毛癣菌等真菌感染引起。通过直接或间接接触传染，也可通过自身的手、足、甲癣等感染蔓延而引起。本病夏秋季节多发。肥胖多汗、糖尿病、慢性消耗性疾病、长期应用糖皮质激素或免疫抑制剂者为易感人群。真菌比较适合生长在温热潮湿的环境，所以在我国南方沿海一带，体、股癣的发病率很高。

体癣中医称之为"圆癣""铜钱癣"，股癣中医称之为"阴癣"。

一、诊断要点

（一）症状

1. 临床表现

（1）体癣：皮损初起为红色丘疹、丘疱疹或小水疱，继而形成有鳞屑的红色斑片，境界清楚，边缘不断向外扩展，中央趋于消退，形成境界清楚的环状或多环状，且边缘常有丘疹、丘疱疹和水疱，中央可色素沉着。也可因长期搔抓刺激引起局部湿疹样或苔藓样改变。

（2）股癣：好发于腹股沟部位，也常见于臀部，单侧或双侧发生。基本皮损与体癣相同。

2. 自觉症状　自觉瘙痒。

3. 其他　部分患者可有鹅掌风、灰指（趾）甲、脚湿气等病史，夏重冬轻，多发于成年男性。

（二）体征

表现为圆形、半圆形或同心圆红斑，上覆细薄鳞屑，边界清楚，中心向愈，周边隆起，有红色丘疹、丘疱疹聚集。

（三）辅助检查

根据临床表现、皮损处鳞屑直接真菌镜检查或者真菌培养找到菌丝或孢子。

（四）鉴别诊断

本病应注意与慢性湿疹、慢性单纯性苔藓、玫瑰糠疹等进行鉴别。

二、西医治疗要点

（一）一般治疗

应注意个人卫生，不与患者共用衣物鞋袜、浴盆、毛巾等，内衣应宽松、透气；手、足、甲癣患者应积极治疗，减少自身传染的机会；应避免接触患畜。

（二）西药治疗

1. 局部治疗

（1）咪唑类抗真菌药物：包括克霉唑、益康唑、咪康唑、酮康唑、联苯苄唑、异康唑、舍他康唑、奥昔康唑及卢立康唑等。根据不同的药物，可外用 1 日 1~2 次，一般疗程需要 4 周。卢立康唑由于体外对皮肤癣菌的抗菌活性较强，显示出很好的临床疗效，每日 1 次外用，对于非鳞屑角化型足癣疗程可缩短至 2 周。

（2）丙烯胺类抗真菌药物：包括萘替芬、特比萘芬和布替萘芬。由于该类药物在体外对皮肤癣菌的抗菌活性较强，外用 1 日 1~2 次，一般 2~4 周即可获得良好的疗效。

（3）其他抗真菌药物：包括阿莫罗芬、环吡酮胺、利拉萘酯等，外用 1 日 1~2 次，一般疗程需要 4 周。

2. 系统治疗 口服伊曲康唑（100mg/d，疗程 2~4 周）或特比萘芬（250mg/d，疗程 2~4 周）。若出现继发细菌感染时应联合抗生素，引发癣菌疹时，应给予抗过敏药物。

三、中成药应用

（一）基本病机

中医认为，皮肤浅部癣之病因总由生活起居不慎，感染真菌，复因风、湿、热邪外袭，郁于腠理，淫于皮肤所致。如表现为发热起疹，瘙痒脱屑者，多为风热盛所致；若见渗流滋水，瘙痒结痂者，多为湿热盛引起；若见皮肤肥厚、燥裂、瘙痒者，多由郁热化燥，气血不和，肤失营养所致。

(二) 辨证分型使用中成药

体股癣常用中成药见表10。

表 10　体股癣常用中成药一览表

证型	常用中成药
风湿蕴肤证	乌蛇止痒丸、皮敏消胶囊、消风止痒颗粒
湿热毒聚证	利胆排石片、八正合剂、龙胆泻肝丸

1. 风湿蕴肤证

〔**证候**〕**主症**:皮疹如钱币,渐次扩展,瘙痒无休;**次症**:或灼热,心烦,口干,小便微黄;**舌脉**:舌淡红,苔薄白或白腻,脉濡缓。

〔**治法**〕疏风利湿,杀虫止痒。

〔**方药**〕消风散

〔**中成药**〕(1) 乌蛇止痒丸^(药典)[由乌稍蛇(白酒炙)、防风、蛇床子、苦参、关黄柏、苍术(泡)、红参须、牡丹皮、蛇胆汁、人工牛黄、当归组成]。功能主治:养血祛风,燥湿止痒。用于风湿热邪蕴于肌肤所致的瘾疹、风瘙痒,症见皮肤风团色红、时隐时现、瘙痒难忍,或皮肤瘙痒不止、皮肤干燥、无原发皮疹;慢性荨麻疹、皮肤瘙痒症见上述证候者。用法用量:口服。1 次 2.5g,1 日 3 次。

(2) 皮敏消胶囊^(药典)(由苦参、苍术、防风、荆芥、蒺藜、白鲜皮、蛇床子、苍耳子、蜈蚣、青黛、蒲公英、紫花地丁、黄芩、黄柏、黄连、蝉蜕、地黄、牡丹皮、西河柳、紫草、地骨皮组成)。功能主治:清热凉血,利湿解毒,祛风止痒。用于湿热内蕴或风热袭表、郁于肌肤所致的瘾疹,症见皮肤风团色红、时起时伏、发无定处、瘙痒严重、病程缠绵、易反复;急性或慢性荨麻疹见上述证候者。用法用量:口服。1 次 4 粒,1 日 3 次。急性荨麻疹疗程 1 周,慢性荨麻疹和急性湿疹疗程 2 周。

(3) 消风止痒颗粒^(药典)[由防风、蝉蜕、地骨皮、苍术(炒)、亚麻子、当归、地黄、木通、荆芥、石膏、甘草组成]。功能主治:清热除湿,消风止痒。用于风湿热邪蕴阻肌肤所致的湿疮、风瘙痒、小儿瘾疹,症见皮肤丘疹、水疱、抓痕、血痂,或见梭形或纺锤形水肿性风团、中央出现小水疱、瘙痒剧烈;丘疹样荨麻疹、湿疹及皮肤瘙痒症见上述证候者。用法用量:口服。1 岁以内 1 日 1 袋,1~4 岁 1 日 2 袋,5~9 岁 1 日 3 袋,10~14 岁 1 日 4 袋,15 岁以上 1 日 6 袋,分 2~3 次服用。

2. 湿热毒聚证

〔**证候**〕**主症**:皮损呈环状红斑伴有脓疱。轻微疼痛,糜烂结痂;**次症**:有低热不适;**舌脉**:舌红,苔薄,脉数。

〔**治法**〕清热利湿,解毒杀虫。

〔**方药**〕龙胆泻肝汤。

〔**中成药**〕(1)利胆排石片^(药典)[由金钱草、茵陈、黄芩、木香、郁金、大黄、槟榔、枳实(麸炒)、芒硝(精制)、厚朴(姜制)组成]。功能主治:清热利湿,利胆排石。用于湿热蕴毒,腑气不通所致的胁痛、胆胀,症见胁肋胀痛,发热,尿黄,大便不通,以及胆囊炎、胆石症见上述证候者。用法用量:口服。排石 1 次 6~10 片,1 日 2 次;炎症 1 次 4~6 片,1 日 2 次。

(2)八正合剂^(药典)[由瞿麦、车前子(炒)、萹蓄、大黄、滑石、川木通、栀子、甘草、灯心草组成]。功能主治:清热,利尿,通淋。用于湿热下注,小便短赤,淋沥涩痛,口燥咽干等症。用法用量:口服。1 次 15~20ml,1 日 3 次,用时摇匀。

(3)龙胆泻肝丸^(药典)(由龙胆、柴胡、黄芩、炒栀子、泽泻、川木通、盐车前子、酒当归、地黄、炙甘草组成)。功能主治:清肝胆,利湿热。用于肝胆湿热,头晕目赤,耳鸣耳聋,胁痛口苦,尿赤,湿热带下。用法用量:口服。水丸 1 次 3~6g,大蜜丸 1 次 1~2 丸,1 日 2 次。

(三)外治法

1. 消炎癣湿药膏^(其他)

〔**组成**〕升药底、蛇床子、升华硫、樟脑、冰片、苯酚。

〔**功效**〕杀菌,收湿,止痒。

〔**主治**〕用于头癣、体癣、足癣、慢性湿疹、滋水瘙痒和疥疮等。

〔**用法**〕外用。洗净,涂搽患处,1 日数次。

〔**注意事项**〕①该药品为外用药,不可内服;②对该药品过敏者禁用,过敏体质慎用;③用药期间,涂药部位出现烧灼感、瘙痒、红肿等应立即停用,并用清水洗净,必要时应向医师咨询;④该药品性状发生改变时禁止使用。

2. 蟹黄肤宁软膏^(其他)

〔**组成**〕螃蟹壳、黄柏、苦参、昆布、蛤壳。

〔**功效**〕清热燥湿,杀虫止痒。

〔**主治**〕本品用于浅部皮肤真菌病(手、足癣,体、股癣)属湿热浸淫者。

〔**用法**〕外用。涂于患处,早、晚各 1 次。

〔**注意事项**〕①该药品为外用药,不可内服;②对该药品过敏者禁用,过敏

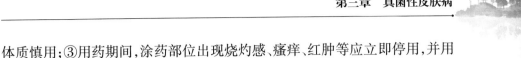

体质慎用;③用药期间,涂药部位出现烧灼感、瘙痒、红肿等应立即停用,并用清水洗净,必要时应向医师咨询;④该药品性状发生改变时禁止使用。

3. 顽癣净^(专家共识)

〔**组成**〕紫荆皮酊、苯甲酸、水杨酸。

〔**功效**〕祛风止痒,保湿杀虫。

〔**主治**〕用于手癣、脚癣、股癣、体癣等各种皮肤癣症。

〔**用法**〕外用。直接涂抹于患处,1 日 1~2 次,用量以不滴流为度。愈合巩固使用 5~7 日。

〔**注意事项**〕①该药品为外用药,不可内服;②对该药品过敏者禁用,过敏体质慎用;③用药期间,涂药部位出现烧灼感、瘙痒、红肿等应立即停用,并用清水洗净,必要时应向医师咨询;④该药品性状发生改变时禁止使用。

4. 癣宁搽剂^(指南推荐)

〔**组成**〕土槿皮、黄柏、白鲜皮、徐长卿、苦参、石榴皮、洋金花、南天仙子、地肤子、樟脑。

〔**功效**〕清热除湿,杀虫止痒。

〔**主治**〕用于脚癣、手癣、体癣、股癣等皮肤癣症。

〔**用法**〕外用。涂擦或喷于患处,1 日 2~3 次。

〔**注意事项**〕①该药品为外用药,不可内服;②对该药品过敏者禁用,过敏体质慎用;③用药期间,涂药部位出现烧灼感、瘙痒、红肿等应立即停用,并用清水洗净,必要时应向医师咨询;④该药品性状发生改变时禁止使用。

四、单验方

1. 辛洁(威海市传染病医院)验方　组成:苦参、金银花、秦艽、枳壳、蛇床子、甘草。水煎。浸洗患处,1 日 2~3 次,每次约 30 分钟。注:内服去蛇床子加黄芩 9g。本方对湿疹、皮炎、荨麻疹、牛皮癣和真菌性阴道炎也有良好效果。

2. 徐长卿 80g。用法:水煎洗患处。

第二节　手癣和足癣

手癣和足癣是致病性皮肤癣菌侵犯手掌侧面及掌心皮肤或足趾间、足缘、足底、足跟引起的浅部真菌感染性疾病。手癣和足癣为皮肤科常见病,世界各地均有发生,不同地区发病率相差较大,以热带和亚热带最高。在我国,手癣和足癣在南方尤为常见,且足癣发病率高于手癣。手癣以青年和中年妇女多见,足癣多见于穿胶鞋的工作者。本病主要通过接触传染,用手搔抓患癣部位或与患者共用鞋袜、手套、浴巾、脚盆等是主要传播途径。

手癣属于中医学"鹅掌风"范畴;足癣中医称之为"脚湿气""脚气疮""烂脚丫"等。

一、诊断要点

本病呈慢性病程,可长久不愈。根据临床特点不同,手癣和足癣可分为三种类型:水疱鳞屑型、角化过度型、浸渍糜烂型。

(一)症状

1. 临床表现

(1)水疱鳞屑型:好发于指(趾)间、掌心、足跖及足侧。皮损初起为针尖大小的深在水疱,疱液清,壁厚而发亮,不易破溃,疱液散在或群集,可融合成多房性大疱,撕去疱壁露出蜂窝状基底及鲜红糜烂面,水疱经数天后干涸,呈领圈状脱屑。皮损可不断向周围蔓延,病情稳定时以脱屑为主。

(2)角化过度型:好发于掌趾部及足跟。皮损多干燥,角质明显增厚,表面粗糙脱屑,纹理加深,冬季易发生皲裂甚至出血,可伴有疼痛。

(3)浸渍糜烂型:好发于指(趾)缝,尤以第3~4和第4~5趾间多见。多见于手足多汗、浸水、长期穿胶鞋者,常伴有裂隙。

2. 自觉症状　自觉瘙痒剧烈。

3. 其他　足癣(尤其浸渍糜烂型)易细菌感染,出现脓疱溃疡并继发急性淋巴管炎、淋巴结炎、蜂窝织炎或丹毒,炎症反应明显时还可引发局部湿疹样改变和全身癣菌疹。

(二)体征

皮疹表现为皮下散在或簇集的小水疱,疱壁破裂,叠起白皮,中心趋向愈合,四周续起水疱。

(三)辅助检查

真菌显微镜检查、真菌培养、伍德灯(Wood's lamp)、真菌免疫荧光染色等检查以辅助诊断。

(四)鉴别诊断

手癣应与手部湿疹、神经性皮炎、汗疱疹、角质剥脱症、掌跖角化症、手掌二期梅毒疹等相鉴别；足癣应与足部湿疹、足部汗疱疹和掌跖脓疱病相鉴别。

二、西医治疗要点

（一）一般治疗

手癣和足癣应注意及时、彻底地治疗，伴甲真菌者应同时治疗甲癣，消灭传染源；穿透气性好的鞋袜，保持足部干燥；不与他人共用鞋袜、浴盆、脚盆等生活用品；日常生活中还应避免酸碱物质对手部皮肤的损伤。

（二）西药治疗

1. 局部治疗

（1）鳞屑水疱型：应选择刺激较小的霜剂或水剂，如复方苯甲酸软膏、3%克霉唑霜、1%益康唑霜或1%联苯苄唑霜、2%咪康唑霜。

（2）浸渍糜烂型：给予3%硼酸溶液、0.1%依沙吖啶等湿敷，待渗出减少时再给予粉（如枯矾粉等），皮损干燥后再外用霜剂、软膏等。

（3）角化过度型：无皲裂时可用剥脱作用较强的制剂（如复方苯甲酸软膏等），必要时可采用水杨酸软膏等封包疗法。

2. 系统治疗　可口服伊曲康唑、特比萘芬、氟康唑等杀菌治疗。

三、中成药应用

（一）基本病机

中医认为本病是由外感风湿热邪凝聚皮肤或由接触毒邪感染而成，甚则气血不畅，皮肤失养，或由足气之湿毒而染发。

（二）辨证分型使用中成药

手癣和足癣常用中成药见表11。

表 11　手癣和足癣常用中成药一览表

证型	常用中成药
风湿蕴肤证	消风止痒颗粒、防风通圣颗粒、肤痒颗粒
湿热毒聚证	四妙丸、皮肤病血毒丸、百癣夏塔热片
血虚风燥证	祛风地黄丸、润燥止痒胶囊

1. 风湿蕴肤证

〔证候〕主症：散在或群集水疱，针尖大小，深在不易破，或指趾间浸渍发白;**次症**:瘙痒,口渴不欲饮;**舌脉**:舌质淡,苔薄白,脉弦滑。

〔**治法**〕祛风利湿,清热杀虫。

〔**方药**〕消风散加黄柏、川牛膝、土茯苓、金银花、紫花地丁。

〔**中成药**〕(1) 消风止痒颗粒^(药典)[由防风、蝉蜕、地骨皮、苍术(炒)、亚麻子、当归、地黄、木通、荆芥、石膏、甘草组成]。功能主治:清热除湿,消风止痒。用于风湿热邪蕴阻肌肤所致的湿疮、风瘙痒、小儿瘾疹,症见皮肤丘疹、水疱、抓痕、血痂,或见梭形或纺锤形水肿性风团、中央出现小水疱、瘙痒剧烈;丘疹性荨麻疹、湿疹及皮肤瘙痒症见上述证候者。用法用量:口服。1 岁以内 1 日1 袋,1~4 岁 1 日 2 袋,5~9 岁 1 日 3 袋,10~14 岁 1 日 4 袋,15 岁以上 1 日 6 袋,分 2~3 次服用。

(2) 防风通圣颗粒^(药典)(由防风、荆芥穗、薄荷、麻黄、大黄、芒硝、栀子、滑石、桔梗、石膏、川芎、当归、白芍、黄芩、连翘、甘草、炒白术组成)。功能主治:解表通里,清热解毒。用于外寒内热,表里俱实,恶寒壮热,头痛咽干,小便短赤,大便秘结,瘰疬初起,风疹湿疮。用法用量:口服。1 次 3g,1 日2 次。

(3) 肤痒颗粒^(医保目录)[由苍耳子(炒、去刺)、地肤子、川芎、红花、白英、苍术(炒)、黄柏(炒)组成]。功能主治:祛风活血,除湿止痒,燥湿清热。用于皮肤瘙痒、荨麻疹,以及湿热下注、阴囊湿疹、丹毒等。用法用量:开水冲服。1 次0.5~1 袋,1 日 3 次。

2. 湿热毒聚证

〔**证候**〕**主症**:水疱或脓疱,疱周有红晕,可有糜烂、渗液;**次症**:自觉灼热瘙痒或红肿疼痛,口干,便结溲赤;**舌脉**:舌质淡红,苔黄,脉滑。

〔**治法**〕清热解毒,燥湿止痒。

〔**方药**〕五味消毒饮合三妙丸。

〔**中成药**〕(1) 四妙丸^(药典)(由苍术、牛膝、盐黄柏、薏苡仁组成)。功能主治:清热利湿。用于湿热下注所致的痹病,症见足膝红肿、筋骨疼痛。用法用量:口服。1 次 6g,1 日 2 次。

(2) 皮肤病血毒丸^(药典)[由茜草、桃仁、荆芥穗、蛇蜕、赤芍、当归、白茅根、地肤子、苍耳子、地黄、连翘、金银花、苦地丁、土茯苓、黄柏、皂角刺、桔梗、益母草、苦杏仁、防风、赤茯苓、白芍、蝉蜕、牛蒡子、牡丹皮、大黄(酒炒)、白鲜皮、熟地黄、忍冬藤、紫草、土贝母、川芎、甘草、白芷、天葵子、紫荆皮、鸡血藤、浮萍、红花组成]。功能主治:清热解毒,消肿止痒。用于经络不和,湿热血燥引起的风疹、湿疹、皮肤刺痒、雀斑粉刺、面赤、疮疡肿毒、脚气疥癣、头目眩晕、大便干燥等。用法用量:口服。1 次 20 粒,1 日 2 次。

(3)百癣夏塔热片^(医保目录)(由地锦草、诃子肉、毛诃子肉、司卡摩尼亚脂、芦荟、西青果组成)。功能主治:清除异常黏液质、胆液质及败血,消肿止痒。用于手癣、体癣、足癣、花斑癣、银屑病、过敏性皮炎、带状疱疹或痤疮等。用法用量:口服。1 次 3~5 片,1 日 3 次。

3. 血虚风燥证

〔证候〕主症:皮肤干燥,角化皲裂,鳞屑;次症:疼痛,口渴,大便秘结;舌脉:舌质淡红少津,脉细。

〔治法〕养血润肤,杀虫止痒。

〔方药〕四物消风饮加刺蒺藜、鸡血藤、何首乌、百部。

〔中成药〕(1)祛风地黄丸^(其他)[由生地黄、熟地黄、白蒺藜、川牛膝(酒洗)、知母、黄柏、枸杞子、菟丝子(酒制)、独活组成]。功能主治:鹅掌风。用于无故掌心瘙痒起皮,甚则枯裂微痛。用法用量:每服 15g,黄酒送下,夏月淡盐汤送下。

(2)润燥止痒胶囊^(医保目录)(由何首乌、制何首乌、生地黄、桑叶、苦参、红活麻组成)。功能主治:养血滋阴,祛风止痒,润肠通便。用于血虚风燥所致的皮肤瘙痒,痤疮,便秘。用法用量:口服。1 次 4 粒,1 日 3 次。2 周为一疗程。

(三)外治法

1. 复方黄柏液涂剂^(药典)

〔组成〕连翘、黄柏、金银花、蒲公英、蜈蚣。

〔功效〕清热解毒,消肿祛腐。

〔主治〕用于疮疡溃后,伤口感染,属阳证者。

〔用法〕外用。浸泡纱布条外敷于感染伤口内,或破溃的脓疡内。若溃疡较深,可用直径 0.5~1.0cm 的无菌胶管,插入溃疡深部,以注射器抽取本品进行冲洗。用量一般 10~20ml,每日 1 次。或遵医嘱。

〔注意事项〕①本品仅供外用,不可内服;②使用本品前应注意按常规换药法清洁或清创病灶;③开瓶后,不宜久存;④孕妇禁用;⑤本品性状发生改变时禁止使用;⑥对本品过敏者禁用,过敏体质者慎用;⑦忌食辛辣、海鲜、油腻及刺激性食物。

2. 黄蒲洁肤洗剂^(其他)

〔组成〕黄柏、蛇床子、黄连、土茯苓、白鲜皮、苦参、百部、虎杖、蒲公英、丹参、丁香、薄荷。

〔功效〕清热燥湿,杀虫止痒。

〔**主治**〕适用于湿热蕴结所致的湿疹、手癣和足癣（水疱型）。

〔**用法**〕外用。洗浴、外擦或冲洗，1日1~2次。湿疹、手癣和足癣可取本品10ml加90ml温水，搅匀后洗浴，或直接用本品外擦。

〔**注意事项**〕①该药品为外用药，不可内服；②对该药品过敏者禁用，过敏体质慎用；③用药期间，涂药部位出现烧灼感、瘙痒、红肿等应立即停用，并用清水洗净，必要时应向医师咨询；④该药品性状发生改变时禁止使用。

3. 肤净康洗剂[其他]

〔**组成**〕刺柏、烈香杜鹃、大籽蒿、麻黄、胆矾、熊胆粉、马尿泡、雄黄、麝香、薄荷。

〔**功效**〕清热解毒，去腐生肌，止痛，止痒。

〔**主治**〕用于急性或慢性皮炎、皮肤瘙痒、手癣和足癣。

〔**用法**〕外用。取本品10~20ml，加温水1 000ml，浸洗患处，1日2~3次；亦可用原液直接搽洗患处。

〔**注意事项**〕①该药品为外用药，不可内服；②对该药品过敏者禁用，过敏体质慎用；③用药期间，涂药部位出现烧灼感、瘙痒、红肿等应立即停用，并用清水洗净，必要时应向医师咨询；④该药品性状发生改变时禁止使用。

4. 肤痔清软膏[医保目录]

〔**组成**〕金果榄、土大黄、黄柏、朱砂根、野菊花、紫花地丁、雪胆、苦参、冰片、重楼、黄药子、姜黄、地榆、南苦丁茶、薄荷脑。

〔**功效**〕清热解毒，化瘀消肿，除湿止痒。

〔**主治**〕用于湿热蕴结所致的手癣和足癣、体癣、浸淫疮、内痔、外痔、肿痛、出血和带下病。

〔**用法**〕外用。涂擦或喷于患处，1日2~3次。

〔**注意事项**〕①该药品为外用药，不可内服；②对该药品过敏者禁用，过敏体质慎用；③用药期间，涂药部位出现烧灼感、瘙痒、红肿等应立即停用，并用清水洗净，必要时应向医师咨询；④该药品性状发生改变时禁止使用。

四、单验方

1. 曹毅（浙江中医药大学）验方——癣净散　组成：地肤子、土荆皮、白鲜皮、苦参、金银花、夏枯草、狗脊，研末成散，每次取150g药粉放入盆中，加开水1 500ml冲泡，再加食醋50ml待药液稍温后浸泡双足（温度保持于38~42℃为宜），1次20~30分钟，1日1次。功效：清热燥湿，杀虫止痒。用于足癣。

2. 陈金兰（武汉市中医院）验方——浮萍醋浸泡剂　组成：浮萍、僵蚕、皂荚、荆芥、防风、制川乌、制草乌、羌活、独活、白鲜皮、黄精、威灵仙、鲜凤仙花、陈醋。将上药用陈醋浸泡 24 小时后,放在小火上煮,滤去药渣备用。1 日用药醋浸泡患部 2 次,1 次 10~20 分钟,泡后拭干皮肤。以 3 剂药为 1 个疗程,一般需 1~2 个疗程。功效:清热祛湿,养血润燥,解毒杀虫。用于鹅掌风。

第四章　物理性皮肤病

第一节 日光性皮炎·

　　日光性皮炎又称日晒伤、晒斑或日光水肿，是指正常皮肤过度接受日光［主要是中波紫外线（UVB）］后，使人体局部产生的一种急性炎症反应，表现为光暴露部位的红斑、水肿、水疱和色素沉着、脱屑。本病春末夏初多见，好发于儿童、妇女、肤色浅者或初次从事高原地区、雪山或水面工作者，其反应的强度与光线强弱、照射时间、个体肤色、体质及种族等有关。其确切的发病率尚不清楚。过度饮酒常为本病发生的危险因素。

　　日光性皮炎属于中医"日晒疮"的范畴。

一、诊断要点

（一）症状

　　1. 临床表现　　本病多见于春末夏初，好发于皮肤类型为Ⅰ~Ⅲ型的人群，皮损常位于颜面、颈部、肩背、手臂伸侧等易受日光暴晒的部位。皮损特点为日晒后在曝光部位的皮肤上出现边界清楚的弥漫性鲜红色斑及水肿，其上可有少量丘疹。红斑会逐渐变为暗红色或红褐色，伴有脱屑。严重者可发生水疱、糜烂，逐渐干燥结痂、脱屑。红斑消退后可遗留色素沉着或色素减退。部分患者在日晒后仅出现皮肤色素的变化，呈即刻性或迟发性色素沉着晒斑。起病急者，于日晒后4~6小时即可发病，一般在日晒后第2日症状最严重，之后逐渐好转，1周左右恢复。若严重而范围广泛者，可能会引起发热、畏寒、头痛、乏力等全身症状，甚至出现心悸、休克。有的患者可伴有眼损伤，如眼结膜充血、眼睑水肿。

　　2. 自觉症状　　自觉有不同程度的灼热感或刺痛感，常影响睡眠。

　　3. 其他　　日晒伤有时可激发多形性日光疹、日光性荨麻疹、迟发型皮肤卟啉病、红斑狼疮、单纯疱疹、白癜风等疾病的皮损。

（二）体征

包括皮肤表现和全身症状。

（三）辅助检查

实验室检查无特异性改变。

（四）鉴别诊断

本病需要与接触性皮炎、多形性日光疹、烟酸缺乏症及盘状红斑狼疮等疾病相鉴别。

二、西医治疗要点

（一）预防

经常参加室外锻炼,增强皮肤对日晒的耐受能力;避免日光暴晒,外出时应注意防护;在暴露部位外用物理性遮光剂或化学性遮光剂,可根据个人皮肤类型选择遮光剂的日光保护指数。遮光剂要在日晒前至少20分钟的时候使用。

（二）西药治疗

1. 系统治疗 轻者可选择抗组胺药,重者或疗效欠佳者可口服小剂量糖皮质激素、阿司匹林。有报道称联合使用维生素 C 和维生素 E 可降低对日光性皮炎的反应。

2. 局部治疗 轻者选用炉甘石洗剂或氧化锌洗剂,稍重者选用冷敷、糖皮质激素霜剂,或用 2.5% 吲哚美辛溶液外搽,可明显减轻症状。

三、中成药应用

（一）基本病机

中医认为,本病总因禀赋不耐,腠理不密,日光暴晒所致。由于禀赋不耐,腠理失去其防卫之功,以致不能耐受阳光照射,毒热之邪郁于肌肤,不得外泄而发病。盛夏暴晒,毒热夹湿,蕴蒸肌肤,故出现红斑、丘疹,甚至水疱,自感灼热、瘙痒、刺痛。

（二）辨证分型使用中成药

日光性皮炎常用中成药见表 12。

表 12 日光性皮炎常用中成药一览表

证型	常用中成药
热毒炽盛证	清暑解毒颗粒、清火栀麦片、清开灵胶囊
湿毒蕴结证	甘露消毒丸、金蝉止痒胶囊、龙胆泻肝丸

1. 热毒炽盛证

〔**证候**〕**主症**:皮肤暴晒后出现弥漫性的鲜红斑,轻度肿胀,边界清楚,灼热刺痛,触之痛甚;**次症**:重者伴身热乏力,口渴喜冷,小便短赤,大便干结;**舌脉**:舌质红,苔薄黄,脉数。

〔**治法**〕清热凉血解毒。

〔**方药**〕凉血地黄汤合黄连解毒汤加减。

〔**中成药**〕(1)清暑解毒颗粒[药典](由芦根、薄荷、金银花、甘草、淡竹叶、滑石粉、夏枯草组成)。功能主治:清暑解毒,生津止渴。用于夏季暑热,高温作业中暑,症见烦热口渴、头晕乏力。用法用量:开水冲服或含服,1次25g,1日4~5次。

(2)清火栀麦片[其他](由穿心莲、栀子、麦冬组成)。功能主治:清热解毒,凉血消肿。用于肺胃热盛所致的咽喉肿痛、发热、牙痛、目赤。用法用量:口服,1次2片,1日2次。

(3)清开灵胶囊[药典](由胆酸、珍珠母、猪去氧胆酸、栀子、水牛角、板蓝根、黄芩苷、金银花组成)。功能主治:清热解毒,镇静安神。用于外感风热时毒、火毒内盛所致的高热不退、烦躁不安、咽喉肿痛、舌质红绛、苔黄、脉数及上呼吸道感染、病毒性感冒、急性扁桃体炎、急性咽炎、急性气管炎等病症见上述证候者。用法用量:口服,1次2~4粒,1日3次。儿童酌减,或遵医嘱。

2. 湿毒蕴结证

〔**证候**〕**主症**:皮肤潮红肿胀,继而出现水疱、大疱、糜烂、渗液、灼热刺痛;**次症**:伴头痛、恶心、胸闷、纳呆;**舌脉**:舌质红,苔黄腻,脉滑数。

〔**治法**〕清热除湿解毒。

〔**方药**〕健脾除湿饮加减。

〔**中成药**〕(1)甘露消毒丸[药典](由滑石、茵陈、黄芩、石菖蒲、豆蔻、川贝母、木通、藿香、射干、连翘、薄荷组成)。功能主治:芳香化浊,清热解毒。用于湿热蕴结,身热肢酸,胸闷腹胀,尿赤,黄疸。用法用量:口服,1次6~9g,1日2次。

(2)金蝉止痒胶囊[医保目录](由金银花、栀子、黄芩、苦参、黄柏、龙胆、白芷、白鲜皮、蛇床子、蝉蜕、连翘、地肤子、地黄、青蒿、广藿香、甘草组成)。功能主治:清热解毒,燥湿止痒。用于湿热内蕴所引起的丘疹性荨麻疹,夏季皮炎等皮肤瘙痒症状。用法用量:口服,1次6粒,1日3次,饭后服用。

(3)龙胆泻肝丸[药典](由龙胆、柴胡、黄芩、炒栀子、泽泻、川木通、盐车前子、酒当归、地黄、炙甘草组成)。功能主治:清肝胆,利湿热。用于肝胆湿热所致的头晕目赤,耳鸣耳聋,耳部疼痛,胁痛口苦,尿赤涩痛,湿热带下。用法用量:口服,大蜜丸1次1~2丸,水丸1次3~6g,1日2次。

（三）外治法

1. 止痒消炎水^(其他)

〔**组成**〕苦参、蛇床子、冰片、麝香草酚、薄荷脑、水杨酸、白鲜皮。

〔**功效**〕止痒,消炎。

〔**主治**〕用于儿童湿疹、尿布疹、奶疹、蚊虫叮咬、痱子引起的皮肤不适及夏季皮炎。

〔**用法**〕外用。涂抹患处,1日数次。

〔**注意事项**〕①偶有皮肤过敏者,可停止使用;②外阴皮肤瘙痒,以清水稀释100倍或遵医嘱使用;③不能入口、鼻、眼、耳。

2. 儿肤康搽剂^(其他)

〔**组成**〕芦荟、苦参、白芷、白鲜皮、苍耳子、地肤子、黄柏、艾叶、石菖蒲、当归、皂荚。

〔**功效**〕清热除湿,祛风止痒。

〔**主治**〕用于儿童湿疹、热痱、荨麻疹,证属实热证或风热证的辅助治疗。

〔**用法**〕外用。每次取本品约30ml,涂擦患处,轻揉2~3分钟,用温水冲洗干净,1日2~3次。

〔**注意事项**〕本品为外用搽剂,切忌内服。

3. 川百止痒洗剂^(其他)

〔**组成**〕苦参、西河柳、蛇床子、马齿苋、荆芥、白鲜皮、百部、蜂房、桃枝、柳枝、槐枝、川芎、蒺藜、地肤子、白芷、艾叶。

〔**功效**〕疏风止痒,燥湿解毒。

〔**主治**〕适用于风邪外来,湿毒内蕴,腠理失和所致的皮肤、阴部瘙痒症。

〔**用法**〕外用。可直接涂于患处或经稀释4倍后洗浴患处,1日1~2次。

〔**注意事项**〕①本品为外用药,禁止内服。②忌烟酒、辛辣、油腻及腥发食物。③切勿接触眼睛、口腔等黏膜处。皮肤破溃处禁用。④使用本品时,请勿用其他去污剂,以免影响疗效。忌用热水烫洗。⑤本品如有沉淀,不影响使用效果,摇匀后使用。⑥孕妇慎用。因糖尿病、肾病、肝病、肿瘤等疾病引起的皮肤瘙痒,不属本品适用范围。⑦用药7日症状无缓解,应去医院就诊。⑧对本品过敏者禁用,过敏体质者慎用。⑨本品性状发生改变时禁止使用。⑩如正在使用其他药品,使用本品前请咨询医师或药师。

4. 复方黄柏液涂剂^(药典)

〔**组成**〕连翘、黄柏、金银花、蒲公英、蜈蚣。

〔**功效**〕清热解毒,消肿祛腐。

〔**主治**〕用于疮疡溃后,伤口感染,属阳证者。

〔**用法**〕外用。浸泡纱布条外敷于感染伤口内,或破溃的脓疡内。若溃疡较深,可用直径 0.5~1.0cm 的无菌胶管,插入溃疡深部,以注射器抽取本品进行冲洗。用量一般为 10~20ml,1 日 1 次。或遵医嘱。

〔**注意事项**〕①本品仅供外用,不可内服;②使用本品前应注意按常规换药法清洁或清创病灶;③开瓶后,不宜久存;④孕妇禁用;⑤本品性状发生改变时禁止使用;⑥对本品过敏者禁用,过敏体质者慎用;⑦忌食辛辣、海鲜、油腻及刺激性食物。

5. 皮肤康洗液^(药典)

〔**组成**〕金银花、蒲公英、马齿苋、土茯苓、大黄、赤芍、蛇床子、白鲜皮、地榆、甘草。

〔**功效**〕清热解毒,除湿止痒。

〔**主治**〕用于湿热阻于皮肤所致湿疹,见有瘙痒、红斑、丘疹、水疱、渗出、糜烂等和湿热下注所致阴痒、白带过多。皮肤湿疹及各类阴道炎见有上述证候者。

〔**用法**〕外用。皮肤湿疹:取适量药液直接涂抹于患处,有糜烂面者可稀释 5 倍后湿敷,1 日 2 次。妇科疾病:先用清水冲洗阴道,取适量药液用温开水稀释 5~10 倍,用阴道冲洗器将药液注入阴道内保留几分钟,或坐浴,1 日 2 次。或遵医嘱。

〔**注意事项**〕①孕妇禁用。②阴性疮疡禁用。③皮肤干燥、肥厚伴有裂口者不宜使用。④月经期及患有重度宫颈糜烂者禁用。⑤用药部位出现烧灼感、瘙痒、红肿时应立即停用,并用清水洗净。⑥治疗阴痒(阴道炎)每日应清洁外阴,并忌房事。

6. 甘霖洗剂^(其他)

〔**组成**〕甘草、苦参、土荆皮、白鲜皮、薄荷脑、冰片,辅料为乙醇、聚山梨酯 80、甘油、苯甲酸钠和纯化水。

〔**功效**〕清热除湿,祛风止痒。

〔**主治**〕用于风湿热蕴肌肤所致的皮肤瘙痒和下焦湿热导致的外阴瘙痒。

〔**用法**〕外用。①皮肤瘙痒:取本品适量,稀释 20 倍,外搽患处,1 日 3 次。②外阴瘙痒:取本品适量,稀释 10 倍,冲洗外阴和阴道,再用带尾线的棉球浸稀释 5 倍的药液,置于阴道内,次日取出,1 日 1 次。患者使用本品后,无需再用水冲洗。

〔**注意事项**〕①本品为外用药,切忌内服,严防接触眼、口、鼻等黏膜处;②妇科阴道内用药宜由医生进行操作;③阴道内使用有轻度清凉感为药物正常反应;④因糖尿病、肝病、肾病、肿瘤等引起的皮肤瘙痒,不属于本品适用范围;⑤患处不宜用热水烫洗;⑥治疗期间宜饮食清淡,忌食辛辣酒酪、油腻腥荤;⑦按照用法用量使用后未见症状改善者,应向医师咨询,或去医院就诊;⑧妇科使用时,阴道洗涤器用前用后必须洗净,并在清洁处保存;⑨对本品及乙醇过敏者禁用,过敏体质慎用;⑩本品性状发生改变时禁止使用;⑪儿童必须在成人监护下使用;⑫请将本品放在儿童不能接触到的地方;⑬如正在使用其他药品,使用本品前请咨询医师或药师。

四、单验方

1. 朱仁康(中国中医科学院)验方——皮炎汤 组成:生地黄 30g、牡丹皮 10g、赤芍 10g、知母 10g、生石膏 30g、金银花 10g、连翘 10g、竹叶 10g、生甘草 6g。功效:凉营清热化毒。用于药物性皮炎、接触性皮炎、日光性皮炎等各种皮炎。

2. 蒲公英 100g。用法:水煎服,1 日 1 剂,连用 3~5 日。

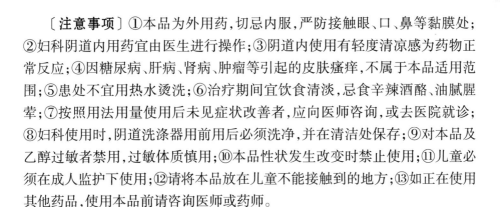

第二节 夏季皮炎

夏季皮炎是由于夏季高温引起的一种季节性、炎症性皮肤病。常对称发生于躯干、四肢,尤以小腿伸侧为甚。临床主要表现为红斑、丘疹、丘疱疹,伴有剧痒,搔抓后可出现抓痕、血痂,久之皮肤粗糙增厚及色素沉着。好发于成年人,女性多见。本病常在 6~8 月份发病,气温下降后症状可自行减轻或消退。

本病属于中医学"暑病""暑热疮"范畴。

一、诊断要点

临床上根据夏季气温高时易发病、天气转凉后可自然减轻或消退的特点及皮损表现等易于诊断。

(一)症状

1. 临床表现 夏季发病,皮损好发于躯干、四肢伸侧,尤以双侧胫前为

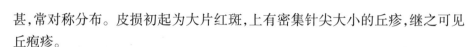

甚,常对称分布。皮损初起为大片红斑,上有密集针尖大小的丘疹,继之可见丘疱疹。

2. 自觉症状 自觉剧痒。

3. 其他 搔抓后可出现抓痕、血痂、皮肤肥厚及色素沉着。病程较短,气温下降后症状可自行减轻或消退,但本病可每于该季节时反复发生。

(二)体征

包括皮损类型(红斑、丘疹、丘疱疹)、病灶总数、好发部位(躯干、四肢伸侧,尤以双侧胫前为甚)、自觉症状(剧痒)等。

(三)辅助检查

本病无需常规进行实验室检查。

(四)鉴别诊断

本病应注意与痱子、夏季瘙痒症、急性湿疹等鉴别。

二、西医治疗要点

(一)一般治疗

在高温天气下尽量多待在阴凉通风处,多饮水,避免频繁外出。注意环境通风散热,保持皮肤干爽,衣着宽敞。注意局部清洁和日常护理,避免搔抓,以防继发感染。注意饮食,忌食鱼虾、辛辣食物。

(二)西药治疗

以抗敏、消炎、散热为原则。

1. 局部治疗 常用的包括炉甘石洗剂、糖皮质激素乳膏。

(1)炉甘石洗剂:可收敛、止痒,如1%酚炉甘石洗剂、1%薄荷炉甘石洗剂,局部外用,1日2~3次。

(2)糖皮质激素乳膏:常用的如地塞米松乳膏或曲安西龙尿素乳膏等,1日1~2次。

2. 系统治疗 常用的包括抗组胺剂、维生素类药物。

(1)抗组胺剂:瘙痒显著者可口服以止痒,常用的如氯苯那敏、左西替利嗪、咪唑斯汀、依巴斯汀、氯雷他定等。

(2)维生素类:如维生素C、维生素E等口服。

三、中成药应用

(一)基本病机

中医认为夏季暑热,又多夹湿,若感受暑热湿邪,湿热熏蒸,蕴结肌肤,缠绵难去,则致本病。

(二) 辨证分型使用中成药

夏季皮炎常用中成药见表 13。

表 13　夏季皮炎常用中成药一览表

证型	常用中成药
暑热夹湿证	金蝉止痒胶囊、二妙丸、龙胆泻肝丸

暑热夹湿证

〔**证候**〕**主症**:皮损以红斑、斑丘疹、丘疱疹为主,伴剧烈瘙痒;**次症**:严重时有烦躁、胸闷、纳差、尿黄;**舌脉**:舌质红,苔黄腻,脉数。

〔**治法**〕清暑化湿。

〔**方药**〕清暑化湿汤。

〔**中成药**〕(1) 金蝉止痒胶囊^(医保目录)(由金银花、栀子、黄芩、苦参、黄柏、龙胆、白芷、白鲜皮、蛇床子、蝉蜕、连翘、地肤子、地黄、青蒿、广藿香、甘草组成)。功能主治:清热解毒,燥湿止痒。用于湿热内蕴所引起的丘疹性荨麻疹,以及夏季皮炎等引起的皮肤瘙痒症状。用法用量:口服,1 次 6 粒,1 日 3 次,饭后服用。

(2) 二妙丸^(药典)[由苍术(炒)、黄柏(炒)组成]。功能主治:燥湿清热。用于湿热下注之白带、阴囊湿痒。用法用量:口服,1 次 6~9g,1 日 2 次。

(3) 龙胆泻肝丸^(药典)(由龙胆、柴胡、黄芩、炒栀子、泽泻、川木通、盐车前子、酒当归、地黄、炙甘草组成)。功能主治:清肝胆,利湿热。用于肝胆湿热所致的头晕目赤、耳鸣耳聋、耳部疼痛、胁痛口苦。用法用量:口服,1 次 8 丸,1日 2 次。

(三) 外治法

1. 止痒消炎水^(其他)

〔**组成**〕苦参、蛇床子、冰片、麝香草酚、薄荷脑、水杨酸、白鲜皮。

〔**功效**〕止痒,消炎。

〔**主治**〕用于儿童湿疹、尿布疹、奶疹、蚊虫叮咬、痱子引起的皮肤不适及夏季皮炎。

〔**用法**〕外用。涂抹患处,1 日数次。

〔**注意事项**〕①偶有皮肤过敏者,可停止使用;②外阴皮肤瘙痒,以清水稀释 100 倍或遵医嘱使用;③不能入口、鼻、眼、耳。

2. 丹皮酚软膏^(专家共识)

〔**组成**〕丹皮酚、丁香油。

〔**功效**〕消炎止痒。

〔**主治**〕用于各种湿疹、皮炎、皮肤瘙痒、蚊臭虫叮咬等各种皮肤疾患,对过敏性鼻炎和防治感冒也有一定效果。

〔**用法**〕外用。涂敷患处,1日2~3次。防治感冒可涂鼻下上唇处,鼻炎涂鼻腔内。

〔**注意事项**〕①本品为外用药,禁止内服。②孕妇及过敏体质者慎用。③产品性状发生改变时禁止使用。④患处忌同时使用油脂类物质及护肤品。⑤部位如有烧灼感、瘙痒、红肿等应停止用药,以清水洗净,必要时向医师咨询。⑥因糖尿病、肾病、肝病、肿瘤等疾病引起的皮肤瘙痒,不属本品适用范围。

四、单验方

1. 陈达灿(广东省中医院)验方——利湿散冲剂　组成:绵茵陈、薏苡仁、萆薢、土茯苓、淡竹叶、杭白菊、生地黄、甘草。功效:清热利湿解毒。用于湿疹、皮炎。

2. 宋兆友(安徽省蚌埠市第三人民医院)验方——夏季皮炎洗方　组成:金银花30g,蒲公英15g,防风12g,牛蒡子15g,薄荷6g,白鲜皮15g,地肤子15g,苦参10g,紫草15g,牡丹皮10g,生甘草6g。用于夏季皮炎。用法:待药水温后洗患处,1次30分钟左右,1日2次,10日为一疗程。加减法:红肿热痛者加大青叶;糜烂渗液者加苍术、萹蓄;剧痒者加木贼。

第三节　痱子 •

痱子亦称粟粒疹,为夏季或炎热环境下常见的一种浅表性、炎症性皮肤病。好发于头面、颈、胸、背、皱褶处等部位,临床主要表现为水疱、丘疹、丘疱疹、脓疱。儿童易发病,肥胖、长期卧床、体质虚弱者也易患本病。

本病属于中医学"痱子""痱毒""热痱"范畴。

一、诊断要点

临床上根据汗腺导管损伤和汗液溢出部位的不同分为4种类型:白痱、红痱、脓痱、深痱。

（一）症状

1. 临床表现

（1）晶形粟粒疹：又称白痱，皮损为针尖至针头大小的浅表性小水疱，壁薄，清亮，周围无红晕，轻擦易破，干涸后留有细小鳞屑，有自限性。

（2）红色粟粒疹：又称红痱，急性发病，皮损为成批出现的针尖大小的密集丘疹或丘疱疹，周围有轻度红晕，皮损消退后有轻度脱屑。

（3）脓疱粟粒疹：又称脓痱，皮损为密集的丘疹顶端有针头大小浅表脓疱，脓疱内常为无菌性或非致病性球菌。溃破后可继发感染。

（4）深部粟粒疹：又称深痱，常见于严重和反复发生红色粟粒疹的患者。皮损为密集的皮色小水疱，内容清亮，不易擦破，出汗时增大，不出汗时皮损不明显。位置较深，汗液在表皮 - 真皮交界处溢出。

2. 自觉症状　白痱一般无自觉症状，红痱及脓痱可伴有灼热和刺痒感，深痱一般无瘙痒，但皮损泛发时可出现无力、困倦、头痛、发热、头晕等全身症状。

3. 其他　深痱皮疹泛发时，全身皮肤出汗减少或无汗，面部、腋窝、手足可有代偿性出汗增加，可造成热带汗闭性衰竭或热衰竭，患者可出现无力、困倦、眩晕、头痛等全身症状。

（二）体征

包括皮损类型（水疱、丘疹、丘疱疹、脓疱）、病灶总数、好发部位（头面、颈、胸、背、皱褶处等）等。

（三）辅助检查

一般无需实验室检查。

（四）鉴别诊断

本病应注意与夏季皮炎、急性湿疹等鉴别，脓痱应注意与毛囊性脓疱疮鉴别。

二、西医治疗要点

（一）一般治疗

夏季室内应注意通风、散热、降温。患者应少食辛辣刺激食物，衣着宽松透气、吸汗性好，并勤换洗。日常保持皮肤清洁，皮肤瘙痒处避免用力搔抓及重力搓擦，以防继发感染。

（二）西药治疗

1. 局部治疗　一般先用温水洗净擦干后,使用清凉、收敛、止痒的外用药,如1%薄荷炉甘石洗剂、痱子粉,脓痱可外用5%硫黄炉甘石洗剂或2%鱼石脂炉甘石洗剂。

2. 系统治疗　一般不需全身治疗,但若瘙痒明显可口服抗组胺药物,脓痱感染严重时可口服抗生素。

三、中成药应用

（一）基本病机

中医认为本病多因夏日蕴湿,复感暑邪,湿热交蒸,熏蒸皮肤,闭于毛窍,汗出不畅而致使汗液潴留于皮肤所致。

（二）辨证分型使用中成药

痱子常用中成药见表14。

表14　痱子常用中成药一览表

证型	常用中成药
湿盛证（白痱）	
热盛证（红痱）	金梅清暑颗粒、二妙丸
热毒证（脓痱或深痱）	金银花露、金银花合剂、连翘败毒丸

1. 湿盛证（白痱）

〔**证候**〕**主症**:皮损为色白明亮小水疱,无红晕,散在或密集;**次症**:无明显自觉症状;**舌脉**:舌红或正常舌质,苔腻,脉濡。

〔**治法**〕症状轻微,无需内治。

2. 热盛证（红痱）

〔**证候**〕**主症**:皮损为一致性针尖大小丘疹水疱,周围红晕;**次症**:伴有刺痒灼热或继发暑疖时红热痒痛;**舌脉**:舌红,苔黄或腻,脉数。

〔**治法**〕清热解暑,化湿。

〔**方药**〕清暑汤。

〔**中成药**〕（1）金梅清暑颗粒^(其他)（由金银花、乌梅、淡竹叶、甘草组成）。功能主治:清暑解毒,生津止渴。用于夏季暑热,口渴多汗,头昏心烦,小便短赤,防治痧痱,暑症。用法用量:开水冲服,1次15g,1日2次。

（2）二妙丸^(药典)〔由苍术(炒)、黄柏(炒)组成〕。功能主治:燥湿清热。用于湿热下注所致足膝红肿热痛,下肢丹毒,白带,阴囊湿痒。用法用量:口服,1次 6~9g,1 日 2 次。

3. 热毒证(脓痱或深痱)

〔证候〕主症:皮损为红色丘疹、水疱或脓疱;次症:伴身热口渴、头痛目眩等;舌脉:舌红,苔黄或腻,脉数。

〔治法〕清热解毒,解暑利湿。

〔方药〕五味消毒饮合清暑益气汤

〔中成药〕(1) 金银花露[药典](由金银花组成)。功能主治:清热解毒。用于小儿痱毒,暑热口渴。用法用量:口服,1 次 60~120ml,1 日 2~3 次。

(2) 金银花合剂[其他](由金银花组成)。功能主治:清热解毒。用于暑热犯肺所致中暑、痱疹、疖肿。用法用量:口服,1 次 15ml,1 日 2~3 次。

(3) 连翘败毒丸[其他](由金银花、连翘、大黄、苦地丁、天花粉、白芷、羌活、黄芩、黄连、黄柏、苦参、荆芥穗、赤芍、防风、麻黄、薄荷、柴胡、当归、甘草组成)。功能主治:清热解毒,消肿止痛。用于热毒蕴结肌肤所致的疮疡,症见局部红肿热痛、未破溃,憎寒发热,遍身刺痒,大便秘结者。用法用量:口服,1 次 6g,1 日 2 次。

(三) 外治法

1. 痱子粉[其他]

〔组成〕滑石、白芷、官粉、冰片、枯矾、薄荷脑、香精。

〔功效〕散风祛湿,清凉止痒。

〔主治〕用于汗疹、痱毒、湿疮痛痒。

〔用法〕外用适量,扑擦患处。

〔注意事项〕①本品为外用药,禁止内服;②切勿接触眼睛、口腔等黏膜处,皮肤破溃处禁用;③用药 3 日后如症状无缓解或皮损有脓疱出现,应到医院就诊;④对本品过敏者禁用,过敏体质者慎用;⑤用药过程如出现皮肤发红、瘙痒等不良反应时应立即停用、洗净,并向医师咨询;⑥本品性状发生改变时禁止使用;⑦儿童必须在成人监护下使用;⑧请将本品放在儿童不能接触到的地方;⑨如正在使用其他药品,使用本品前请咨询医师或药师。

2. 六味白莲酊[其他]

〔组成〕重楼、徐长卿、八角莲、白芷、急性子、樟脑。

〔功效〕清热解毒,活血祛风。

〔主治〕用于热毒风邪壅滞肌肤所引起的痱子,虫咬性皮炎。

〔用法〕外用。取适量涂擦患处,1 日 3 次。儿童及大面积痱子以冷开水稀释 1 倍涂敷为宜。

〔**注意事项**〕①本品为外用药,禁止内服,偶有沉淀摇匀即可;②切勿接触眼睛、口腔等黏膜处,皮肤破溃处禁用;③本品不宜长期或大面积使用,用药 3 日后如症状无缓解或皮损有脓疱出现,应到医院就诊;④对本品及酒精过敏者禁用,过敏体质者慎用;⑤患处忌同时用油脂类物质及护肤品;⑥本品性状发生改变时禁止使用;⑦孕妇及哺乳期妇女、儿童、年老体弱者应在医师指导下使用,儿童必须在成人监护下使用;⑧请将本品放在儿童不能接触到的地方;⑨如正在使用其他药品,使用本品前请咨询医师或药师。

3. 热痱搽剂^(其他)

〔**组成**〕炉甘石、氧化锌、薄荷脑、乙醇、甘油。

〔**功效**〕护肤止痒。

〔**主治**〕用于痱子、急性湿疹。

〔**用法**〕外用。用时摇匀,涂擦患处。

〔**注意事项**〕①本品为外用药,禁止内服,偶有沉淀摇匀即可;②切勿接触眼睛、口腔等黏膜处,皮肤破溃处禁用;③本品不宜长期或大面积使用,用药 3 日后如症状无缓解或皮损有脓疱出现,应到医院就诊;④对本品及酒精过敏者禁用,过敏体质者慎用;⑤患处忌同时用油脂类物质及护肤品;⑥本品性状发生改变时禁止使用;⑦儿童必须在成人监护下使用;⑧请将本品放在儿童不能接触到的地方;⑨如正在使用其他药品,使用本品前请咨询医师或药师。

4. 六一散^(药典)

〔**组成**〕滑石粉、甘草。

〔**功效**〕清暑利湿。

〔**主治**〕用于感受暑湿所致的发热、身倦、口渴、泄泻、小便黄少;外用治痱子。

〔**用法**〕调服或包煎服,1 次 6~9g,1 日 1~2 次;外用,扑撒患处。

〔**注意事项**〕①小便清长者慎用;②孕妇慎用;③服药期间忌食辛辣食物。

5. 烧伤肤康液^(其他)

〔**组成**〕地榆、忍冬藤、虎杖、黄连、白及、冰片。

〔**功效**〕清热解毒,收敛止痛,保护创面。

〔**主治**〕用于轻度水、火烫伤及热疖、痱子、湿疹。

〔**用法**〕外用。将本品摇匀,用消毒棉球蘸取药液,轻轻涂于清洁创面或患处,1 日 3~4 次。2~3 日后不再涂,任其愈合。

〔**注意事项**〕①本品为外用药,禁止内服;②用药后局部出现皮疹等过敏表现者应停用;③本药使用时应注意全身情况,如有恶寒发热等症状时应去医院就诊;④本药只适用轻度小面积烫伤,重度、大面积烫伤应去医院就诊;⑤对本品过敏者禁用,过敏体质者慎用;⑥本品性状发生改变时禁止使用;⑦儿童必须在成人监护下使用;⑧请将本品放在儿童不能接触到的地方;⑨如正在使用其他药品,使用本品前请咨询医师或药师。

四、单验方

1. 刘心德(四川省涪陵地区卫生学校)验方——参冰三黄酊　组成:苦参、大黄各 20g,冰片、雄黄、黄连各 10g,将上药浸泡于 75% 乙醇 300ml 中 2~3 日即可。用消毒棉签蘸取药汁涂于患处,1 日 3~4 次。功效:清热利湿。用于痱子。

2. 丝瓜叶适量。用法:捣烂后,取其汁涂擦患处,1 日 2~3 次。用于痱子。

3. 马齿苋 30~60g。用法:上药加水 120ml(约半碗),煮 20 分钟,除渣留水,待凉备用。用时,每次倒出半酒杯,用药棉或干净纱布蘸涂患处,1 日 5~6 次。用于痱子。

第四节　冻疮

冻疮是一种与寒冷相关的末梢部位局限性、淤血性、炎症性皮肤病。好发于肢端及暴露部位,如手指、手背、耳郭、鼻尖等处。临床主要表现为局限性水肿性紫红斑块或结节,按之退色,境界清楚,严重者可有水疱,溃破后形成溃疡。自觉有痒感和肿胀感,瘙痒受热后加剧,有溃疡者自觉疼痛。本病易发于初冬、早春季节,气候转暖后自愈,容易来年复发。

本病属中医学"冻烂肿疮""冻风"等范畴。

一、诊断要点

临床上分为局部性冻疮和全身性冻伤,以局部性冻疮最为常见。根据冻疮复温解冻后的损伤程度,又将局部性冻疮分为 4 度。

1. Ⅰ°(红斑性冻疮)　损伤在表皮层。局部皮肤红斑、水肿,自觉发热、瘙痒或灼痛,5~7 日开始干燥脱屑,愈后不留瘢痕。

2. Ⅱ°(水疱性冻疮)　损伤达真皮层。皮肤红肿更加显著,有水疱或大疱形成,疱内液体呈黄色或血性。疼痛较为剧烈,对冷、热、针刺感觉不敏感。若无感染,局部干燥结痂,经2~3周脱痂愈合,少有瘢痕。若并发感染,愈合后形成瘢痕。

3. Ⅲ°(腐蚀性冻疮) 损伤达全皮层或深及皮下组织,创面由苍白变为黑褐色,皮肤温度极低,触之冰冷,痛觉迟钝或消失。一般呈干性坏疽,坏死皮肤周围红肿、疼痛,可出现血性水疱。若无感染,坏死组织干燥成痂,脱落后形成肉芽创面,愈后形成瘢痕。

4. Ⅳ°(坏死性冻疮) 损伤深达肌肉、骨骼。表现类似Ⅲ°冻疮。局部组织坏死,分为干性坏疽和湿性坏疽。干性坏疽表现为坏死组织周围有炎症反应,肢端坏死脱落后可致残;并发感染后成湿性坏疽,出现发热、寒战等全身症状,甚至合并内陷而危及生命。

(一)症状

1. 临床表现 本病易发于初冬、早春季节。各年龄组均可发生,但多见于儿童、青年妇女或末梢血液循环不良者,常有在低温环境下长时间停留史。

(1)局部性冻疮:主要发生在手足、耳郭、面颊等暴露部位,多呈对称性。轻者受冻部位皮肤苍白、发凉,继则出现红肿硬结或斑块,按之退色,境界清楚,自觉灼痛、麻木、瘙痒;重者受冻部位皮肤呈灰白、暗红或紫色,并有大小不等的水疱或肿块,疼痛剧烈,或局部感觉消失。若局部出现暗红色血疱,势将腐烂,溃后流脓、流水,甚至形成溃疡,严重的可导致肌肉、筋骨损伤。

(2)全身性冻伤:开始时全身血管收缩,发生寒战;随着体温下降,患者出现疼痛性发冷、发绀、知觉迟钝、头晕、四肢无力、昏昏欲睡等表现;继而出现肢体麻木、僵硬、幻觉,视力或听力减退,意识模糊,呼吸浅快,脉搏细弱,知觉消失,甚至昏迷,如不及时抢救,可导致死亡。

2. 自觉症状 自觉有痒感和肿胀感,瘙痒受热后加剧,有溃疡者自觉疼痛。

3. 其他 冻疮轻症一般经10天左右痊愈,愈后不留瘢痕,重症患者往往需经1~2个月,或气温转暖时方能痊愈,容易来年复发。

(二)体征

表现为手指、手背、耳郭、鼻尖等处的局限性水肿性紫红斑块或结节,按之退色,境界清楚,严重时可有水疱,破溃后形成溃疡。自觉痒感和肿胀感,受热加剧,有溃疡者自觉疼痛。

(三)辅助检查

Ⅳ°冻疮怀疑有骨坏死时,可行X线检查;出现湿性坏疽合并肺部感染时,白细胞总数和中性粒细胞比例升高;创面有脓液时,可做脓液细菌培养及药敏实验。

（四）鉴别诊断

根据发病季节和典型临床表现易于诊断。本病应与多形红斑、类丹毒等病进行鉴别。

1. 多形红斑 多发于春秋两季，以手、足、面部、颈旁多见，皮损为风团样丘疹或红斑，颜色鲜红或紫暗，典型者中心部常发生重叠水疱，形成特殊的虹膜状皮损。常伴有发热、关节疼痛等症状。

2. 类丹毒 多发生于接触鱼类或猪肉的手部，手指和手背出现局限性皮肤红斑，并迅速扩大为暗红色水肿性斑块，肿胀明显，阵发性疼痛和瘙痒，呈游走性，但很少超越腕部。一般2周内自愈，不会溃烂。

二、西医治疗要点

（一）一般治疗

应注意保暖，保持干燥；加强营养，增加高蛋白及纤维素丰富的饮食；坚持体育锻炼可促进血液循环，提高机体对寒冷的耐受性。

（二）西药治疗

1. 局部用药治疗 以消炎、消肿、促进循环为原则。未溃破的皮损可外用维生素E软膏和冻疮软膏等，已溃破皮损可先用3%硼酸溶液清洗，再用抗生素软膏；肝素钠乳膏外用，涂于患处，1日2~3次；肌醇烟酸酯软膏外用，涂于患处，1日1~2次；复方鱼肝油氧化锌软膏外用，涂于患处，1日2~3次。以上药物选用1~2种即可。

2. 系统用药治疗 口服烟酸、硝苯地平等扩血管药物，盐酸山莨菪碱和己酮可可碱也有一定疗效。全身性冻伤复温后出现休克者，给予抗休克治疗。并根据情况给予输液、吸氧（或应用高压氧）、纠正酸碱失衡和电解质紊乱、维持营养、选用改善血液循环药物。Ⅲ°以上冻疮注射破伤风抗毒素，并应用抗生素防治感染。

（三）物理治疗

1. 紫外线照射 1周2~3次，于冬季开始在皮损处照射疗效较好。

2. 用氦氖激光局部照射 1周2~3次，1次5~15分钟。

3. PC-10型TDP治疗机治疗 1周2~3次。

4. 音频电疗 1日1次，10次为一疗程，于每年复发前治疗有一定预防作用。

三、中成药应用

（一）基本病机

人体遭到严寒侵袭后可发生冻疮,尤其是在潮湿、刮风、防寒设备不良、衣帽和鞋袜紧小、长时间不活动等情况下更容易发生;若平素气血衰弱、疲劳、饥饿、对寒冷敏感,亦容易导致本病发生。寒邪侵袭过久,耗伤元气,以致气血运行不畅,气血凝滞而成冻疮;重者肌肤坏死,骨脱筋连,甚则阳气绝于外,荣卫结涩,不复流通而死。此外,暴冻着热、暴热着冻也是导致气血瘀滞而坏死成疮。

（二）辨证分型

1. 寒凝血瘀证

〔证候〕**主症**:形寒肢冷,颜色苍白,继而红肿,有灼痛或瘙痒,麻木;**次症**:出现水疱、肿块,皮色紫暗,感觉迟钝或消失;**舌脉**:舌暗苔白,脉弦涩。

〔治法〕温阳散寒,调和营卫。

〔方药〕当归四逆汤加味。

2. 寒盛阳衰证

〔证候〕**主症**:寒战,四肢厥冷;**次症**:倦怠,嗜睡,呼吸微弱;**舌脉**:舌淡苔白,脉沉细弱。

〔治法〕回阳救逆,温通血脉。

〔方药〕四逆加人参汤。

3. 寒凝化热证

〔证候〕**主症**:患处暗红肿胀,甚则灼茹腐溃,脓水淋漓;**次症**:恶寒,发热,口干;**舌脉**:舌红,苔黄,脉弦数。

〔治法〕清热解毒,理气活血。

〔方药〕四妙勇安汤加黄芪、紫花地丁、蒲公英等。痛甚者,加延胡索、乳香、没药等。

4. 气虚血瘀证

〔证候〕**主症**:疮面不敛,疮周暗红漫肿,麻木;**次症**:神疲体倦,气短懒言,面色少华;**舌脉**:舌淡,苔白,脉细弱或虚大无力。

〔治法〕益气养血,祛瘀通脉。

〔方药〕人参养荣汤或八珍汤合桂枝汤加减。

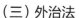

（三）外治法

1. 辣椒风湿膏^(其他)

〔**组成**〕辣椒、薄荷脑、冰片等。

〔**功效**〕祛风散寒,舒筋活络,消肿止痛。

〔**主治**〕用于关节疼痛、腰背酸痛、扭伤瘀肿,以及慢性关节炎和未溃破的冻疮。

〔**用法**〕外用。贴于患处。

〔**注意事项**〕①皮肤破伤处不宜使用;②敷贴后出现皮肤过敏或其他不适时立即停用;③对本品过敏者禁用,过敏体质者慎用;④本品性状发生改变时禁止使用;⑤孕妇禁用。

2. 冻疮膏^(其他)

〔**组成**〕樟脑、硼酸、甘油。

〔**功效**〕疏风散寒,收敛止痒。

〔**主治**〕用于冻疮。

〔**用法**〕局部外用。用温水洗净疮面后,轻轻揩干。取本品适量涂于患处,并加轻揉,每日数次。

〔**注意事项**〕①创面破溃者禁用;②用药部位如有烧灼感、红肿等情况应停药,并将局部药物洗净并停用;③避免接触眼睛和其他黏膜(如口、鼻等);④对本品过敏者禁用,过敏体质者慎用。

3. 冻疮未溃膏^(其他)

〔**组成**〕干辣椒、樟脑、颠茄流浸膏。

〔**功效**〕活血散瘀。

〔**主治**〕用于未溃冻疮。

〔**用法**〕贴患处。

〔**注意事项**〕①冻疮有紫疱、破溃者不宜使用;②局部用药后出现皮肤红肿、皮疹者停用;③对本品过敏者禁用,过敏体质者慎用;④本品性状发生改变时禁止使用;⑤孕妇慎用;⑥青光眼、前列腺肥大患者应在医师指导下使用;⑦儿童、老年患者应在医师指导下使用;⑧儿童必须在成人监护下使用;⑨请将本品放在儿童不能接触到的地方;⑩如正在使用其他药品,使用本品前请咨询医师或药师。

4. 阳和解凝膏^(药典)

〔**组成**〕牛蒡草、凤仙透骨草、生川乌、桂枝、大黄、当归、生附子、地龙、川芎、肉桂、乳香、人工麝香、生草乌、荆芥、防风、白芷、没药、五灵脂、赤芍、续断、僵蚕、苏合香、木香、香橼、陈皮、白蔹、白及。

〔**功效**〕温阳化湿，消肿散结。

〔**主治**〕用于脾肾阳虚、痰瘀互结所致阴疽，瘰疬未溃，寒湿痹痛。

〔**用法**〕外用。加温软化，贴于患处。

〔**注意事项**〕①疮疡阳证者慎用；②不可久用；③不可内服；④用药后出现皮肤过敏反应者需及时停用；⑤孕妇禁用；⑥忌食辛辣、海鲜、油腻及刺激性食物。

5. 消炎生肌膏^(其他)

〔**组成**〕当归、白芷、紫草、甘草、轻粉、血竭。

〔**功效**〕清热凉血，去腐生新。

〔**主治**〕用于各种慢性溃疡，久不收口。

〔**用法**〕外用。摊于纱布上贴敷患处，每隔 1~2 日换药 1 次。

6. 樟脑软膏^(其他)

〔**组成**〕本品主要成分为樟脑。

〔**功效**〕温散止痛，开窍辟秽。

〔**主治**〕用于冻疮及瘙痒性皮肤病。

〔**用法**〕外用。用温水洗净患处，轻轻擦干，取本品适量涂于患处，1 日 1~2 次。

〔**注意事项**〕①不得用于皮肤破溃处；②避免接触眼睛和其他黏膜（如口、鼻等）；③用药部位如有烧灼感、红肿等情况应停药，并将局部药物洗净，必要时向医师咨询；④本品性状发生改变时禁止使用；⑤孕妇及哺乳期妇女慎用；⑥对本品过敏者禁用，过敏体质者慎用；⑦儿童必须在成人监护下使用；⑧请将该药品放在儿童不能接触到的地方；⑨如正在使用其他药品，使用本品前请咨询医师或药师。

7. 风痛灵^(药典)

〔**组成**〕乳香、没药、血竭、麝香草脑、冰片、樟脑、薄荷脑、丁香罗勒油、氯仿、香精、水杨酸甲酯适量。

〔**功效**〕活血散瘀，消肿止痛。

〔**主治**〕用于扭挫伤痛、风湿痹痛、冻疮红肿。

〔**用法**〕外用。适量涂擦于患处，1 日数次。必要时用湿毛巾热敷后，随即涂擦，以增强疗效，但以患者皮肤能耐受为度。

〔**注意事项**〕①孕妇禁用，3 岁以下儿童慎用；②使用时皮肤出现皮疹、瘙痒应停用；③瓶盖宜拧紧，防止药物挥发；④症状 1 周内无明显改善，或有加重趋势者,应去医院就诊;⑤本品性状发生改变时禁止使用;⑥对本品过敏者禁用,过敏体质者慎用;⑦儿童必须在成人监护下使用;⑧请将该药品放在儿童不能接触到的地方;⑨如正在使用其他药品,使用本品前请咨询医师或药师。

8. 解痉镇痛酊[其他]

〔**组成**〕辣椒浸出液、陈皮浸出液、水杨酸甲酯、薄荷脑。辅料为乙醇、香精等。

〔**功效**〕活血通经,止痛。

〔**主治**〕用于治疗软组织损伤而引起的颈、肩、腰、腿痛,冻疮。

〔**用法**〕外用。涂擦患处,1 日 2 次。

〔**注意事项**〕①皮肤破伤处不宜使用;有明显内出血者,宜先止血后用药。②皮肤过敏者停用,酒精过敏者慎用。③孕妇禁用,小儿、年老患者应在医师指导下使用。④本品为外用擦剂,勿入口、眼,擦药处禁贴膏药。⑤本品性状发生改变时禁止使用。⑥对本品过敏者禁用,过敏体质者慎用。⑦儿童必须在成人监护下使用。⑧请将该药品放在儿童不能接触到的地方。⑨如正在使用其他药品,使用本品前请咨询医师或药师。

四、单验方

1. 杨兴无(四川师范大学医学院)验方——当归四逆汤加味外用　组成:当归 20g,桂枝 15g,赤芍 15g,细辛 10g,通草 10g,大枣 12g,甘草 10g。以上药物加水熬开后 10~15 分钟即可。将药液与药渣一起倒入 1 个大小合适的盆(桶)内泡手或足,1 次 20~30 分钟,1 日 3~4 次,治疗完毕后,注意将手足擦干、保暖。功效:温经散寒,养血通脉。

2. 曹婉苏(川北医学院)验方——葱白辣椒酒　组成:葱白 500g,干红辣椒 1 000g,75% 医用乙醇 3 000ml 入密封器皿中,7 日后取浸泡液。1 日 2~3 次,擦洗冻疮部位。功效:治疗 Ⅰ~Ⅲ° 冻疮。

第五节　手足皲裂

手足皲裂是指由各种原因引起的手足部皮肤干燥和裂纹,伴有疼痛,严重者可影响日常生活和工作。本病为常见的一种皮肤病,多见于老年人及妇女。本病既是一些皮肤病的伴随症状,也是一种独立的皮肤病。

本病中医称之为"手足皲裂""手足破裂""皲裂伤口"等。

一、诊断要点

根据裂隙深浅程度可分为三度：一度仅达表皮，无出血、疼痛等症状；二度达真皮浅层而轻度疼痛，但不引起出血；三度由表皮深入真皮、皮下组织，常引起出血和疼痛。

（一）症状

1. 临床表现　手足皲裂好发于秋冬季节。皮疹分布于指屈侧、手掌、足跟、足跖外侧等角质层增厚或经常摩擦的部位，临床表现为沿皮纹发展的深浅、长短不一的裂隙。

2. 自觉症状　皮损可从无任何感觉到轻度刺痛或中度触痛，乃至灼痛并伴有出血。

（二）体征

皮损为分布于指屈侧、手掌、足跟、足跖外侧等部位的深浅、长短不一的裂隙。

（三）辅助检查

必要时进行真菌学检查、细菌培养和斑贴试验。

（四）鉴别诊断

本病需与手足湿疹、掌跖角化症、手足癣及鱼鳞病相鉴别。

二、西医治疗要点

1. 一般治疗　注意饮食营养，多食用富含维生素 A 的食物如胡萝卜和绿叶蔬菜、豆类；适当多吃脂肪类、糖类食品，可使皮肤脂腺分泌量增加。平时注意身体的御寒保暖，尤其是手、足部的保暖；尽量避免各种影响因素，减少直接接触洗涤剂的机会，经常外用有滋润作用的防护霜。

2. 西医局部治疗　10%~20% 尿素霜、水杨酸或维 A 酸软膏外用；复方愈创蓝油烃软膏外用涂搽；醋酸曲安西龙尿素乳膏外用，1 日 2~3 次，涂患处，并轻揉片刻；醋酸曲安奈德乳膏 1 日局部涂抹 2~3 次；复方乳酸乳膏外用，1 日 2~3 次，涂患处，并轻揉片刻；尿素维 E 乳膏外用，1 日 2~3 次，直接涂在患处，并加以搓擦；严重者先用热水浸泡患处，再用刀片将增厚的角质层削薄，然后外用愈裂贴膏。

3. 物理治疗　光动力疗法。

三、中成药应用

（一）基本病机

中医认为本病总由血虚风燥所致。病初者因血虚不荣，外受风邪，肌肤失养所致，肌肤失养日久则见裂痕加深，重者阴虚火旺，裂痕中夹有渗血，或感染邪毒而肿胀。

（二）辨证分型

1. 血虚风燥证

〔**证候**〕**主症**：手足部皮肤浅层干裂，肌肤轻度瘙痒；**次症**：面色淡白或萎黄，眼睑、爪甲色淡，肌肤干涩发痒；**舌脉**：舌淡，苔白，脉细。

〔**治法**〕养血祛风，润燥止痒。

〔**方药**〕消风散加减。

2. 阴虚血燥证

〔**证候**〕**主症**：手足部皮肤干燥，出现裂痕，且较深，裂痕中可见出血点，但未引起出血；**次症**：口干，五心烦热，面色潮红；**舌脉**：舌红，少苔，脉细数。

〔**治法**〕滋润养血、润燥止痒。

〔**方药**〕当归饮子加减。

3. 感邪化热证

〔**证候**〕**主症**：手足皮肤异常干燥、开裂，裂痕深且伴有出血、疼痛；**次症**：发热，汗出，口干口苦，可伴有小便黄、大便秘结；**舌脉**：舌红，苔黄，脉数。

〔**治法**〕清热解毒，润燥止痒。

〔**方药**〕四妙勇安汤加减。

（三）外治法

1. 参皇软膏^{（其他）}

〔**组成**〕人参、蜂王浆。辅料为硬脂酸、蜂蜡、尼泊金丙酯、肉豆蔻酸异丙酯、尼泊金甲酯、司盘、甘油、丙二醇、聚山梨酯、三乙醇胺、凡士林、亚硫酸氢钠。

〔**功效**〕养血润燥，祛风。

〔**主治**〕用于血虚风燥、肌肤失养所致的手足皲裂、干性脂溢性皮炎、皮肤干燥。

〔**用法**〕外用。涂患处，1 日 2~3 次。

2. 外用应急软膏^{（医保目录）}

〔**组成**〕黄芩、白芍、丹参、补骨脂、人参、党参、金银花、茯苓、益母草、鱼腥草、鸭跖草、辛夷、甘草、青蒿、樟脑。

〔**功效**〕消肿,止痛,抗感染,促进伤口愈合。

〔**主治**〕用于冻疮、Ⅰ°~Ⅱ°烫伤、手足皲裂及小面积轻度擦挫伤。

〔**用法**〕外用。涂于患处周围适量。1 日 1 次。

3. 复方蛇脂软膏^(其他)

〔**组成**〕蛇脂、珍珠、冰片、人参、维生素 A、维生素 D、维生素 E、硼酸。

〔**功效**〕养阴润燥,愈裂敛疮。

〔**主治**〕用于阴津不足、肌肤失养所致的手足皲裂、皮肤瘙痒、皮肤干燥。

〔**用法**〕外用。1 日 2~3 次,涂患处。

4. 紫归治裂膏^(其他)

〔**组成**〕紫草、当归、白蔹、甘草、冰片、二甲基亚砜。

〔**功效**〕活血,生肌,止痛。

〔**主治**〕用于手足皲裂。

〔**用法**〕外用。贴患处。2~3 日换 1 次药。

四、单验方

1. 独角莲膏　由白附子组成。功能主治:消肿拔毒。用于疔毒疮疖,手足皲裂。用法:加温软化,贴于患处。

2. 膏药咀　由麻油、红丹组成。功能主治:活血止痛,粘合皮肤。用于手足皲裂症。用法:外用,微火烤化,涂敷患处。

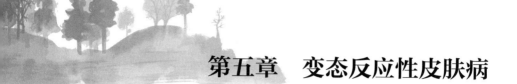

第五章　变态反应性皮肤病

第一节　接触性皮炎

接触性皮炎是皮肤或黏膜单次或多次接触外源性物质后,在接触部位发生的急性或慢性炎症反应。本病以发病前有接触某种物质史和皮疹单一为临床特点。

本病属中医学"漆疮""膏药风""马桶癣"等范畴。

一、诊断要点

本病可根据病程分为急性、亚急性和慢性,此外还存在一些病因、临床表现等方面具有一定特点的特殊临床类型。

(一) 症状

1. 临床表现　一般起病较急,在接触部位发生境界清楚的红斑、丘疹、丘疱疹,严重时红肿明显并出现水疱或大疱,疱壁紧张,内容澄清,水疱破后为糜烂面,严重者可发生表皮剥脱,甚至发生组织坏死。皮炎发生的部位及范围与接触物一致。皮炎发生于组织疏松部位如眼睑、口唇、包皮、阴囊等处,则肿胀明显而境界不清楚。若长期反复接触,则呈慢性湿疹样变,皮损呈轻度浸润、增厚及苔藓样变。若接触物为气体、粉尘,则皮炎呈弥漫性而无一定的鲜明界限,但多在身体暴露的部位,如两手背及面部。

2. 自觉症状　大多有瘙痒和烧灼感或胀痛感,少数严重病例可有全身反应,如发热、畏寒、恶心及头痛等。

3. 其他　病程有自限性,一般去除病因后,处理得当,1~2 周可痊愈,遗留暂时性色素沉着。反复接触或处理不当,可以转为亚急性或慢性皮炎,呈红褐色苔藓样变或湿疹样改变。

(二) 体征

急性期可表现为红斑、水疱、渗出。亚急性、慢性可表现红斑、粗糙、脱屑、皲裂。

（三）辅助检查

1. 皮肤斑贴试验 可疑致敏因子斑贴试验阳性，可明确诊断，但不宜在急性期进行，以免加重病情和出现激惹。

2. 常规检查 皮损面积大、炎症重者，血、尿常规可能有一些非特异性的异常改变。

3. 病理组织 在急性皮炎时组织病理变化主要在表皮，显示表皮细胞间和/或细胞内水肿，乃至海绵形成，棘层内及角质下水疱，可见移入表皮淋巴细胞及中性粒细胞。真皮浅层高度水肿，血管扩张，真皮血管周围单一核细胞、中性粒细胞或多形核白细胞浸润。

（四）鉴别诊断

本病尚应与急性湿疹、颜面丹毒鉴别。

二、西医治疗要点

（一）一般治疗

寻找病因，脱离接触物。

（二）西药治疗

1. 内用疗法 一般用抗组胺药，有止痒、抗感染作用。对重症泛发性病例可短期口服糖皮质激素。如伴有继发感染应选择合适的抗生素。

（1）抗组胺类药：可选择 2~3 种联合应用。氯苯那敏、赛庚啶、多虑平等适合睡前服用。无嗜睡作用的 H_1 受体拮抗剂包括氯雷他定、西替利嗪、阿司咪唑等，均 10mg，1 日 1 次。

（2）其他抗过敏药：可用于较重病例。如 10% 葡萄糖酸钙溶液 10ml，1 日 1 次，静脉缓推。

（3）糖皮质激素：用于皮损较重或广泛时可短期应用。泼尼松 1 日 30~50mg 口服，也可静脉滴注氢化可的松每日 100~200mg，或地塞米松 1 日 10~15mg，症状控制后可较快地减量，不必长期维持。

2. 外用疗法 外用药以消炎、止痒、预防感染为主。

（1）急性阶段：皮损仅红斑、丘疹、水疱、无渗液时，用炉甘石洗剂；渗液多时可用 2%~3% 硼酸溶液，或复方醋酸铝溶液湿敷；有继发感染者用 1：8 000 高锰酸钾溶液或 1：1 000 依沙吖啶液冷湿敷；若有大疱者可常规消毒抽疱液后再按上述处理。

（2）亚急性或慢性阶段：皮损红肿减轻，渗液减少，可外涂 30%~50% 氧化锌油或氧化锌糊剂或皮质类固醇霜。慢性皮炎有浸润、增厚时用焦油类糊剂或糖皮质激素软膏或霜剂,有感染时加入抗生素如新霉素、杆菌肽等。

三、中成药应用

(一)基本病机

中医认为接触性皮炎的发病由于禀赋不耐,皮毛腠理不密,毒邪侵入皮肤,郁而化热,邪热与气血相搏,发于肌肤所致。

(二)辨证分型使用中成药

接触性皮炎常用中成药见表15。

表15 接触性皮炎常用中成药一览表

证型	常用中成药
热毒湿蕴证	裸花紫珠片、连翘败毒片、龙胆泻肝丸
血虚风燥证	消银颗粒、消风止痒颗粒、当归苦参丸

1. 热毒湿蕴证

〔证候〕**主症**:起病急,皮损鲜红肿胀,上有水疱或大疱,破裂渗液糜烂;**次症**:自觉灼热瘙痒,伴发热口渴,大便秘结,小便黄赤;**舌脉**:舌质红,苔微黄,脉弦滑数。

〔治法〕清热祛湿,凉血解毒。

〔方药〕化斑解毒汤合龙胆泻肝汤加减。

〔中成药〕(1)裸花紫珠片[药典](由裸花紫珠浸膏组成)。功能主治:清热解毒,收敛止血。用于血热毒盛所致的呼吸道、消化道出血及细菌感染性炎症。用法用量:口服。1次2片,1日3次。

(2)连翘败毒片[药典](由大黄、连翘、金银花、紫花地丁、蒲公英、栀子、白芷、黄芩、赤芍、浙贝母、玄参、桔梗、木通、防风、白鲜皮、甘草、天花粉、蝉蜕组成)。功能主治:清热解毒,消肿止痛。用于疮疖溃烂,灼热发烧,流脓流水,丹毒疮疹,疥癣痛痒。用法用量:口服,1次4片,1日2次。

(3)龙胆泻肝丸[药典](由龙胆、柴胡、黄芩、炒栀子、泽泻、川木通、盐车前子、酒当归、地黄、炙甘草组成)。功能主治:清肝胆,利湿热。用于肝胆湿热,头晕目赤,耳鸣耳聋,耳肿疼痛,胁痛口苦,尿赤涩痛,湿热带下。用法用量:口服。1次3~6g,1日2次。

2. 血虚风燥证

〔证候〕**主症**:病情反复,皮肤肥厚干燥,脱屑或苔藓样变;**次症**:瘙痒剧烈,有抓痕及血痂;**舌脉**:舌质淡红,苔薄,脉弦细数。

〔**治法**〕清热祛风,养血润燥。

〔**方药**〕消风散合当归饮子加减。

〔**中成药**〕(1)消银颗粒^(药典)(由地黄、牡丹皮、赤芍、当归、苦参、金银花、玄参、牛蒡子、蝉蜕、白鲜皮、大青叶、红花、防风组成)。功能主治:清热凉血,养血润肤,祛风止痒。用于血热风燥型白疕和血虚风燥型白疕,症见皮疹为点滴状,基底鲜红色、表面覆有银白色鳞屑,或皮疹表面覆有较厚的银白色鳞屑,较干燥,基底淡红色,瘙痒较甚。用法用量:开水冲服。1次3.5g,1日3次。

(2)消风止痒颗粒^(药典)[由防风、蝉蜕、地骨皮、苍术(炒)、亚麻子、当归、地黄、木通、荆芥、石膏、甘草组成]。功能主治:消风清热,除湿止痒。用于风湿热邪蕴阻肌肤所致的湿疮、风瘙痒、小儿瘾疹,症见皮肤丘疹、水疱、抓痕、血痂,或见梭形或纺锤形水肿性风团、中央出现小水疱、瘙痒剧烈;丘疹样荨麻疹、湿疹及皮肤瘙痒症见上述证候者。用法用量:口服,1岁以内1日1袋,1~4岁1日2袋,5~9岁1日3袋,10~14岁1日4袋,15岁以上1日6袋。分2~3次服用。

(3)当归苦参丸^(药典)(由当归、苦参组成)。功能主治:活血化瘀,燥湿清热。用于湿热瘀阻所致的粉刺、酒皶,症见颜面、胸背粉刺疙瘩,皮肤红赤发热,或伴脓头、硬结、酒渣鼻、鼻赤。用法用量:口服,1次1丸,1日2次。

(三) 外治法

1. 康复新液^(医保目录)

〔**组成**〕美洲大蠊干燥虫体提取物。

〔**功效**〕通利血脉,养阴生肌。

〔**主治**〕用于金疮、外伤、溃疡、瘘管、烧伤、烫伤、褥疮之创面等。

〔**用法**〕外用。用医用纱布浸透药液后敷皮损处,对深部创面需清创后,再用本品冲洗,并用浸透本品的纱布填塞。

〔**注意事项**〕①使用纱布覆盖或浸渗药液时,所用纱布均应采用灭菌医用纱布。条件不具备时,应将纱布用消毒器高压灭菌后使用。②在使用本品前,应将创面先用生理盐水、过氧化氢溶液或抗生素类药液清创消毒干净后再使用。③创面较大时,应结合用抗生素治疗。④本品可直接向创面滴用,再用医用纱布覆盖,也可以将药液浸湿纱布敷用,应根据患者病情决定。如窦道、瘘管、褥疮创面较大时,用浸湿药液的含药纱布塞进其内,每天换药1次为宜,当创面逐渐缩小时,不宜再用纱布时,可将本品拧去外盖,直接将药液滴入创洞中。⑤大面积烧伤,烫伤以浸透药液纱布覆盖为宜,换药时患者略有疼痛,属正常。⑥使用后应将瓶盖及时盖紧,谨防污染。⑦孕妇禁用,过敏体质者慎用。

2. 湿润烧伤膏^(药典)

〔**组成**〕黄连、黄柏、黄芩、地龙、罂粟壳、芝麻油、蜂蜡。

〔**功效**〕清热解毒,止痛,生肌。

〔**主治**〕用于各种烧、烫、灼伤。

〔**用法**〕外用。涂敷创面 0.5~2mm 厚,视具体情况 1 日 4~6 次,换药前,须将残留在创面上的药物及液化物拭去,暴露创面用药。

〔**注意事项**〕①对由烧伤创面引起的全身性疾病,必须在医生指导下使用。②注意创面的引流通畅,保持创面的干燥。③如创面发生湿疹应停药,对症处理。④本品不可内服。⑤不可久用。⑥夏季高温或者反复挤压、碰撞会使该膏体变稀,并不影响药效。

3. 复方黄柏液^(药典)

〔**组成**〕连翘、黄柏、金银花、蒲公英、蜈蚣。

〔**功效**〕清热解毒,消肿祛腐。

〔**主治**〕用于疮疡溃后,伤口感染,属阳证者。

〔**用法**〕外用。用浸泡纱布条外敷于感染伤口内,或破溃的脓疡内。若溃疡较深,可用直径 0.5~1.0cm 的无菌胶管,插入溃疡深部,以注射器抽取本品进行冲洗。用量一般 10~20ml,1 日 1 次。或遵医嘱。

〔**注意事项**〕①本品供外用,不可内服;②使用本品前应注意按常规换药法清洁或清创病灶;③开瓶后,不宜久存,并在冷处(2~10℃)密闭保存;④孕妇慎用;⑤本品性状发生改变时禁止使用;⑥对本品过敏者禁用,过敏体质者慎用;⑦如正在使用其他药品,使用本品前请咨询医师或药师;⑧请将本品放在儿童不能接触到的地方。

四、单验方

1. 方佩影(上海中医药大学附属岳阳医院)验方——祛风止痒汤　组成:地骨皮 30g,桑白皮、泽泻、白茅根、绿豆衣各 12g,黄芩、桑叶各 9g,生甘草 6g。功效:祛风止痒,清热解毒。

2. 陈方林(大足县中医院)验方——加味三仁汤　组成:杏仁、薏苡仁、半夏各 15g,白蔻仁、厚朴、竹叶、汉防己、紫草皮各 10g,通草 5g,茵陈、土茯苓各 20g,滑石 30g。用法:水煎服,1 日 1 剂,5 日为一疗程。功效:清热利湿。

3. 马林(黑龙江省中医研究院)验方——丹萍皮炎丸　组成:生地黄、牡丹皮、赤芍、黄连、夏枯草、蝉蜕等。功效:清热凉血,疏风止痒。

4. 新鲜芦荟适量。用法:根据创面的大小取新鲜芦荟(比创面大2cm左右)洗净擦干,用无菌刀片将其从中间剖开,取其内面备用。创面用0.5%聚维酮碘进行清洗,存在水疱者先用0.5%聚维酮碘进行消毒,然后用1ml无菌注射器在水疱下方穿刺,抽吸水疱内液体,直到水疱干瘪,水疱穿刺后创面用0.5%聚维酮碘进行消毒,清洗后用新鲜芦荟叶片外敷创面,外面覆盖纱布并固定,1日3次。对芦荟过敏者慎用。

第二节 湿疹

湿疹皮炎类皮肤疾患是皮肤科的常见病,根据国际疾病分类(ICD)-10,其中包含了20多种疾病。临床上,凡是具备了瘙痒、红斑、丘疹、丘疱疹、水疱、糜烂、渗液、脱屑、苔藓样变、肥厚、皲裂等特点,有渗出及融合倾向的皮疹,均可先拟诊为湿疹。随着病情的发展或者是对疾病认识的深入,最终将某些"湿疹"诊断为某一特定的皮炎。在临床工作中,对于具备湿疹皮炎临床特征,又不能明确病因的患者(即ICD-10中诊断为非特异性皮炎),根据我国国情,临床上仍习惯地诊断为"湿疹"。湿疹是病因不明,可能由多种内外因素引起的具有明显渗出倾向的炎症性皮肤病,伴有明显瘙痒,易复发,不仅严重影响患者的生活质量,还给患者的心理和精神层面带来很大的压力与困扰。湿疹在我国一般人群中患病率约为7.5%,美国为10.7%。

湿疹中医称之为"湿疮",历代中医文献根据其发病部位、发病特点及形态有不同的名称,如"浸淫疮""月蚀疮""湿毒疮""血风疮""乳头风""肾囊风""四弯风""胎敛疮""恋眉疮""脐疮""鼻蜃疮""纽扣风""湿癣""干癣"等。

一、诊断要点

按临床特点分为分类性湿疹及未分类性湿疹两类,前者具备相对特异性临床特征,临床上可以进行分类诊断,包括接触性皮炎、特应性皮炎、淤积性皮炎、乏脂性湿疹、脂溢性皮炎等;后者具备湿疹的临床特点,但不能进行分类,常根据部位、形状命名,包括外耳湿疹、乳房湿疹、足部湿疹及阴囊湿疹、钱币状湿疹等。根据病程和皮损特点可将其分为急性、亚急性和慢性湿疹3期,每一个阶段代表了炎症动态演变过程中的不同时期。从临床上看,湿疹可以从任何一个阶段开始发病并向其他阶段演变。

（一）症状

1. 临床表现　以多形性皮损、对称分布、易于渗出、自觉瘙痒、反复发作、易成慢性为临床特征。可发于任何年龄、性别和季节,而以先天禀赋不耐者为多。

（1）急性期:可发生在体表任何部位,皮肤损害呈多形性。在红斑、水肿基础上出粟粒大丘疹、水疱、丘疱疹、糜烂及渗出,病变中心往往较重,而逐渐向周围蔓延,外围又有散在丘疹、丘疱疹,故境界不清。

（2）亚急性期:由急性期炎症减轻后,或未及时适当处理,致病程迁延所致。红肿和渗出减轻,糜烂面结痂、脱屑。

（3）慢性湿疹:可由急性、亚急性湿疹反复发作不愈转为慢性湿疹,亦可一开始即呈现慢性炎症。皮损多局限于某一部位,境界清楚,主要表现为粗糙肥厚、苔藓样变,可伴有色素改变,手足部湿疹可伴发甲改变。

2. 自觉症状　自觉瘙痒剧烈,伴有灼热感,饮酒、搔抓、热水烫洗等均可使瘙痒加重。

3. 其他　尚有其他特殊类型的湿疹,需依据其特殊的临床特点诊断。

（二）体征

主要包括皮损的形状、分布、数量、边界、面积大小、分期及渗出物的颜色、质、量及浸润、肥厚的程度。

（三）辅助检查

主要用于鉴别诊断和筛查可能病因,可进行以下辅助检查:血常规检查、变应原筛查、斑贴试验、真菌检查、疥虫检查、血清免疫球蛋白检测及皮损细菌培养,必要时可进行皮肤组织病理学检查。

（四）鉴别诊断

1. 应与其他各类病因和临床表现特异的皮炎相鉴别,如特应性皮炎、接触性皮炎、脂溢性皮炎、淤积性皮炎、神经性皮炎等。湿疹可作为病因不明确时的暂时概念,一旦明确病因,就应将其定义为某种皮炎。

2. 应与类似湿疹表现的疾病相鉴别,如浅部真菌病、疥疮、多形性日光疹、嗜酸性粒细胞增多综合征、培拉格病和皮肤淋巴瘤等。

3. 应与少见的具有湿疹样皮损的先天性疾病相鉴别,如 Wiskott-Aldrich 综合征(威斯科特 - 奥尔德里奇综合征)、选择性 IgA 缺乏症、高 IgE 复发感染综合征等。

二、西医治疗要点

（一）一般治疗

由于湿疹皮炎的原因较复杂,临床形态和部位又各有其特点,故该类疾病的治疗大多为对症治疗,以寻找和去除诱发或加重因素,尽快减轻症状,延缓病情发展,恢复或加强皮肤屏障功能,改善和提高患者生活质量为主要目的。包括尽可能寻找该病发生的原因,避免各种外界刺激,避免易致敏和有刺激性的食物,对患者详细交代防护要点及用药指导,树立正确的疾病调护意识。

（二）西药治疗

1. 系统治疗

（1）抗组胺药及肥大细胞膜稳定剂:如西替利嗪、左西替利嗪、氯雷他定、酮替芬等,临床应用最广,多数学者认为有效。

（2）抗生素:对于伴有广泛细菌感染者,建议系统应用抗生素 7~10 日。

（3）维生素 C、葡萄糖酸钙及硫代硫酸钠:有一定抗过敏作用,可以用于急性发作或红斑瘙痒明显者,但缺乏循证医学证据。

（4）糖皮质激素:一般不主张常规使用,应严格掌握适应证。对严重水肿、泛发性皮疹为迅速控制症状可短期应用。但由于其可能出现的"反跳"及长期应用的不良反应,应慎用。

（5）免疫抑制剂:限于其他疗法无效、有激素应用禁忌证的重症患者,推荐使用环孢素。

（6）免疫调节剂:如免疫核糖核酸、转移因子、胸腺肽等,但无治疗该类疾病的适应证,也缺乏足够的循证医学证据证明其有效。

（7）其他:如沙利度胺、利多卡因;氯喹、羟氯喹;B 族维生素、阿维 A 等。

2. 局部治疗

（1）糖皮质激素:为局部治疗湿疹皮炎的一线用药,有强大的抗感染、免疫抑制等多种生物学效应。初始治疗应根据皮损的性质选择不同强度和剂型用药。

（2）钙调神经磷酸酶抑制剂:如他克莫司软膏、吡美莫司乳膏,对湿疹皮炎有治疗作用,且无糖皮质激素的副反应。尤其适合头面部及间擦部位的治疗。

（3）抗菌药物:由于细菌或真菌可通过产生超抗原的作用,诱发或加重皮炎或湿疹,在外用糖皮质激素的同时加用抗菌药物可有利于加快控制炎症。

（4）其他：焦油类、止痒剂、润肤剂、非甾体抗炎药外用制剂等，可根据情况选择应用。

（三）物理治疗

有紫外线疗法、激光治疗及生物共振治疗等。

三、中成药应用

（一）基本病机

中医学认为本病乃因禀赋不耐，风、湿、热邪客于肌肤而成。或因脾失健运，或营血不足，湿热稽留，以致血虚风燥，风燥湿热郁结，肌肤失养所致。

（二）辨证分型使用中成药

湿疹常用中成药见表16。

表16　湿疹常用中成药一览表

证型	常用中成药
风热蕴肤证	消风止痒颗粒、防风通圣颗粒、荨麻疹丸
湿热浸淫证	龙胆泻肝丸、金蝉止痒胶囊、疗癣卡西甫丸
脾虚湿蕴证	参苓白术丸、玉屏风颗粒、启脾丸
血虚风燥证	润燥止痒胶囊、湿毒清胶囊、乌蛇止痒丸

1. 风热蕴肤证

〔**证候**〕**主症**：常见于急性湿疹初发者或慢性湿疹急性发作。病变进展快，皮损以红色丘疹为主，可见鳞屑、结痂，渗出不明显，皮肤灼热，瘙痒剧烈；**次症**：可伴有发热，口渴；**舌脉**：舌边尖红或舌质红，苔薄黄，脉浮。

〔**治法**〕疏风清热止痒。

〔**方药**〕消风散加减。

〔**中成药**〕（1）消风止痒颗粒^{（专家共识）}（由防风、蝉蜕、地骨皮、炒苍术、亚麻子、当归、地黄、木通、荆芥、石膏、甘草组成）。功能主治：清热除湿，消风止痒。用于风湿热邪蕴阻肌肤所致的湿疮、风瘙痒、小儿瘾疹，症见皮肤丘疹、水疱、抓痕、血痂，或见梭形或纺锤形水肿性风团，中央出现小水疱，瘙痒剧烈；丘疹样荨麻疹、湿疹及皮肤瘙痒症见上述证候者。用法用量：口服，1岁以内1日1袋，1~4岁1日2袋，5~9岁1日3袋，10~14岁1日4袋，15岁以上1日6袋。分2~3次服用。

（2）防风通圣颗粒^{（专家共识）}（由防风、荆芥穗、薄荷、麻黄、大黄、芒硝、栀子、滑石、桔梗、石膏、川芎、当归、白芍、黄芩、连翘、甘草、炒白术组成)。功能主治:解表通里,清热解毒。用于外寒内热,表里俱实,恶寒壮热,头痛咽干,小便短赤,大便秘结,风疹湿疮。用法用量:口服,1次3g,1日2次。

(3)荨麻疹丸^(其他)(由白芷、防风、白鲜皮、薄荷、川芎、三棵针、赤芍、威灵仙、土茯苓、荆芥、亚麻籽、黄芩、升麻、苦参、红花、何首乌、炒蒺藜、菊花、当归组成)。功能主治:清热祛风,除湿止痒。用于风、湿、热而致的荨麻疹、湿疹、皮肤瘙痒。用法用量:开水冲服,1次10g(1袋),1日2次。

2. 湿热浸淫证

〔证候〕**主症**:常见于急性湿疹。急性病程,皮损潮红,多见丘疹、丘疱疹、水疱,皮肤灼热,瘙痒剧烈,抓破后糜烂、渗出;**次症**:可伴有心烦、口渴,小便黄,大便干;**舌脉**:舌质红,苔黄腻,脉滑。

〔治法〕清热燥湿止痒。

〔方药〕龙胆泻肝汤加减。

〔**中成药**〕(1)龙胆泻肝丸^(专家共识)(由龙胆、柴胡、黄芩、炒栀子、泽泻、川木通、盐车前子、酒当归、地黄、炙甘草组成)。功能主治:清肝胆,利湿热。用于肝胆湿热所致的头晕目赤,耳鸣耳聋,耳部疼痛,胁痛口苦,尿赤涩痛,湿热带下。用法用量:口服,大蜜丸1次1~2丸,水丸1次3~6g,1日2次。

(2)金蝉止痒胶囊^(医保目录)(由金银花、栀子、黄芩、苦参、黄柏、龙胆、白芷、白鲜皮、蛇床子、蝉蜕、连翘、地肤子、地黄、青蒿、广藿香、甘草组成)。功能主治:清热解毒,燥湿止痒。用于湿热内蕴所引起的丘疹性荨麻疹,夏季皮炎等皮肤瘙痒症状。用法用量:口服,1次6粒,1日3次,饭后服用。

(3)疗癣卡西甫丸^(专家共识)(由黄连、欧菝葜根、白芝麻、菝葜组成)。功能主治:清除碱性异常黏液质,燥湿,止痒。用于肌肤瘙痒、体癣、牛皮癣等。用法用量:口服,1次10g,1日2次。

3. 脾虚湿蕴证

〔证候〕**主症**:常见于亚急性湿疹。皮损以丘疹或丘疱疹为主,色暗或有鳞屑,少许渗出,瘙痒;**次症**:可伴有食少乏力,腹胀便溏,小便清长或微黄;**舌脉**:舌淡胖,苔薄白或腻,脉濡。

〔治法〕健脾利湿止痒。

〔方药〕除湿胃苓汤加减。

〔**中成药**〕(1)参苓白术丸^(专家共识)(由人参、茯苓、炒白术、山药、炒白扁豆、莲子、炒薏苡仁、砂仁、桔梗、甘草组成)。功能主治:补脾胃,益肺气。用于脾胃虚弱,食少便溏,气短咳嗽,肢倦乏力。用法用量:口服,1次6g,1日3次。

（2）玉屏风颗粒^(药典)（由防风、黄芪、炒白术组成）。功能主治：益气，固表，止汗。用于表虚不固，自汗恶风，面色㿠白，或体虚易感风邪者。用法用量：开水冲服，1次5g，1日3次

（3）启脾丸^(药典)（由人参、炒白术、茯苓、甘草、陈皮、山药、炒莲子、炒山楂、炒六神曲、炒麦芽、泽泻组成）。功能主治：健脾和胃。用于脾胃虚弱，消化不良，腹胀便溏。用法用量：口服，1次3g，1日2~3次。3岁以内儿童酌减。

4. 血虚风燥证

〔证候〕主症：常见于慢性湿疹。皮损干燥脱屑，粗糙肥厚，苔藓样变，抓痕，瘙痒严重；次症：可伴有口干，大便干，或手足心热；舌脉：舌红，苔少或花剥，脉细。

〔治法〕滋阴养血，润燥止痒。

〔方药〕凉血四物汤加减。

〔中成药〕（1）润燥止痒胶囊^(专家共识)（由何首乌、制何首乌、生地黄、桑叶、苦参、红活麻组成）。功能主治：养血滋阴，祛风止痒，润肠通便。用于血虚风燥所致的皮肤瘙痒、痤疮、便秘。用法用量：口服，1次4粒，1日3次。2周为一疗程。

（2）湿毒清胶囊^(药典)（由地黄、当归、丹参、蝉蜕、苦参、白鲜皮、甘草、黄芩、土茯苓组成）。功能主治：养血润燥，祛风止痒。用于血虚风燥所致的风瘙痒，症见皮肤干燥、脱屑、瘙痒，伴有抓痕、血痂、色素沉着；皮肤瘙痒。用法用量：口服，1次3~4粒，1日3次。

（3）乌蛇止痒丸^(药典)〔由乌梢蛇（白酒炙）、防风、蛇床子、苦参、关黄柏、苍术（泡）、红参须、牡丹皮、蛇胆汁、人工牛黄、当归组成〕。功能主治：养血祛风，燥湿止痒。用于风湿热邪蕴于肌肤所致的瘾疹、风瘙痒，症见皮肤风团色红、时隐时现、瘙痒难忍，或皮肤瘙痒不止、皮肤干燥、无原发皮疹；慢性荨麻疹、皮肤瘙痒症见上述证候者。用法用量：口服，1次2.5g，1日3次。

（三）外治法

1. 青鹏软膏^(专家共识)

〔组成〕棘豆、亚大黄、铁棒锤、诃子（去核）、毛诃子、余甘子、安息香、宽筋藤、人工麝香。

〔功效〕活血化瘀，消肿止痛。

〔主治〕用于风湿性关节炎、类风湿关节炎、骨关节炎、痛风、急性或慢性扭挫伤、肩周炎引起的关节、肌肉肿胀疼痛及皮肤瘙痒、湿疹。

〔用法〕外用。涂抹于患处，1日2次。

〔**注意事项**〕①请勿口服,放在儿童触及不到之处;②破损皮肤禁用;③孕妇禁用。

2. 除湿止痒软膏^(医保目录)

〔**组成**〕蛇床子、黄连、黄柏、白鲜皮、苦参、虎杖、紫花地丁、地肤子、萹蓄、茵陈、苍术、花椒、冰片。

〔**功效**〕清热除湿,祛风止痒。

〔**主治**〕用于急性、亚急性湿疹证属湿热或湿阻型的辅助治疗。

〔**用法**〕外用。涂抹于患处,1日3~4次。

〔**注意事项**〕①本品为外用药,禁止内服;②切勿接触眼睛、口腔等黏膜处,皮肤破溃处禁用;③用药期间不宜同时服用温热性药物或使用其他外用药类;④本品仅为急性、亚急性湿疹证属湿热或湿阻型的辅助治疗药品,应在医生确诊后使用;⑤第1次使用本品前应咨询医生,治疗期间应定期到医院检查;⑥儿童应在医师指导下使用;⑦用药7日症状无缓解,应去医院就诊;⑧对本品过敏者禁用,过敏体质者慎用;⑨本品性状发生改变时禁止使用;⑩儿童必须在成人监护下使用;⑪请将本品放在儿童不能接触到的地方;⑫如正在使用其他药品,使用本品前请咨询医师或药师。

3. 消炎癣湿药膏^(专家共识)

〔**组成**〕升药底、蛇床子、升华硫、樟脑、冰片、苯酚。

〔**功效**〕杀菌,收湿,止痒。

〔**主治**〕用于头癣、体癣、足癣、慢性湿疹、滋水瘙痒和疥疮等。

〔**用法**〕外用。洗净,涂抹于患处,1日数次。

〔**注意事项**〕①本品仅供外用,不得口服;②本品含毒性药,不宜大面积使用。

4. 丹皮酚软膏^(专家共识)

〔**组成**〕丹皮酚、丁香油。

〔**功效**〕消炎止痒。

〔**主治**〕用于各种湿疹、皮炎、皮肤瘙痒、蚊臭虫叮咬等各种皮肤疾患,对过敏性鼻炎和防治感冒也有一定效果。

〔**用法**〕外用。涂敷患处,1日2~3次;防治感冒可涂鼻下上唇处,鼻炎涂鼻腔内。

〔**注意事项**〕①本品为外用药,禁止内服。②孕妇及过敏体质者慎用。③产品性状发生改变时禁止使用。④患处忌同时使用油脂类物质及护肤品。⑤部位如有烧灼感、瘙痒、红肿等应停止用药,以清水洗净,必要时向医师咨询。⑥因糖尿病、肾病、肝病、肿瘤等疾病引起的皮肤瘙痒,不属本品适用范围。⑦孕妇慎用,儿童、哺乳期妇女、老年患者应在医师指导下使用。⑧用药7日症状无缓解,应去医院就诊。⑨本品性状发生改变时禁止使用。⑩儿童必须在成人监护下使用。⑪请将本品放在儿童不能接触到的地方。⑫如正在使用其他药品,使用本品前请咨询医师或药师。

5. 蜈黛软膏^(专家共识)

〔组成〕蜈蚣、硫黄、浙贝母、黄柏、五倍子、荆芥、蛇床子、白矾、青黛、山慈菇、冰片、莪术。

〔功效〕清热燥湿,祛风止痒。

〔主治〕用于风湿热邪所致的亚急性、慢性湿疹的辅助治疗。

〔用法〕外用。洗净患处,涂上一薄层,然后反复按擦数次,使药物充分沾在皮肤上,1日2次。

〔注意事项〕①在医师的指导下使用;②局部皮肤糜烂、红肿、灼热、疼痛及渗出严重者慎用。

6. 肤舒止痒膏^(专家共识)

〔组成〕苦参、土茯苓、淫羊藿、人参、天冬、麦冬、玉竹、黑芝麻、冰片。

〔功效〕清热燥湿,养血止痒。

〔主治〕用于血热风燥所致的皮肤瘙痒。

〔用法〕外用。取本品5~10g,于湿毛巾上抹擦皮肤,揉摩5~10分钟,用清水冲净即可,1日1次。

〔注意事项〕①本品为外用药,禁止内服。②忌烟酒、辛辣、油腻及腥发食物。③切勿接触眼睛、口腔等黏膜处。皮肤破溃处禁用。④患处不宜用热水烫洗。⑤孕妇慎用。⑥因糖尿病、肾病、肝病、肿瘤等疾病引起的皮肤瘙痒,不属本品适用范围。⑦用药7日症状无缓解,应去医院就诊。⑧对本品及乙醇过敏者禁用,过敏体质者慎用。⑨本品性状发生改变时禁止使用。⑩儿童必须在成人监护下使用。⑪请将本品放在儿童不能接触到的地方。⑫如正在使用其他药品,使用本品前请咨询医师或药师。

四、单验方

1. 张志礼(北京中医医院)验方——石蓝草煎剂　组成:生石膏30g、板蓝根30g、车前草30g、生地黄30g、马齿苋30g、六一散各30g、龙胆8g、黄芩8g、牡丹皮15g、赤芍15g。功效:清热除湿,凉血解毒。用于急性湿疹。

2. 顾乃芳(上海市中医医院)验方——除湿方　组成:生地黄15g、赤芍

15g、牡丹皮 6g、蝉蜕 6g、苍耳子 10g、苦参 10g、制僵蚕 12g、地肤子 12g、徐长卿 30g。功效：凉血祛风，清热利湿。用于湿疹。

3. 虎耳草 15g。用法：将鲜品切碎加水适量煎煮，取药汁擦洗患处，1 日 3 次。

4. 生蒲黄粉适量。用法：生蒲黄过筛，筛去杂质，研粉，将蒲黄粉直接撒在患处，渗液湿透药粉时，再继续撒药。再用药时，不要将原来易干燥的药粉去掉。

5. 黄柏适量。用法：将适量黄柏研末，放在麻油内，用火熬焦。用该药油外涂患处，1 日 2~3 次。

第三节　婴儿湿疹

婴儿湿疹是由多种内外因素引起的过敏性皮肤炎症，为婴儿时期最常见的皮肤病之一。皮损为以红斑为基础的丘疹、丘疱疹、水疱等多形性损害，有渗出倾向，反复发作，急、慢性期重叠交替，伴剧烈瘙痒，病因常难以确定。本病发病无明显季节性，但冬季常易复发，可泛发或局限，由于病变在表皮，愈后一般不留瘢痕。

本病属于中医的"奶癣""胎敛疮"等范畴。

一、诊断要点

皮损好发于颜面，多自两颊开始，渐侵至额部、眉间、头皮，反复发作，严重者可侵延至颈部、肩胛部，甚至遍及全身。

（一）症状

1. 临床表现　皮损形态多样，分布大多对称，时轻时重。病轻者仅有淡红的斑片，伴有少量的丘疹、小水疱和小片糜烂流滋；病重者红斑鲜艳，水疱多，以糜烂流滋为主。转为亚急性者水疱减少，暗红色斑片，丘疹稀疏，附有鳞屑。临床上根据发病年龄及皮损特点分为以下三型：

（1）脂溢型：多见于 1~2 个月婴儿。皮损在前额、面颊、眉周围，呈小片红斑，上附黄色鳞屑，颈部、腋下、腹股沟常有轻度糜烂。停乳后可痊愈。

（2）湿型（渗出型）：多见于饮食无度、消化不良、外形肥胖、3~6 个月的婴儿。皮损有红斑、丘疹、水疱、糜烂、流滋。易继发感染而有发热、纳呆、吵闹、臖核肿大等症状。

（3）干型（干燥型）：多发生于营养不良而瘦弱或皮肤干燥的 1 岁以上幼儿。皮损潮红、干燥、脱屑，或有丘疹和片状浸润，常反复发作，迁延难愈。

2. 自觉症状　因剧痒患儿常用手搔抓，烦躁，哭闹不安，常影响健康和睡眠。

3. 其他　本病常因皮肤破损而继发感染，引起附近臖核肿痛，伴有发热、食欲减退、便干溲赤等全身症状。

（二）体征

皮损形态多样，分布大多对称，时轻时重。病轻者仅有淡红的斑片，伴有少量的丘疹、小水疱和小片糜烂流滋；病重者红斑鲜艳，水疱多，以糜烂流滋为主。

（三）辅助检查

实验室检查一般无特异性表现，血液中嗜酸性粒细胞可能增加。

（四）鉴别诊断

本病根据发病年龄和典型临床表现，一般不难确诊。可与婴儿期特应性皮炎、接触性皮炎、皮肤念珠菌病等进行鉴别。

二、西医治疗要点

（一）预防

母乳喂养可以防止由牛奶喂养引起异体蛋白过敏所致的湿疹。

（二）西药治疗

面积较小的皮损可外用中效或弱效的糖皮质激素软膏；脂溢性湿疹的痂可外用植物油软化后去除。

三、中成药应用

（一）基本病机

中医认为本病由于禀性不耐，脾胃运化失职，内有胎火湿热，外受风湿热邪，两者蕴阻肌肤而成；或因消化不良、食物过敏、衣物摩擦、肥皂水洗涤刺激等而诱发。

（二）辨证分型使用中成药

婴儿湿疹常用中成药见表 17。

表 17 婴儿湿疹常用中成药一览表

证型	常用中成药
胎火湿热证	消风止痒颗粒、当归苦参丸
脾虚湿蕴证	参苓白术丸、启脾丸、四君子丸

1. 胎火湿热证

〔**证候**〕**主症**:皮肤潮红,红斑水疱,抓痒流滋;**次症**:甚则黄水淋漓、糜烂,结黄色痂皮,大便干,小便黄赤;**舌脉**:苔黄腻,脉滑数。

〔**治法**〕凉血清火,利湿止痒。

〔**方药**〕消风导赤汤加减。

〔**中成药**〕(1) 消风止痒颗粒[药典][由防风、蝉蜕、地骨皮、苍术(炒)、亚麻子、当归、地黄、木通、荆芥、石膏、甘草组成]。功能主治:清热除湿,消风止痒。用于风湿热邪蕴阻肌肤所致的湿疮、风瘙痒、小儿瘾疹,症见皮肤丘疹、水疱、抓痕、血痂,或见梭形或纺锤形水肿性风团、中央出现小水疱、瘙痒剧烈;丘疹样荨麻疹、湿疹及皮肤瘙痒症见上述证候者。用法用量:口服,1 岁以内 1 日 1 袋;1~4 岁 1 日 2 袋。分 2~3 次服用。

(2) 当归苦参丸[药典](由当归、苦参组成)。功能主治:活血化瘀,燥湿清热。用于湿热瘀阻所致的粉刺,酒齄,症见颜面、胸背粉刺疙瘩,皮肤红赤发热,或伴脓头、硬结、酒渣鼻、鼻赤。用法用量:口服,1 次 1 丸,1 日 2 次。儿童酌减,遵医嘱服用。

2. 脾虚湿蕴证

〔**证候**〕**主症**:初起皮肤暗淡,继而出现成片水疱,瘙痒,抓破后结痂;**次症**:患儿多有消化不良,大便稀溏或完谷不化;**舌脉**:舌淡,苔白或白腻,脉缓。

〔**治法**〕健脾利湿。

〔**方药**〕小儿化湿汤加土茯苓、鱼腥草。

〔**中成药**〕(1) 参苓白术丸[药典](由人参、茯苓、炒白术、山药、炒白扁豆、莲子、炒薏苡仁、砂仁、桔梗、甘草组成)。功能主治:补脾胃,益肺气。用于脾胃虚弱,食少便溏,气短咳嗽,肢倦乏力。用法用量:口服,1 次 6g,1 日 3 次。儿童酌减,遵医嘱服用。

(2) 启脾丸[药典](由人参、炒白术、茯苓、甘草、陈皮、山药、炒莲子、炒山楂、炒六神曲、炒麦芽、泽泻组成)。功能主治:健脾和胃。用于脾胃虚弱,消化不良,腹胀便溏。用法用量:口服,1 次 3g,1 日 2~3 次。3 岁以内儿童酌减。

(3) 四君子丸[药典](由党参、炒白术、茯苓、大枣、生姜、炙甘草组成)。功能主治:益气健脾。用于脾胃气虚,胃纳不佳,食少便溏。用法用量:口服,用量根据婴儿体重及年龄大小,遵医嘱服用。

（三）外治法

1. 儿肤康搽剂^(指南推荐)

〔**组成**〕芦荟、苦参、白芷、白鲜皮、苍耳子、地肤子、黄柏、艾叶、石菖蒲、当归、皂荚。

〔**功效**〕清热除湿,祛风止痒。

〔**主治**〕用于儿童湿疹、热痱、荨麻疹,证属实热证或风热证的辅助治疗。

〔**用法**〕外用。每次取本品约30ml,涂擦患处,轻揉2~3分钟,用温水冲洗干净,1日2~3次。

〔**注意事项**〕①本品仅供外用,切忌入口。②孕妇禁用。

2. 除湿止痒软膏^(医保目录)

〔**组成**〕蛇床子、黄连、黄柏、白鲜皮、苦参、虎杖、紫花地丁、地肤子、萹蓄、茵陈、苍术、花椒、冰片。

〔**功效**〕清热除湿,祛风止痒。

〔**主治**〕用于急性、亚急性湿疹证属湿热或湿阻型的辅助治疗。

〔**用法**〕外用。1日3~4次,涂抹患处。

〔**注意事项**〕①本品为外用药,禁止内服;②切勿接触眼睛、口腔等黏膜处,皮肤破溃处禁用;③用药期间不宜同时服用温热性药物或使用其他外用药类;④本品仅为急性、亚急性湿疹证属湿热或湿阻型的辅助治疗药品,应在医生确诊后使用;⑤第1次使用本品前应咨询医生,治疗期间应定期到医院检查;⑥儿童应在医师指导下使用;⑦用药7日症状无缓解,应去医院就诊;⑧对本品过敏者禁用,过敏体质者慎用;⑨本品性状发生改变时禁止使用;⑩儿童必须在成人监护下使用;⑪请将本品放在儿童不能接触到的地方;⑫如正在使用其他药品,使用本品前请咨询医师或药师。

四、单验方

1. 成都市第二人民医院皮肤科验方——脱敏凉血汤　组成:生地黄10g,赤芍10g,紫草6g,黄柏6g,金银花10g,茯苓10g,防风10g,牡丹皮10g,野菊花10g,滑石10g,白鲜皮10g,甘草3g。用法:1日1剂,连续20日,1日3次,每次50~100ml。功效:渗湿健脾,凉血清热,祛风止痒。用于婴儿湿疹。

2. 孙晓静(威海市立医院皮肤科)验方——湿疹1号　组成:徐长卿15g,黄柏15g,生百部15g,甘草5g,蒲公英1把。用法:水煎,煮沸10分钟后,取汁

350ml 外洗,1 日 1 次。功效:清热燥湿,祛风止痒。

3. 黄明志(河南中医药大学第一附属医院)验方——清火除湿散风汤

组成:金银花 10~20g,菊花 10~15g,茯苓 15~30g,薏苡仁 30~60g,赤小豆 30~60g,羚羊角 0.5~1g,滑石 15~30g,甘草 6g。用法:水煎服,1 日 1 剂。功效:清心火,除脾湿,散肺风。用于婴儿湿疹。

第四节 特应性皮炎

特应性皮炎是一种慢性、复发性、炎症性皮肤病,患者往往有剧烈瘙痒,严重影响生活质量。本病通常初发于婴儿期,1 岁前发病者约占全部患者的50%,该病呈慢性经过,部分患者病情可以迁延到成年,但也有成年发病者。本病在发达国家儿童中患病率可高达 10%~20%。在我国,20 年来特应性皮炎的患病率也在逐步上升,1998 年学龄期青少年(6~20 岁)的总患病率为 0.70%,2002 年 10 城市学龄前儿童(1~7 岁)的患病率为 2.78%,而 2012 年上海地区流行病学调查显示,3~6 岁儿童患病率达 8.3%(男 8.5%、女 8.2%)。总体来说,工业化发达国家特应性皮炎的患病率较不发达国家高,城市患病率显著高于农村。

特应性皮炎属于中医学"四弯风""奶癣""胎敛疮"等范畴。

一、诊断要点

根据不同发病年龄段的表现,特应性皮炎分为婴儿期、儿童期、青少年期、成人期、老年期。根据是否合并其他过敏性疾病,可将其分为单纯型和混合型。单纯型又分为内源型和外源型。

本病是一种异质性疾病,表现多种多样,临床多采用 Williams 诊断标准:主要标准:皮肤瘙痒。次要标准:①屈侧皮炎湿疹史,包括肘窝、腘窝、踝前、颈部(10 岁以下儿童包括颊部皮疹);②哮喘或过敏性鼻炎史(或在 4 岁以下儿童的一级亲属中有特应性疾病史);③近年来全身皮肤干燥史;④有屈侧湿疹(4 岁以下儿童面颊部 / 前额和四肢伸侧湿疹);⑤2 岁前发病(适用于 4 岁以上患者)。确定诊断:主要标准 +3 条或 3 条以上次要标准。

(一)症状

1. 临床表现　特应性皮炎的临床表现多种多样,最基本的特征是皮肤干燥、慢性湿疹样皮炎和剧烈瘙痒。①婴儿期（出生~2 岁）：表现为婴儿湿疹，多分布于两面颊、额部和头皮，皮疹可干燥或渗出。②儿童期（2~12 岁）：多由婴儿期演变而来，也可不经过婴儿期而发生。多发生于肘窝、腘窝和小腿伸侧，以亚急性和慢性皮炎为主要表现，皮疹往往干燥肥厚，有明显苔藓样变。③青少年期与成人期（12~60 岁）：皮损与儿童期类似，也以亚急性和慢性皮炎为主，主要发生在肘窝、腘窝、颈前等部位，也可发生于躯干、四肢、面部、手背，大部分呈干燥、肥厚性皮炎损害，部分患者也可表现为痒疹样皮疹。④老年期（60 岁以上）：在湿疹样皮损的基础上，瘙痒剧烈，具备特应性病史和 / 或实验室检查的慢性皮肤炎症。老年特应性皮炎有三种发病模式，第一种为老年期首次发病；第二种为有儿童期特应性皮炎病史，到老年期病性复发；第三种为在青少年期与成人期首发，慢性复发病程持续至老年期。

2. 自觉症状　阵发性剧烈瘙痒。

3. 其他　40%~80% 的患者有家族过敏史。呈慢性复发性过程。

（二）体征

包括患者的发病年龄，皮疹的发生、发展和分布特点、瘙痒程度以及是否合并其他过敏性疾病等。

已有的特应性皮炎严重程度评估包括：SCORAD 评分、湿疹面积及严重度指数评分、研究者整体评分、瘙痒程度视觉模拟尺评分、皮炎生活质量问卷（儿童皮肤病生活质量指数、皮肤病生活质量指数）等。

（三）辅助检查

实验室检查常用项目包括外周血嗜酸性粒细胞计数、血清总 IgE、血清特异性 IgE、嗜酸性粒细胞阳离子蛋白、吸入过敏原、食入过敏原及斑贴试验、免疫状态指标（T 细胞亚群、免疫球蛋白）等。血清中 Th2 细胞趋化因子即胸腺活化调节趋化因子水平能反映特应性皮炎短期内的状况，是评价特应性皮炎严重程度非常有效和敏感的辅助指标。

（四）鉴别诊断

本病需与银屑病、脂溢性皮炎、非特异性湿疹、神经性皮炎、接触性皮炎、疥疮、高 IgE 综合征，Netherton 综合征、皮肤 T 细胞淋巴瘤等疾病相鉴别。

二、西医治疗要点

（一）一般治疗

治疗的目的是缓解或消除临床症状，消除诱发和加重因素，减少和预防复发，提高患者的生活质量。患者教育十分重要，医生和患者应建立长期和良好的医患关系,互相配合,以获得尽可能好的疗效。尽量避免一切可能的刺激,衣物以纯棉宽松为宜,避免剧烈搔抓和摩擦,保持适宜的环境温度,尽量减少生活环境中的变应原,注意观察对所进食物的反应以避免食入致敏物;恢复和保持皮肤屏障功能,外用润肤剂为特应性皮炎的基础治疗。

（二）西药治疗

1. 局部治疗

（1）糖皮质激素:局部外用糖皮质激素是特应性皮炎的一线疗法。临床应根据患者的年龄、皮损性质、部位及病情程度选择不同剂型和强度的激素制剂,以快速有效地控制炎症,减轻症状。

（2）钙调神经磷酸酶抑制剂:多用于面颈部和褶皱部位。包括他克莫司软膏和吡美莫司乳膏。前者多用于中重度特应性皮炎,后者多用于轻中度特应性皮炎。可与激素联合应用或序贯使用。

（3）外用抗微生物制剂:对于细菌、真菌定植或继发感染可诱发或加重病情,对于较重患者尤其有渗出的皮损,系统或外用抗生素有利于病情控制。

（4）其他外用药:如氧化锌油剂、黑豆馏油软膏、生理氯化钠溶液、1%~3%硼酸溶液及其他湿敷药物、多塞平软膏和部分非甾体抗炎药物具有止痒作用。

2. 系统治疗

（1）抗组胺药和抗炎症介质药物:对于瘙痒明显或伴有睡眠障碍、荨麻疹、过敏性鼻炎等合并症者可选用第一代或第二代抗组胺药。其他包括血栓素 A_2 抑制剂、白三烯受体拮抗剂、肥大细胞膜稳定剂等。

（2）系统抗感染药物:原则上尽量不用或少用对于病情严重或已证实有继发细菌感染的患者,可短期给予系统抗感染药物,可选用红霉素族、四环素族或喹诺酮类抗生素。

（3）糖皮质激素:对病情严重、其他药物难以控制的患者可短期应用,病情好转后应及时减量,直至停药,对于较顽固病例,可将激素逐渐过渡到免疫抑制剂或紫外线疗法。

（4）免疫抑制剂:适用于病情严重且常规疗法不易控制的患者,以环孢素应用最多。注意适应证和禁忌证,并且应密切监测不良反应。

（5）其他:甘草酸制剂、钙剂和益生菌可作为辅助治疗。生物制剂可用于病情严重且常规治疗无效的患者。

（三）物理治疗

有窄谱中波紫外线照射、光化学疗法等。全身光疗不适用于年龄小于 12 岁的儿童,且不能用于急性期。

三、中成药应用

（一）基本病机

中医学认为,本病多由禀赋不耐,胎毒遗热,外感淫邪,饮食失调,致心火过盛,脾虚失运而发病。禀赋不耐是特应性皮炎发病的根本原因,心火与脾虚为本病的主导病机。

（二）辨证分型使用中成药

特应性皮炎常用中成药见表18。

表18　特应性皮炎常用中成药一览表

证型	常用中成药
心脾积热证	小儿导赤片、导赤丸、化毒丸
心火脾虚证	健儿乐颗粒、小儿七星茶颗粒
脾虚蕴湿证	参苓白术丸、启脾丸
血虚风燥证	润燥止痒胶囊、湿毒清胶囊、乌蛇止痒丸

1. 心脾积热证

〔证候〕**主症**:常见于婴儿期,脸部红斑、丘疹、脱屑或头皮黄色痂皮,伴糜烂渗液,有时蔓延到躯干和四肢,哭闹不安;**次症**:可伴有大便干结,小便短赤;**舌脉**:指纹呈紫色达气关,或脉数。

〔治法〕祛风清热,养血润燥。

〔方药〕三心导赤饮加减。

〔中成药〕(1) 小儿导赤片[医保目录](由大黄、滑石、地黄、木通、栀子、茯苓、甘草组成)。功能主治:清热利便。用于胃肠积热,口舌生疮,咽喉疼痛,牙龈出血,腮颊肿痛,暴发火眼,大便不利,小便赤黄。用法用量:口服,1次4片,1日2次。周岁以内酌减。

(2) 导赤丸[药典](由连翘、黄连、姜炒栀子、木通、玄参、天花粉、赤芍、大黄、黄芩、滑石组成)。功能主治:清热泻火,利尿通便。用于火热内盛所致的口舌生疮、咽喉疼痛、心胸烦热、小便短赤、大便秘结。用法用量:口服,1次1丸,1日2次。周岁以内儿童酌减。

(3) 化毒丸[其他](由连翘、青黛、黄连、黄芩、大黄、菊花、龙胆、天花粉、玄参、茯苓、桔梗、甘草、朱砂、冰片、水牛角浓缩粉组成)。功能主治:清火化毒,消肿止痛。用于小儿身热烦躁,咽喉肿痛,口舌生疮,皮肤疮疖,口臭便秘,疹

101

后余毒未尽。用法用量:口服,1次1丸,1日2~3次。本品含朱砂,不宜过量或久服。

2. 心火脾虚证

〔**证候**〕**主症**:常见于儿童反复发作的急性期;面部、颈部、肘窝、腘窝或躯干等部位反复发作的红斑、水肿,或丘疱疹、水疱,或有渗液,瘙痒明显;**次症**:伴烦躁不安,眠差,纳呆;**舌脉**:舌尖红,脉偏数。

〔**治法**〕清心培土。

〔**方药**〕清心培土方加减。

〔**中成药**〕(1) 健儿乐颗粒^(药典)(由山楂、竹心、钩藤、白芍、甜叶菊、鸡内金组成)。功能主治:健脾消食,清心安神。用于脾失健运、心肝热盛所致厌食、夜啼,症见纳呆食少、消化不良、夜惊夜啼、夜眠不宁。用法用量:口服,3岁以下1次5g,1日2次;3岁~6岁1次10g,1日2次;7岁~12岁1次10g,1日3次。

(2) 小儿七星茶颗粒^(医保目录)(由薏苡仁、稻芽、山楂、淡竹叶、钩藤、蝉蜕、甘草组成)。功能主治:定惊消滞。用于小儿消化不良,不思饮食,二便不畅,夜寐不安。用法用量:开水冲服,1次3.5~7g,1日3次。

3. 脾虚蕴湿证

〔**证候**〕**主症**:常见于婴儿和儿童反复发作的稳定期,四肢或其他部位散在的丘疹、丘疱疹、水疱;**次症**:倦怠乏力,食欲不振,大便溏稀;**舌脉**:舌质淡,苔白腻,脉缓或指纹色淡。

〔**治法**〕健脾渗湿。

〔**方药**〕小儿化湿汤加减。

〔**中成药**〕(1) 参苓白术丸^(药典)(由人参、茯苓、炒白术、山药、炒白扁豆、莲子、炒薏苡仁、砂仁、桔梗、甘草组成)。功能主治:补脾胃,益肺气。用于脾胃虚弱,食少便溏,气短咳嗽,肢倦乏力。用法用量:口服,1次6g,1日3次。

(2) 启脾丸^(药典)(由人参、炒白术、茯苓、甘草、陈皮、山药、炒莲子、炒山楂、炒六神曲、炒麦芽、泽泻组成)。功能主治:健脾和胃。用于脾胃虚弱,消化不良,腹胀便溏。用法用量:口服,1次3g,1日2~3次。3岁以内儿童酌减。

4. 血虚风燥证

〔**证候**〕**主症**:常见于青少年和成人期反复发作的稳定期,皮肤干燥,肘窝、腘窝常见苔藓样变,躯干、四肢可见结节性痒疹,继发抓痕,瘙痒剧烈;**次症**:面色苍白,形体偏瘦,眠差,大便偏干;**舌脉**:舌质偏淡,脉细弦。

〔**治法**〕养血祛风。

〔**方药**〕当归饮子加减。

〔**中成药**〕（1）润燥止痒胶囊^(医保目录)（由何首乌、制何首乌、生地黄、桑叶、苦参、红活麻组成）。功能主治:养血滋阴,祛风止痒,润肠通便。用于血虚风燥所致的皮肤瘙痒、痤疮、便秘。用法用量:口服,1 次 4 粒,1 日 3 次,2 周为一疗程。

（2）湿毒清胶囊^(药典)（由地黄、当归、丹参、蝉蜕、苦参、白鲜皮、甘草、黄芩、土茯苓组成）。功能主治:养血润燥,祛风止痒。用于血虚风燥所致的风瘙痒,症见皮肤干燥、脱屑、瘙痒,伴有抓痕、血痂、色素沉着;皮肤瘙痒症见上述证候者。用法用量:口服,1 次 3~4 粒,1 日 3 次。

（3）乌蛇止痒丸^(药典)〔由乌梢蛇（白酒炙）、防风、蛇床子、苦参、关黄柏、苍术（泡）、红参须、牡丹皮、蛇胆汁、人工牛黄、当归组成〕。功能主治:养血祛风,燥湿止痒。用于风湿热邪蕴于肌肤所致的瘾疹、风瘙痒,症见皮肤风团色红、时隐时现、瘙痒难忍,或皮肤瘙痒不止、皮肤干燥、无原发皮疹;慢性荨麻疹、皮肤瘙痒症见上述证候者。用法用量:口服,1 次 2.5g,1 日 3 次。

（三）外治法

1. 复方蛇脂软膏^(专家共识)

〔**组成**〕蛇脂、珍珠、冰片、人参、维生素 A、维生素 D、维生素 E、硼酸。

〔**功效**〕养阴润燥,愈裂敛疮。

〔**主治**〕用于阴津不足、肌肤失养所致的手足皲裂、皮肤干燥症。

〔**用法**〕外用。涂患处,1 日 2~3 次。

〔**注意事项**〕①本品为外用药,禁止内服;②有霉菌感染,或伴有足癣者应在医师指导下配合其他药物治疗;③用药后局部出现皮疹等过敏表现者应停用;④用药 7 日症状无缓解,应去医院就诊;⑤对本品过敏者禁用,过敏体质者慎用;⑥本品性状发生改变时禁止使用;⑦儿童必须在成人监护下使用;⑧请将本品放在儿童不能接触到的地方;⑨如正在使用其他药品,使用本品前请咨询医师或药师。

2. 5%~10% 甘草油^(专家共识)

〔**组成**〕甘草、香油。

〔**功效**〕解毒消炎。

〔**主治**〕用于溃疡湿疹。

〔**用法**〕外用。涂敷患处。

3. 紫草油^(专家共识)

〔**组成**〕新疆紫草、优质香油（麻油）、冰片、当归、生地黄、白芷、防风、乳香、没药等。

〔功效〕凉血解毒,化腐生肌。

〔主治〕用于血热毒盛、斑疹紫黑、麻疹不透、疮疡、水火烫伤、冻疮溃烂、久不收口等症。预防及治疗婴儿尿布疹、皮肤溃烂、湿疹。

〔用法〕外用。直接涂患处,或用无菌纱布浸渍后敷于创面,每2日换药1次,有感染者清除分泌物后再上药。

〔注意事项〕①注意颈部、腋窝、大腿和胳膊的皱褶部位皮肤若已经溃烂,应先清洗干净,然后再涂上紫草油;②注意避免衣物等染色;③在第1次使用时,应该少量涂抹,进行过敏测试。

4. 复方黄柏液涂剂^(药典)

〔组成〕连翘、黄柏、金银花、蒲公英、蜈蚣。

〔功效〕清热解毒,消肿祛腐。

〔主治〕用于疮疡溃后,伤口感染,属阳证者。

〔用法〕外用。浸泡纱布条外敷于感染伤口内,或破溃的脓疡内。若溃疡较深,可用直径 0.5~1.0cm 的无菌胶管,插入溃疡深部,以注射器抽取本品进行冲洗。用量一般 10~20ml,1 日 1 次。或遵医嘱。

〔注意事项〕①本品仅供外用,不可内服;②使用本品前应注意按常规换药法清洁或清创病灶;③开瓶后,不宜久存;④孕妇禁用;⑤本品性状发生改变时禁止使用;⑥对本品过敏者禁用,过敏体质者慎用;⑦忌食辛辣、海鲜、油腻及刺激性食物。

5. 皮肤康洗液^(药典)

〔组成〕金银花、蒲公英、马齿苋、土茯苓、大黄、赤芍、蛇床子、白鲜皮、地榆、甘草。

〔功效〕清热解毒,除湿止痒。

〔主治〕用于湿热阻于皮肤所致湿疹,见有瘙痒、红斑、丘疹、水疱、渗出、糜烂等和湿热下注所致阴痒、白带过多。皮肤湿疹及各类阴道炎见有上述证候者。

〔用法〕外用。皮肤湿疹:取适量药液直接涂抹于患处,有糜烂面者可稀释 5 倍量后湿敷,1 日 2 次。妇科病:先用清水冲洗阴道,取适量药液用温开水稀释5~10倍,用阴道冲洗器将药液注入阴道内保留几分钟。或坐浴,1 日 2 次。或遵医嘱。

〔注意事项〕①孕妇禁用。②阴性疮疡禁用。③皮肤干燥、肥厚伴有裂口者不宜使用。④月经期及患有重度宫颈糜烂者禁用。⑤用药部位出现烧灼感、瘙痒、红肿时应立即停用,并用清水洗净。⑥治疗阴痒(阴道炎)每日应清洁外阴,并忌房事。

6. 川百止痒洗剂^(其他)

〔**组成**〕苦参、西河柳、蛇床子、马齿苋、荆芥、白鲜皮、百部、蜂房、桃枝、柳枝、槐枝、川芎、蒺藜、地肤子、白芷、艾叶。

〔**功效**〕疏风止痒,燥湿解毒。

〔**主治**〕适用于风邪外来,湿毒内蕴,腠理失和所致的皮肤、阴部瘙痒症。

〔**用法**〕外用。可直接涂于患处或经稀释4倍后洗浴患处,每日1~2次。

〔**注意事项**〕①本品为外用药,禁止内服。②忌烟酒、辛辣、油腻及腥发食物。③切勿接触眼睛、口腔等黏膜处。皮肤破溃处禁用。④使用本品时,请勿用其他去污剂,以免影响疗效。忌用热水烫洗。⑤本品如有沉淀,不影响使用效果,摇匀后使用。⑥孕妇慎用。因糖尿病、肾病、肝病、肿瘤等疾病引起的皮肤瘙痒,不属本品适用范围。⑦用药7日症状无缓解,应去医院就诊。⑧对本品过敏者禁用,过敏体质者慎用。⑨本品性状发生改变时禁止使用。⑩如正在使用其他药品,使用本品前请咨询医师或药师。

7. 黑豆馏油凝胶^(其他)

〔**组成**〕黑豆馏油、桉油、冰片、氧化锌。

〔**功效**〕消炎、收敛、止痒,使角质再生。

〔**主治**〕用于神经性皮炎,慢性湿疹,亚急性、慢性皮炎等。

〔**用法**〕外用。取适量涂抹于患处,1日1~2次。

〔**注意事项**〕①在皮肤破损处不宜涂抹本品;②对于婴幼儿的亚急性、慢性皮炎应慎用。

四、单验方

1. 黄尧洲(中国中医科学院西苑医院)验方——龙牡汤　组成:龙牡汤1号方(风湿蕴肤证):生龙骨30g,煅牡蛎30g,连皮茯苓30g,淡竹叶15g;龙牡汤2号方(血虚风燥证):生龙骨30g,煅牡蛎30g,骨碎补10g,地肤子30g。水煎服,1次150ml,1日2次;外用龙牡汤1或2号方冷湿敷患处,1次30分钟,1日2次。功效:祛风清热、利湿健脾、养血润燥、活血化瘀。用于特应性皮炎急性或慢性期。

2. 黄莺(四川省中医院)验方——培土清心方　组成:南沙参15g、炒白术10g、赤茯苓15g、生薏苡仁15g、忍冬藤10g、连翘心10g、淡竹叶10g、黄芩10g、白茅根15g。功效:培土固本,清心泻心。用于特应性皮炎脾土失运证和心火亢盛证。

3. 甘草油。用法:取甘草 50g 浸入 500g 香油中 1 昼夜,文火将药炸至金黄,去滓备用。外搽患处,1 日 1~2 次。

第五节　荨麻疹

荨麻疹是由于皮肤、黏膜小血管扩张及渗透性增加出现的一种局限性水肿反应。临床上特征性表现为大小不等的风团伴瘙痒,可伴有血管性水肿,慢性荨麻疹指每周至少发作 2 次,持续≥6 周者。急性荨麻疹常可找到病因,但慢性荨麻疹的病因多难以明确。本病的发生没有明显的种族及性别差异,各种年龄段均可发病,人群患病率高达 20%。慢性荨麻疹具有病程长、发作频繁、难以根治的特点,严重影响患者的生活质量。

荨麻疹中医称之为"瘾疹",中医文献中又有"风疹块""鬼风疙瘩""风瘙瘾疹"等病名。

一、诊断要点

本病诊断容易,但确定病因较为困难,故荨麻疹的诊断必须细化流程。结合病史和体检,可将荨麻疹分为自发性和诱导性。前者根据病程是否≥6 周者分为急性与慢性,后者根据发病是否与物理因素有关,分为物理性和非物理性,其中物理性包括人工荨麻疹(皮肤划痕症)、冷接触性荨麻疹(寒冷性荨麻疹)、延迟压力性荨麻疹、热接触性荨麻疹(热性荨麻疹)、日光性荨麻疹、振动性荨麻疹或血管性水肿,非物理性包括胆碱能性荨麻疹、水源性荨麻疹、接触性荨麻疹、运动诱导性荨麻疹。

(一)症状

1. 临床表现　本病可发于任何年龄、部位和季节,皮损表现为一过性风团,持续时间≤24 小时,皮损大小不一,时隐时现,发无定处,消退后不留痕迹,伴有剧烈瘙痒。部分病情较重,可伴有恶心呕吐、头痛头胀、腹痛腹泻,或伴有胸闷不适、面色苍白、心率加速、血压下降、呼吸短促等全身症状。严重者可出现呼吸困难,甚至引起窒息。因急性感染等因素引起的荨麻疹可伴有高热、白细胞增高等症状。

2. 自觉症状　患者常自觉灼热、剧烈瘙痒。

3. 其他　急性者发病较快,消退迅速;慢性者反复发作,病程常达数月或数年之久。部分患者皮肤划痕试验阳性。

（二）体征

包括皮损诱发及缓解因素、病程、发作频率、皮损持续时间、昼夜发作规律、风团大小及数目、风团形状及分布、是否合并血管性水肿、伴随瘙痒或痒痛程度、消退后是否有色素沉着等。

（三）辅助检查

慢性患者如病情严重、病程较长或用常规剂量的抗组胺药治疗疗效差时，可考虑行相关的检查，如血常规、查虫卵、肝肾功能、免疫球蛋白、血细胞沉降率、C 反应蛋白、补体和各种自身抗体等。必要时可以开展变应原筛查、食物日记、自体血清皮肤试验（ASST）和幽门螺杆菌感染鉴定以排除和确定相关因素在发病中的作用。

（四）鉴别诊断

主要与荨麻疹性血管炎鉴别。另外还需要与表现为风团或血管性水肿形成的其他疾病如荨麻疹型药疹、血清病样反应、丘疹性荨麻疹、金黄色葡萄球菌感染、成人 Still 病、遗传性血管性水肿等鉴别。伴腹痛或腹泻者，应与急腹症及胃肠炎等进行鉴别。

二、西医治疗要点

（一）一般治疗

荨麻疹的治疗需要进行患者教育、病因治疗以及症状控制，对症治疗的同时不应忽略排查病因。对于任何类型荨麻疹的治疗目的是达到症状完全缓解，提高患者生活质量。本病的根本治疗是去除病因，如不能去除则应减少各种促进发病的因素，同时应避免加重皮肤血管扩张的各种因素。即使许多患者不能发现病因，药物治疗也常能使疾病得到控制或治愈。

（二）西药治疗

1. 一线治疗　首选第二代抗组胺药为第一线药物，治疗有效后逐渐减少剂量，以达到有效控制风团发作为标准。包括氯雷他定、地氯雷他定、西替利嗪、左西替利嗪、依巴斯汀、非索非那定、阿伐斯汀、咪唑斯汀、奥洛他定等。第一代抗组胺药治疗也有疗效，但考虑其中枢镇静和抗胆碱能作用，尽量避免使用。

2. 二线治疗　常规剂量使用 1~2 周后不能有效控制症状，考虑到不同个体或荨麻疹类型对治疗反应的差异，可选择更换药物及联合同类结构的药物治疗，以及在获得患者知情同意的情况下增加 2~4 倍剂量的治疗。

3. 三线治疗　对于上述治疗无效的患者,建议给予环孢素、糖皮质激素、静脉注射免疫球蛋白、生物制剂如奥马珠单抗等作为三线治疗。

4. 其他　以上 3 种治疗流程同样适用于儿童和妊娠期妇女。妊娠期间,尽量避免使用抗组胺药物,必要时权衡利弊给予第二代抗组胺药物如氯雷他定等。哺乳期服用抗组胺药,药物会通过乳汁分泌而对婴儿造成影响,故应选择乳汁浓度较低的抗组胺药物如氯雷他定、西替利嗪等。推荐非镇静类第二代抗组胺药物作为儿童荨麻疹治疗的首选药物,但需要关注其对学习认知的影响。

三、中成药应用

(一) 基本病机

中医认为,瘾疹发病主要是由于素体禀赋不耐,外加六淫之邪的侵袭;或饮食不节,肠胃湿热;或平素体弱,气血不足,卫外不固所致。本病的病因是多方面的,部位虽然在肌表,但常与心、肺、脾、胃、肠等脏腑病变密切相关。

(二) 辨证分型使用中成药

荨麻疹常用中成药见表 19。

表 19　荨麻疹常用中成药一览表

证型	常用中成药
风热证	肤痒颗粒、皮敏消胶囊、乌蛇止痒丸
风寒证	玉屏风颗粒、荆防颗粒、桂枝颗粒
肠胃湿热证	防风通圣丸、葛根芩连丸、枳实导滞丸
热毒炽盛证	皮肤病血毒丸、牛黄上清丸、清开灵胶囊
气血亏虚证	八珍颗粒、人参归脾丸、活力苏口服液

1. 风热证

〔证候〕主症:风团色红,扪之有灼热感,自觉瘙痒,遇热则剧,得冷则缓;次症:或伴有发热恶风,心烦,口渴,咽干;舌脉:舌质红,苔薄黄,脉浮数。

〔治法〕疏风清热止痒。

〔方药〕银翘散或消风散加减。

〔中成药〕(1) 肤痒颗粒[专家共识](由炒苍耳子、地肤子、川芎、红花、白英组成)。功能主治:祛风活血,除湿止痒。用于皮肤瘙痒病、荨麻疹。用法用量:开水冲服,1 次 1~2 袋,1 日 3 次。

（2）皮敏消胶囊^(药典)（由苦参、苍术、防风、荆芥、蒺藜、白鲜皮、蛇床子、苍耳子、蜈蚣、青黛、蒲公英、紫花地丁、黄芩、黄柏、黄连、蝉蜕、地黄、牡丹皮、西河柳、紫草、地骨皮组成）。功能主治:清热凉血,利湿解毒,祛风止痒。用于湿热内蕴或风热袭表、郁于肌肤所致的瘾疹,症见皮肤风团色红、时起时伏、发无定处、瘙痒严重,病程缠绵、易反复;急性或慢性荨麻疹见上述证候者。用法用量:口服。1次4粒,1日3次。急性荨麻疹疗程1周,慢性荨麻疹和急性湿疹疗程2周。

（3）乌蛇止痒丸^(专家共识)〔由乌梢蛇（白酒炙）、防风、蛇床子、苦参、关黄柏、苍术（泡）、红参须、牡丹皮、蛇胆汁、人工牛黄、当归组成〕。功能主治:养血祛风,燥湿止痒。用于风湿热邪蕴于肌肤所致的瘾疹、风瘙痒,症见皮肤风团色红、时隐时现、瘙痒难忍,或皮肤瘙痒不止、皮肤干燥、无原发皮疹;慢性荨麻疹、皮肤瘙痒症见上述证候者。用法用量:口服,1次2.5g,1日3次。

2. 风寒证

〔证候〕主症:风团色淡红,自觉瘙痒,遇冷则剧,得暖则减;次症:或伴有恶风畏寒,口不渴;舌脉:舌质淡红,苔薄白,脉浮紧。

〔治法〕疏风散寒,调和营卫。

〔方药〕麻黄桂枝各半汤或荆防败毒散加减。

〔中成药〕（1）玉屏风颗粒^(专家共识)（由防风、黄芪、炒白术组成）。功能主治:益气,固表,止汗。用于表虚不固,自汗恶风,面色㿠白,或体虚易感风邪者。用法用量:开水冲服,1次5g,1日3次。

（2）荆防颗粒^(药典)（由柴胡、川芎、独活、防风、茯苓、甘草、荆芥、桔梗、前胡、羌活、枳壳组成）。功能主治:发汗解表,祛风祛湿。用于外感风寒夹湿所致的感冒,症见头身疼痛,恶寒无汗,鼻塞清涕,咳嗽白痰。用法用量:开水冲服,1次15g,1日3次。

（3）桂枝颗粒^(药典)（由桂枝、白芍、甘草、生姜、大枣组成）。功能主治:解肌发表,调和营卫。用于感冒风寒表证,症见头痛发热,汗出恶风,鼻塞干呕。用法用量:口服,1次5g,1日3次。

3. 肠胃湿热证

〔证候〕主症:风团色泽鲜红,风团出现与饮食不节有关;次症:多伴有腹痛腹泻或呕吐胸闷,大便稀烂不畅或便秘;舌脉:舌红,苔黄腻,脉数或濡数。

〔治法〕清热利湿,祛风止痒。

〔方药〕防风通圣散或除湿胃苓汤加减。

〔中成药〕（1）防风通圣丸^(专家共识)（由防风、荆芥穗、薄荷、麻黄、大黄、芒硝、栀子、滑石、桔梗、石膏、川芎、当归、白芍、黄芩、连翘、甘草、炒白术组成)。功能主治:解表通里,清热解毒。用于外寒内热,表里俱实,恶寒壮热,头痛咽干,小便短赤,大便秘结,风疹湿疮。用法用量:口服,1次6g,1日2次。

(2)葛根芩连丸^(药典)(由葛根、黄芩、黄连、炙甘草组成)。功能主治:解肌透表,清热解毒,利湿止泻。用于湿热蕴结所致的泄泻腹痛,便黄而黏,肛门灼热,及风热感冒所致的发热恶风,头痛身痛。用法用量:口服,1次3g,小儿1次1g,1日3次,或遵医嘱。

(3)枳实导滞丸^(药典)(由炒枳实、大黄、姜黄连、黄芩、炒神曲、炒白术、茯苓、泽泻等组成)。功能主治:消积导滞,清利湿热。用于饮食积滞、湿热内阻所致的脘腹胀痛、不思饮食、大便秘结、痢疾里急后重。用法用量:口服,1次6~9g,1日2次。

4. **热毒炽盛证**

〔**证候**〕**主症:**发病突然,风团鲜红灼热,融合成片,状如地图,甚则弥漫全身,瘙痒剧烈;**次症:**或伴有壮热恶寒,口渴喜冷饮,或面红目赤,心烦不安。大便秘结,小便短赤;**舌脉:**舌质红,苔黄或黄干燥,脉洪数。

〔**治法**〕清营凉血,解毒止痒。

〔**方药**〕犀角地黄汤(《备急千金要方》,犀角现以水牛角代)合黄连解毒汤加减。

〔**中成药**〕(1)皮肤病血毒丸^(药典)(由金银花、连翘、忍冬藤、苦地丁、天葵子、土贝母、土茯苓、白鲜皮、地肤子、黄柏、赤茯苓、当归、白芍、熟地黄、鸡血藤、地黄、牡丹皮、白茅根、紫草、紫荆皮、赤芍、益母草、茜草、酒川芎、桃仁、红花、蛇蜕、防风、蝉蜕、牛蒡子、苍耳子、浮萍、荆芥穗炭、苦杏仁、桔梗、白芷、皂角刺、酒大黄、甘草组成)。功能主治:清热利湿解毒,凉血活血散瘀。用于血热风盛,湿毒瘀结所致的瘾疹、湿疮、粉刺、酒渣鼻、疖肿,症见皮肤风团、丘疹、皮肤红赤、肿痛、瘙痒,大便干燥。用法用量:口服,1次20粒,1日2次。

(2)牛黄上清丸^(药典)(由人工牛黄、薄荷、菊花、荆芥穗、白芷、川芎、栀子、黄连、黄柏、黄芩、大黄、连翘、赤芍、当归、地黄、桔梗、甘草、石膏、冰片组成)。功能主治:清热泻火,散风止痛。用于热毒内盛、风火上攻所致的头痛眩晕,目赤耳鸣,咽喉肿痛,口舌生疮,牙龈肿痛,大便燥结。用法用量:口服。水丸1次3g,大蜜丸1次1丸,1日2次。

(3)清开灵胶囊^(药典)(由胆酸、珍珠母、猪去氧胆酸、栀子、水牛角、板蓝根、黄芩苷、金银花组成)。功能主治:清热解毒,镇静安神。用于外感风热时毒、火毒内盛所致的高热不退、烦躁不安、咽喉肿痛、舌质红绛、苔黄、脉数及上呼吸道感染、病毒性感冒、急性扁桃体炎、急性咽炎、急性气管炎、高热等病症见上述证候者。用法用量:口服,1 次 2~4 粒,1 日 3 次。儿童酌减,或遵医嘱。

5. 气血亏虚证

〔证候〕**主症**:风团色泽淡红,或者与肤色相同,反复发作,迁延数月乃至数年不愈,或劳累后加重;**次症**:或伴有头晕心慌,神疲乏力,唇色白,失眠;**舌脉**:舌质淡,苔薄白,脉细。

〔治法〕益气养血固表。

〔方药〕八珍汤合玉屏风散或当归饮子加减。

〔**中成药**〕(1) 八珍颗粒^(医保目录)(由党参、炒白芍、炒白术、熟地黄、茯苓、当归、川芎、炙甘草组成)。功能主治:补气益血。用于气血两虚,面色萎黄,食欲不振,四肢乏力,月经量过多等。用法用量:开水冲服,1 次 1 袋,1 日 2 次。

(2) 人参归脾丸^(药典)(由人参、炒白术、茯苓、炙甘草、炙黄芪、当归、木香、制远志、龙眼肉、炒酸枣仁组成)。功能主治:益气补血,健脾养心。用于心脾两虚,气血不足所致的心悸、怔忡,失眠健忘,食少体倦,面色萎黄以及脾不统血所致的便血、崩漏、带下诸证。用法用量:口服,大蜜丸 1 次 1 丸,水蜜丸 1 次 6g,小蜜丸 1 次 9g,浓缩丸 1 次 30 粒,均 1 日 2 次。

(3) 活力苏口服液^(医保目录)(由制何首乌、淫羊藿、制黄精、枸杞子、黄芪、丹参组成)。功能主治:益气补血,滋养肝肾。用于年老体弱,精神萎靡,失眠健忘,眼花耳聋,脱发或头发早白属气血不足、肝肾亏虚者。用法用量:口服,1 次 10ml,1 日 1 次,睡前服用。

(三) 外治法

1. 炉甘石洗剂^(其他)

〔组成〕炉甘石、氧化锌、甘油等。

〔功效〕收敛,保护,止痒。

〔主治〕用于急性瘙痒性皮肤病。

〔用法〕局部外用。用时摇匀。取适量涂于患处,1 日 2~3 次。

〔注意事项〕①避免接触眼睛和其他黏膜(如口、鼻等)。②用药部位如有烧灼感、红肿等情况应停药,并将局部药物洗净,必要时向医生咨询。③本品不宜用于有渗液的皮肤。④用时摇匀。⑤对本品过敏者禁用,本品性状发生改变时禁用。

2. 1% 薄荷三黄洗剂^(专家共识)

〔组成〕薄荷、大黄、黄柏、黄芩、苦参。

〔功效〕清热燥湿,收涩止痒。

〔主治〕用于一切疮疡、湿热毒蕴者,皮肤红肿、瘙痒、渗液。

〔用法〕外用。用时摇匀,以棉签蘸涂患处,每日多次。

〔注意事项〕治疗期间忌酒等辛辣发物。

3. 丹皮酚软膏^(专家共识)

〔组成〕丹皮酚、丁香油。

〔功效〕消炎止痒。

〔主治〕用于各种湿疹、皮炎、皮肤瘙痒、蚊臭虫叮咬等各种皮肤疾患,对过敏性鼻炎和防治感冒也有一定效果。

〔用法〕外用。涂敷患处,1 日 2~3 次;防治感冒可涂鼻下上唇处,鼻炎涂鼻腔内。

〔注意事项〕①本品为外用药,禁止内服。②孕妇及过敏体质者慎用。③产品性状发生改变时禁止使用。④患处忌同时使用油脂类物质及护肤品。⑤部位如有烧灼感、瘙痒、红肿等应停止用药,以清水洗净,必要时向医师咨询。⑥因糖尿病、肾病、肝病、肿瘤等疾病引起的皮肤瘙痒,不属本品适用范围。⑦孕妇慎用,儿童、哺乳期妇女、老年患者应在医师指导下使用。⑧用药7 日症状无缓解,应去医院就诊。⑨本品性状发生改变时禁止使用。⑩儿童必须在成人监护下使用。⑪请将本品放在儿童不能接触到的地方。⑫如正在使用其他药品,使用本品前请咨询医师或药师。

4. 儿肤康搽剂^(其他)

〔组成〕芦荟、苦参、白芷、白鲜皮、苍耳子、地肤子、黄柏、艾叶、石菖蒲、当归、皂荚。

〔功效〕清热除湿,祛风止痒。

〔主治〕用于儿童湿疹、热痱、荨麻疹,证属实热证或风热证的辅助治疗。

〔用法〕外用。每次取本品约 30ml,涂擦患处,轻揉 2~3 分钟,用温水冲洗干净,1 日 2~3 次。

〔注意事项〕本品为外用搽剂,切忌内服。

四、单验方

1. 朱仁康(中国中医科学院)验方——自拟乌蛇驱风汤　组成:乌蛇 10g、蝉蜕 6g、荆芥 10g、白芷 10g、羌活 10g、黄连 8g、黄芩 10g、金银花 10、连翘 10g、甘草 6g。功效:搜风剔邪。用于扁平苔藓及慢性荨麻疹,泛发性神经性皮炎,皮肤瘙痒症,结节性痒疹等顽固性瘙痒性皮肤病。

2. 朱良春(南通市中医院)验方——顽固荨疹散　组成:赤芍 10g、荆芥

10g、制僵蚕 10g、炙乌梢蛇 10g、徐长卿 10g、白鲜皮 15g、地肤子 15g、蝉蜕 6g、乌梅 6g、甘草 6g。功效:清热祛风止痒。用于荨麻疹证属风热久郁营分,反复发作多年,缠绵不愈者。

3. 程子荣(内蒙古名老中医)验方——自拟瘾疹汤 组成:王不留行 20g、当归 20g、红花 10g、丹参 15g、蒲公英 20g、赤芍 15g、白芍 15g、牡丹皮 15g、白鲜皮 20g、地肤子 20g、防风 10g、甘草 10g、白术 20g、山楂 20g、莱菔子 15g。功效:消风止痒,清热凉血解毒,通络活血。用于荨麻疹。本方对全身性皮肤瘙痒症疗效亦然。

4. 鲜青蒿适量。用法:用鲜青蒿搓患处。冬天可用干青蒿,开水泡透后,搓擦患处。

5. 荆芥穗。用法:取干净的荆芥穗,轧为细末,过细筛后,装入纱布袋备用,用时将荆芥面均匀地撒在受治皮肤表面,然后用手掌来回反复搓揉。

6. 地肤子。用法:将全株地肤子切碎后煎水去渣,待其温后洗澡,1 日 2 次。

第六章 瘙痒性皮肤病

第一节 皮肤瘙痒症

皮肤瘙痒症是一种无明显原发性皮肤损害而以瘙痒为主要症状的皮肤病,好发于老年,多见于冬季,少数亦有夏季发作。西医学认为,本病病因复杂,致病因素广,某些内部疾病、外来刺激均可引起。本病为皮肤科的常见病、多发病,但是流行病学资料相对较少,据报道挪威成年人中瘙痒症患病率为8%,我国国内相关报道老年性皮肤瘙痒症的总患病率达31%,,并且随着年龄的增长,皮肤瘙痒症的发病频率和程度呈升高趋势。

皮肤瘙痒症中医称之为"风瘙痒",中医文献中又有"痒风""风痒""抓风疮"等病名。

一、诊断要点

根据皮肤瘙痒的范围及部位的不同,可将本病分为全身性和局限性两种类型,局限性瘙痒症还可根据其发病部位又分为肛门瘙痒症、女阴瘙痒症、阴囊瘙痒症及下肢瘙痒症等。根据发病年龄分为老年性皮肤瘙痒症、青壮年皮肤瘙痒症。根据发病季节又可分为冬季瘙痒症、夏季瘙痒症。

（一）症状

1. 临床表现　皮肤阵发性瘙痒,痒无定处或局限于身体某些部位,以阴部、肛门周围、头皮、小腿较为常见。无原发皮损,反复搔抓可见抓痕、血痂、色素沉着和苔藓样变等继发皮损,甚至继发感染引起毛囊炎、疖、淋巴结炎等。好发于老年人,多见于冬季,亦有发于夏季,因潮湿多汗诱发。

2. 自觉症状　自觉阵发性剧烈瘙痒,以晚间为重,尚可自觉灼热、蚁行等。

3. 其他　本病呈慢性病程,易反复发作。

（二）体征

严重程度可根据其面积、瘙痒评分、继发抓痕条数等进行评分。

（三）辅助检查

无特异性检查。如病程反复者，需要根据病史选择性地做进一步相关检查，包括：血糖、血白细胞分类（包括嗜酸性粒细胞检查）、尿常规、尿肌酐、血碱性磷酸酶和胆红素、甲状腺激素和促甲状腺激素测定和大便潜血测定，胸部 X 线检查等，外阴肛周的瘙痒也要注意真菌、寄生虫的检查。

（四）鉴别诊断

应与疥疮、虱病、螨虫皮炎、神经性皮炎、慢性湿疹及银屑病等相鉴别，女阴瘙痒症应与阴道滴虫及念珠菌感染相鉴别。

二、西医治疗要点

（一）一般治疗

根据原发疾病治疗，以避免接触各种诱因、镇静止痒为原则。应仔细询问病史，寻找并去除相关病因或诱发因素，如糖尿病、尿毒症等引起者应主要治疗原发病；避免局部刺激，包括搔抓、洗烫及不当治疗；生活应规律，衣着松软，避免辛辣、酒类、浓茶和咖啡等刺激性食物，以及注意情绪的调节；夏季避免高温，冬季应防干燥。

（二）西药治疗

1. 局部治疗

（1）低 pH 值的清洁剂和润滑剂：皮肤表面酸性物质可以有效地减少皮肤刺激，最终减轻瘙痒。

（2）冷却剂和局部麻醉药：包括薄荷脑、樟脑、苯酚及炉甘石洗剂，这些物质刺激神经末梢传递冷感掩盖痒觉，以及利多卡因和丙胺卡因的混合物恩纳（EMLA）也有抗瘙痒作用。

（3）外用抗组胺剂和外用糖皮质激素：前者如 5% 多塞平软膏，后者可以有效地减轻由炎症介质介导的皮肤病，但限于短期和小面积使用。

（4）免疫抑制剂：吡美莫司和他克莫司。

（5）润肤剂：皮肤干燥者可外用润肤剂如维生素 E 霜、硅霜等。

2. 系统治疗

（1）抗组胺类药物：钙剂、维生素 C、硫代硫酸钠及镇静催眠等药物，可根据病情选择使用。

（2）麻醉剂激素药物：全身性瘙痒症可用盐酸普鲁卡因做静脉封闭，局限性瘙痒症可用曲安奈德、地塞米松或泼尼松龙等做局部封闭。对老年性瘙痒症可用小量性激素治疗。

（3）其他：如沙利度胺、阿片受体拮抗剂、5-羟色胺受体拮抗剂等。

（三）物理治疗

光疗（UVA、UVB 和 PUVA）对炎症性皮肤病及尿毒症、原发性胆汁郁积和真性红细胞增多症等系统疾病引起的瘙痒有效；还可选用矿泉浴、糠浴等。

三、中成药应用

（一）基本病机

中医认为，本病病因病机复杂，变化多端，常与气血、风邪相关。既有内因又有外因，内因包括脏腑气血失调，或久病之躯，表现为气血虚弱、肝肾亏损及情志不遂；外因包括风、寒、湿、热等邪客于肌表。

（二）辨证分型使用中成药

皮肤瘙痒症常用中成药见表 20。

表 20　皮肤瘙痒症常用中成药一览表

证型	常用中成药
风热血热证	皮肤病血毒丸、防风通圣丸、肤痒颗粒
湿热内蕴证	疗癣卡西甫丸、金蝉止痒胶囊、龙胆泻肝丸
血虚风燥证	润燥止痒胶囊、乌蛇止痒丸

1. 风热血热证

〔**证候**〕**主症**：皮肤瘙痒，遇热或饮酒后加重，搔破后血痕累累；**次症**：可伴有心烦、口渴、小便黄、大便干；**舌脉**：舌质红，苔薄黄，脉浮数或弦数。

〔**治法**〕清热疏风，凉血止痒。

〔**方药**〕消风散加减。

〔**中成药**〕（1）皮肤病血毒丸^{（药典）}（由金银花、连翘、忍冬藤、苦地丁、天葵子、土贝母、土茯苓、白鲜皮、地肤子、黄柏、赤茯苓、当归、白芍、熟地黄、鸡血藤、地黄、牡丹皮、白茅根、紫草、紫荆皮、赤芍、益母草、茜草、酒川芎、桃仁、红花、酒蛇蜕、防风、蝉蜕、炒牛蒡子、炒苍耳子、浮萍、荆芥穗炭、苦杏仁、桔梗、白芷、皂角刺、酒大黄、甘草组成）。功能主治：清热利湿解毒，凉血活血散瘀。用于血热风盛、湿毒瘀结所致的瘾疹、湿疮、粉刺、酒渣鼻、疖肿，症见皮肤风团、丘疹，皮肤红赤，肿痛，瘙痒，大便干燥。用法用量：口服，1 次 20 粒，1 日 2 次。

（2）防风通圣丸^{（专家共识）}（由防风、荆芥穗、薄荷、麻黄、大黄、芒硝、栀子、滑石、桔梗、石膏、川芎、当归、白芍、黄芩、连翘、甘草、炒白术组成）。功能主治：解表通里，清热解毒。用于外寒内热，表里俱实，恶寒壮热，头痛咽干，小便短赤，大便秘结，风疹湿疮。用法用量：口服，1 次 6g，1 日 2 次。

（3）肤痒颗粒^{（医保目录）}（由炒苍耳子、地肤子、川芎、红花、白英组成）。功能主治：祛风活血，除湿止痒。用于皮肤瘙痒病、荨麻疹。用法用量：开水冲服，1 次 1~2 袋，1 日 3 次。

2. 湿热内蕴证

〔证候〕主症：瘙痒不止，抓破后渗液结痂，肛周皮肤潮湿瘙痒；次症：伴口干口苦，胸胁胀满，纳差，小便黄；舌脉：舌红，苔黄腻，脉滑数。

〔治法〕清热利湿止痒。

〔方药〕龙胆泻肝汤加减。

〔中成药〕（1）疗癣卡西甫丸^{（专家共识）}（由黄连、欧菝葜根、白芝麻、菝葜组成）。功能主治：清除碱性异常黏液质，燥湿，止痒。用于肌肤瘙痒，体癣，牛皮癣等。用法用量：口服，1 次 10g，1 日 2 次。

（2）金蝉止痒胶囊^{（医保目录）}（由金银花、栀子、黄芩、苦参、黄柏、龙胆、白芷、白鲜皮、蛇床子、蝉蜕、连翘、地肤子、地黄、青蒿、广藿香、甘草组成）。功能主治：清热解毒，燥湿止痒。用于湿热内蕴所引起的丘疹性荨麻疹、夏季皮炎等皮肤瘙痒症状。用法用量：口服，1 次 6 粒，1 日 3 次，饭后服用。

（3）龙胆泻肝丸^{（药典）}（由龙胆、柴胡、黄芩、炒栀子、泽泻、川木通、盐车前子、酒当归、地黄、炙甘草组成）。功能主治：清肝胆，利湿热。用于肝胆湿热所致的头晕目赤，耳鸣耳聋，耳部疼痛，胁痛口苦，尿赤涩痛，湿热带下。用法用量：口服，大蜜丸 1 次 1~2 丸，水丸 1 次 3~6g，1 日 2 次。

3. 血虚风燥证

〔证候〕主症：以老年人多见，病程较长，皮肤干燥瘙痒，血痕累累；次症：可伴有头晕眼花，两目干涩，失眠多梦等症；舌脉：舌红少苔，脉细数。

〔治法〕养血平肝，祛风止痒。

〔方药〕当归饮子加减。

〔中成药〕（1）润燥止痒胶囊^{（专家共识）}（由何首乌、制何首乌、生地黄、桑叶、苦参、红活麻组成）。功能主治：养血滋阴，祛风止痒，润肠通便。用于血虚风燥所致的皮肤瘙痒、痤疮、便秘。用法用量：口服，1 次 4 粒，1 日 3 次。2 周为一疗程。

（2）乌蛇止痒丸^{（专家共识）}[由乌梢蛇（白酒炙）、防风、蛇床子、苦参、关黄柏、苍术（泡）、红参须、牡丹皮、蛇胆汁、人工牛黄、当归组成]。功能主治：养血祛风,燥湿止痒。用于风湿热邪蕴于肌肤所致的瘾疹、风瘙痒,症见皮肤风团色红、时隐时现、瘙痒难忍,或皮肤瘙痒不止、皮肤干燥、无原发皮疹;慢性荨麻疹、皮肤瘙痒症见上述证候者。用法用量:口服,1 次 2.5g,1 日 3 次。

(三) 外治法

1. 复方黄柏液涂剂(药典)

〔**组成**〕连翘、黄柏、金银花、蒲公英、蜈蚣。

〔**功效**〕清热解毒,消肿祛腐。

〔**主治**〕用于疮疡溃后,伤口感染,属阳证者。

〔**用法**〕外用。浸泡纱布条外敷于感染伤口内,或破溃的脓疡内。若溃疡较深,可用直径 0.5~1.0cm 的无菌胶管,插入溃疡深部,以注射器抽取本品进行冲洗。用量一般 10~20ml,1 日 1 次。或遵医嘱。

〔**注意事项**〕①本品仅供外用,不可内服。②使用本品前应注意按常规换药法清洁或清创病灶。③开瓶后,不宜久存。④孕妇禁用。⑤本品性状发生改变时禁止使用。⑥对本品过敏者禁用,过敏体质者慎用。⑦忌食辛辣、海鲜、油腻及刺激性食物。

2. 皮肤康洗液(专家共识)

〔**组成**〕金银花、蒲公英、马齿苋、土茯苓、大黄、赤芍、蛇床子、白鲜皮、地榆、甘草。

〔**功效**〕清热解毒,除湿止痒。

〔**主治**〕用于湿热阻于皮肤所致湿疹,见有瘙痒、红斑、丘疹、水疱、渗出、糜烂等和湿热下注所致阴痒、白带过多。皮肤湿疹及各类阴道炎见有上述证候者。

〔**用法**〕外用。皮肤湿疹:取适量药液直接涂抹于患处,有糜烂面者可稀释 5 倍量后湿敷,1 日 2 次。妇科病:先用清水冲洗阴道,取适量药液用温开水稀释 5~10 倍,用阴道冲洗器将药液注入阴道内保留几分钟。或坐浴,1 日 2 次。或遵医嘱。

〔**注意事项**〕①孕妇禁用。②阴性疮疡禁用。③皮肤干燥、肥厚伴有裂口者不宜使用。④月经期及患有重度宫颈糜烂者禁用。⑤用药部位出现烧灼感、瘙痒、红肿时应立即停用,并用清水洗净。⑥治疗阴痒(阴道炎)每日应清洁外阴,并忌房事。

3. 川百止痒洗剂(其他)

〔**组成**〕苦参、西河柳、蛇床子、马齿苋、荆芥、白鲜皮、百部、蜂房、桃枝、柳枝、槐枝、川芎、蒺藜、地肤子、白芷、艾叶。

〔**功效**〕疏风止痒,燥湿解毒。

〔**主治**〕适用于风邪外来,湿毒内蕴,腠理失和所致的皮肤、阴部瘙痒症。

〔**用法**〕外用。可直接涂于患处或经稀释 4 倍后洗浴患处,每日 1~2 次。

〔**注意事项**〕①本品为外用药,禁止内服。②忌烟酒、辛辣、油腻及腥发食物。③切勿接触眼睛、口腔等黏膜处。皮肤破溃处禁用。④使用本品时,请勿用其他去污剂,以免影响疗效。忌用热水烫洗。⑤本品如有沉淀,不影响使用效果,摇匀后使用。⑥孕妇慎用。因糖尿病、肾病、肝病、肿瘤等疾病引起的皮肤瘙痒,不属本品适用范围。⑦用药 7 日症状无缓解,应去医院就诊。⑧对本品过敏者禁用,过敏体质者慎用。⑨本品性状发生改变时禁止使用。⑩如正在使用其他药品,使用本品前请咨询医师或药师。

4. 甘霖洗剂^(专家共识)

〔**组成**〕甘草、苦参、土荆皮、白鲜皮、薄荷脑、冰片,辅料为乙醇、聚山梨酯80、甘油、苯甲酸钠和纯化水。

〔**功效**〕清热除湿,祛风止痒。

〔**主治**〕用于风湿热蕴肌肤所致的皮肤瘙痒和下焦湿热导致的外阴瘙痒。

〔**用法**〕外用。①皮肤瘙痒:取本品适量,稀释 20 倍,外搽患处,1 日 3 次。②外阴瘙痒:取本品适量,稀释 10 倍,冲洗外阴和阴道,再用带尾线的棉签浸稀释 5 倍的药液,置于阴道内,次日取出,1 日 1 次。患者使用本品后,无需再用水冲洗。

〔**注意事项**〕①本品为外用药,切忌内服;严防接触眼、口、鼻等黏膜处。②妇科阴道内用药宜由医生进行操作。③阴道内使用有轻度清凉感为药物正常反应。④因糖尿病、肝病、肾病、肿瘤等引起的皮肤瘙痒,不属于本品适用范围。⑤患处不宜用热水洗烫。⑥治疗期间宜饮食清淡,忌食辛辣酒酪,油腻腥荤。⑦按照用法用量使用后未见症状改善者,应向医师咨询,或去医院就诊。⑧妇科使用时,阴道洗涤器用前用后必须洗净,并在清洁处保存。⑨对本品及乙醇过敏者禁用,过敏体质慎用。⑩本品性状发生改变时禁止使用。⑪儿童必须在成人监护下使用。⑫请将本品放在儿童不能接触到的地方。⑬如正在使用其他药品,使用本品前请咨询医师或药师。

5. 羌月乳膏^(专家共识)

〔**组成**〕月见草油、羌活、维生素 E、硬脂酸、凡士林、羊毛脂、甘油、三乙醇胺。

〔**功效**〕祛风,除湿,止痒,消肿。

〔**主治**〕用于亚急性湿疹和慢性湿疹。

〔**用法**〕外用。涂于患处,1日2~3次。

〔**注意事项**〕①对本品过敏者禁用。②避免接触眼睛。③皮损处有糜烂、渗液者不宜使用。④涂用1周后症状无变化,应向医师咨询。⑤用药部位如有烧灼感、瘙痒、红肿等应停止用药,以清水洗净,必要时应向医师咨询。⑥对本品过敏者禁用,过敏体质慎用。⑦儿童必须在成人监护下使用。⑧本品性状发生改变时禁止使用。⑨请将本品放在儿童不能接触到的地方。⑩如正在使用其他药品,使用本品前请咨询医师或药师。

6. 青鹏软膏^(专家共识)

〔**组成**〕棘豆、亚大黄、铁棒锤、诃子(去核)、毛诃子、余甘子、安息香、宽筋藤、人工麝香。

〔**功效**〕活血化瘀,消肿止痛。

〔**主治**〕用于风湿性关节炎、类风湿关节炎、骨关节炎、痛风、急性或慢性扭挫伤、肩周炎引起的关节、肌肉肿胀疼痛及皮肤瘙痒、湿疹。

〔**用法**〕外用。涂抹于患处,1日2次。

〔**注意事项**〕①请勿口服;②放在儿童触及不到之处;③破损皮肤禁用;④孕妇禁用。

7. 冰黄肤乐软膏^(药典)

〔**组成**〕大黄、姜黄、硫黄、黄芩、甘草、冰片、薄荷脑。

〔**功效**〕清热燥湿,活血祛风,止痒消炎。

〔**主治**〕用于湿热蕴结或血热风燥引起的皮肤瘙痒、神经性皮炎、湿疹、足癣及银屑病等瘙痒性皮肤病见上述证候者。

〔**用法**〕外用。取本品适量涂于患处,1日3次。

〔**注意事项**〕治疗期间忌酒等辛辣发物。

8. 肤舒止痒膏^(专家共识)

〔**组成**〕苦参、土茯苓、淫羊藿、人参、天冬、麦冬、玉竹、黑芝麻、冰片。

〔**功效**〕清热燥湿,养血止痒。

〔**主治**〕用于血热风燥所致的皮肤瘙痒。

〔**用法**〕外用。取本品5~10g于湿毛巾上抹擦皮肤,揉摩5~10分钟,用清水冲净即可,1日1次。

〔**注意事项**〕①本品为外用药,禁止内服。②忌烟酒、辛辣、油腻及腥发食物。③切勿接触眼睛、口腔等黏膜处。皮肤破溃处禁用。④患处不宜用热水烫洗。⑤孕妇慎用。⑥因糖尿病、肾病、肝病、肿瘤等疾病引起的皮肤瘙痒,不属本品适用范围。⑦用药7日症状无缓解,应去医院就诊。⑧对本品及乙醇过敏者禁用,过敏体质者慎用。⑨本品性状发生改变时禁止使用。⑩儿童必须在成人监护下使用。⑪请将本品放在儿童不能接触到的地方。⑫如正在使用其他药品,使用本品前请咨询医师或药师。

9. 丹皮酚软膏(专家共识)

〔**组成**〕丹皮酚、丁香油。

〔**功效**〕消炎止痒。

〔**主治**〕用于各种湿疹、皮炎、皮肤瘙痒、蚊臭虫叮咬等各种皮肤疾患,对过敏性鼻炎和防治感冒也有一定效果。

〔**用法**〕外用。涂敷患处,1日2~3次;防治感冒可涂鼻下上唇处,鼻炎涂鼻腔内。

〔**注意事项**〕①本品为外用药,禁止内服。②孕妇及过敏体质者慎用。③产品性状发生改变时禁止使用。④患处忌同时使用油脂类物质及护肤品。⑤部位如有烧灼感、瘙痒、红肿等应停止用药,以清水洗净,必要时向医师咨询。⑥因糖尿病、肾病、肝病、肿瘤等疾病引起的皮肤瘙痒,不属本品适用范围。⑦孕妇慎用,儿童、哺乳期妇女、老年患者应在医师指导下使用。⑧用药7日症状无缓解,应去医院就诊。⑨本品性状发生改变时禁止使用。⑩儿童必须在成人监护下使用。⑪请将本品放在儿童不能接触到的地方。⑫如正在使用其他药品,使用本品前请咨询医师或药师。

10. 除湿止痒软膏(医保目录)

〔**组成**〕蛇床子、黄连、黄柏、白鲜皮、苦参、虎杖、紫花地丁、地肤子、萹蓄、茵陈、苍术、花椒、冰片。

〔**功效**〕清热除湿,祛风止痒。

〔**主治**〕用于急性、亚急性湿疹证属湿热或湿阻型的辅助治疗。

〔**用法**〕外用。涂抹于患处,1日3~4次。

〔**注意事项**〕①本品为外用药,禁止内服。②切勿接触眼睛、口腔等黏膜处,皮肤破溃处禁用。③用药期间不宜同时服用温热性药物或使用其他外用药。④本品仅为急性、亚急性湿疹证属湿热或湿阻型的辅助治疗药品,应在医生确诊后使用。⑤第1次使用本品前应咨询医生,治疗期间应定期到医院检查。⑥儿童应在医师指导下使用。⑦用药7日后如症状无缓解,应去医院就诊。⑧对本品过敏者禁用,过敏体质者慎用。⑨本品性状发生改变时禁止使用。⑩儿童必须在成人监护下使用。⑪请将本品放在儿童不能接触到的地方。⑫如正在使用其他药品,使用本品前请咨询医师或药师。

四、单验方

1. 谢生明(宁夏吴忠市医院)验方——银翘二赤汤 组成:连翘15g、金银花15g、赤小豆20g、赤茯苓12g、桑白皮12g、白鲜皮12g、地肤子15g、当归尾10g、栀子10g、甘草6g。功效:清热燥湿解毒,祛风止痒。用于皮肤瘙痒。

2. 杨文信(西南医科大学附属中医医院)验方——养血解郁汤 组成:当归15g、生地黄15g、川芎10g、白芍15g、刺蒺藜15g、防风10g、柴胡10g、香附10g、茯苓15g、合欢皮20g、首乌藤20g、炙甘草5g。功效:养血润燥,解郁安神。用于皮肤瘙痒症之血虚风燥证。

3. 紫背浮萍。用法:适量水煎熏洗患处。另用上药晒干研末,黄酒冲服20g,每日3次。

4. 槐叶。用法:槐叶加盐少许捣烂,擦患处。

5. 构树。用法:取其嫩叶或枝,煎水洗患处。

第二节 神经性皮炎

神经性皮炎又称慢性单纯性苔藓,是以阵发性剧痒和皮肤苔藓样变为特征的慢性炎症性皮肤病。由于该病与神经精神因素有明显的关系,临床上将其归入神经精神障碍性皮肤病类中。流行病学调查显示,神经性皮炎发生率占皮肤科初诊病例的2.1%~7.7%。该病不仅影响美观,同时不同程度地影响工作和休息,大大降低了生活质量。

神经性皮炎中医称之为"牛皮癣",中医文献中又有"摄领疮""顽癣"等病名。

一、诊断要点

本病依其受累范围的大小,在临床上分为局限性和播散性神经性皮炎两种。

(一)症状

1. 临床表现 本病以20~40岁青壮年占多数,儿童少见,男性多于女性。好发于颈项、上眼睑处,也常发生于双肘伸侧、腰骶部、小腿、外阴、阴囊和肛周区等易搔抓部位,多局限于一处或两侧对称分布。皮疹演变过程:初为局部间歇性瘙痒而无明显皮损,经反复搔抓或摩擦后出现粟粒至绿豆大圆形或多角形扁平丘疹,密集或散在。呈淡红、淡褐色或正常肤色,表面光滑或覆有少量糠秕状鳞屑,久之皮损渐扩大并融合成片,皮纹加深,呈苔藓样变,直径可达 2~6cm 或更大,边缘清楚。部分患者皮损分布广泛。常伴见抓痕、血痂或继发感染。

2. 自觉症状　自觉阵发性剧烈瘙痒,常于局部刺激、精神烦躁及饮酒、食辛辣刺激性食物时加剧,夜间明显。泛发性神经性皮炎表现为奇痒难忍,可严重影响工作与睡眠。

3. 其他　本病呈慢性病程,多年不愈或反复发作。

（二）体征

主要包括皮损的颜色、形状、分布、境界、鳞屑、面积大小、肥厚程度、诱发或加重因素等。

（三）辅助检查

本病根据典型的临床表现易于诊断。必要时可进行皮肤组织病理学检查。

（四）鉴别诊断

应与慢性湿疹、皮肤瘙痒症、原发性皮肤淀粉样变、特应性皮炎及扁平苔藓等相鉴别。

二、西医治疗要点

（一）一般治疗

西医治疗的根本目的是止痒,应避免搔抓、摩擦等各种刺激,辅以心理治疗,树立患者治疗疾病的勇气和信心。只有这样,才能打破瘙痒—搔抓—瘙痒这一恶性循环。治疗方法很多,可根据皮肤受累范围的大小适当选择。

（二）西药治疗

1. 局部治疗

（1）糖皮质激素制剂:可选用软膏、霜剂或溶液外用,若用封包治疗,可加强疗效。分布在眼周的皮炎,外用上述药物要谨慎,如果必须应用,时间要短。

（2）焦油类制剂:如 10% 黑豆馏油软膏或煤焦油软膏、松馏油软膏等仍是常用药物,缺点是有气味,易弄脏衣服。

（3）封闭治疗:是较常用的方法,常选用糖皮质激素,需要注意激素的副反应和禁忌证,尤其封闭处皮损可能出现皮肤萎缩、色素变化等。

2. 系统治疗

（1）抗组胺类药物、钙剂等对症止痒,并辅以维生素 B 族口服。

（2）有神经衰弱症状及瘙痒剧烈者,可应用镇静剂及一代抗组胺类药物。

（3）泛发性慢性单纯性苔藓伴剧烈瘙痒者，可给以普鲁卡因静脉封闭，用药前需做皮试，严重肝、肾功能不全者忌用。

（4）皮损泛发者口服雷公藤多苷片。

（三）物理治疗

有核素 ^{32}P、^{90}Sr 敷贴、浅层 X 线、紫外线、氦氖激光照射，磁疗、蜡疗、矿泉治疗及光化学疗法等。

三、中成药应用

（一）基本病机

中医认为，情志内伤、风邪侵扰是本病发病的诱发因素，营血失和、经脉失疏是本病的病机特点。七情内伤，肝气郁滞，郁久化火，火热内生，伏于营血，熏蒸肌肤而发为牛皮癣；风邪侵袭体表，郁于肌肤，郁久发热，致使营血失和，经脉失养而发为牛皮癣。

（二）辨证分型使用中成药

神经性皮炎常用中成药见表 21。

表 21　神经性皮炎常用中成药一览表

证型	常用中成药
风湿热蕴证	消风止痒颗粒、肤痒颗粒、荨麻疹丸
肝郁化火证	龙胆泻肝丸、丹栀逍遥丸、当归龙荟丸
血虚风燥证	润燥止痒胶囊、乌蛇止痒丸、湿毒清胶囊

1. 风湿热蕴证

〔证候〕主症：相当于局限性神经性皮炎，病程较短。多因脾胃湿热，复感风邪，蕴阻肌肤而发为丘疹。皮损呈淡褐色片状，粗糙肥厚，剧痒时作，夜间尤甚；次症：可伴有发热，口渴，腹胀；舌脉：舌质淡红，苔薄白或白腻，脉濡缓。

〔治法〕祛风利湿，清热止痒。

〔方药〕消风散加减。

〔中成药〕（1）消风止痒颗粒^{（药典）}[由防风、蝉蜕、地骨皮、苍术（炒）、亚麻子、当归、地黄、木通、荆芥、石膏、甘草组成]。功能主治：清热除湿，消风止痒。用于风湿热邪蕴阻肌肤所致的湿疮、风瘙痒、小儿瘾疹，症见皮肤丘疹、水疱、抓痕、血痂，或见梭形或纺锤形水肿性风团、中央出现小水疱、瘙痒剧烈；丘疹样荨麻疹、湿疹及皮肤瘙痒症见上述证候者。用法用量：口服，1 岁以内 1 日 1

袋,1~4 岁 1 日 2 袋,5~9 岁 1 日 3 袋,10~14 岁 1 日 4 袋,15 岁以上 1 日 6 袋,分 2~3 次服用。

（2）肤痒颗粒^(医保目录)（由炒苍耳子、地肤子、川芎、红花、白英组成）。功能主治:祛风活血,除湿止痒。用于皮肤瘙痒病、荨麻疹。用法用量:开水冲服,1次 1~2 袋,1 日 3 次。

（3）荨麻疹丸^(其他)（由白芷、防风、白鲜皮、薄荷、川芎、三棵针、赤芍、威灵仙、土茯苓、荆芥、亚麻子、黄芩、升麻、苦参、红花、何首乌、炒蒺藜、菊花、当归组成）。功能主治:清热祛风,除湿止痒。用于风、湿、热而致的荨麻疹、湿疹、皮肤瘙痒。用法用量:开水冲服,1 次 10g(1 袋),1 日 2 次。

2. 肝郁化火证

〔证候〕主症:皮疹色红;次症:伴心烦易怒或精神抑郁,失眠多梦、眩晕、心悸、口苦咽干;舌脉:舌边尖红,苔薄白,脉弦数。

〔治法〕疏肝理气,清肝泻火。

〔方药〕龙胆泻肝汤加减。

〔中成药〕（1）龙胆泻肝丸^(药典)（由龙胆、柴胡、黄芩、炒栀子、泽泻、川木通、盐车前子、酒当归、地黄、炙甘草组成）。功能主治:清肝胆,利湿热。用于肝胆湿热所致的头晕目赤,耳鸣耳聋,耳部疼痛,胁痛口苦,尿赤涩痛,湿热带下。用法用量:口服,大蜜丸 1 次 1~2 丸,水丸 1 次 3~6g,1 日 2 次。

（2）丹栀逍遥丸^(药典)〔由柴胡(酒制)、当归、白芍(酒炒)、栀子(炒焦)、牡丹皮、白术(土炒)、茯苓、甘草(蜜炙)、薄荷组成〕。功能主治:疏肝解郁,清热调经。用于肝郁化火,胸胁胀痛,烦闷急躁,颊赤口干,食欲不振或有潮热,以及妇女月经先期,经行不畅,胸乳与少腹胀痛。用法用量:口服,1 次 6~9g,1 日 2 次。

（3）当归龙荟丸^(药典)（由酒炒当归、芦荟、青黛、酒炒大黄、酒炒龙胆、酒黄连、酒炒黄芩、栀子、盐炒黄柏、木香、麝香组成）。功能主治:泻火通便。用于肝胆火旺,心烦不宁,头晕目眩,耳鸣耳聋,胁肋疼痛,脘腹胀痛,大便秘结。用法用量:口服,1 次 6g,1 日 2 次。

3. 血虚风燥证

〔证候〕主症:多见于老年人及体质虚弱患者,皮损色淡或灰白,肥厚粗糙似牛皮,爪如枯木;次症:常伴有心悸怔忡、气短乏力、妇女月经量过少等;舌脉:舌质淡,苔薄白,脉沉细。

〔治法〕养血润燥,息风止痒。

〔方药〕当归饮子加减。

〔**中成药**〕(1) 润燥止痒胶囊^(医保目录)(由何首乌、制何首乌、生地黄、桑叶、苦参、红活麻组成)。功能主治:养血滋阴,祛风止痒,润肠通便。用于血虚风燥所致的皮肤瘙痒、痤疮、便秘。用法用量:口服,1 次 4 粒,1 日 3 次。2 周为一疗程。

(2) 乌蛇止痒丸^(药典)[由乌梢蛇(白酒炙)、防风、蛇床子、苦参、关黄柏、苍术(泡)、红参须、牡丹皮、蛇胆汁、人工牛黄、当归组成]。功能主治:养血祛风,燥湿止痒。用于风湿热邪蕴于肌肤所致的瘾疹、风瘙痒,症见皮肤风团色红、时隐时现、瘙痒难忍,或皮肤瘙痒不止、皮肤干燥、无原发皮疹;慢性荨麻疹、皮肤瘙痒症见上述证候者。用法用量:口服,1 次 2.5g,1 日 3 次。

(3) 湿毒清胶囊^(药典)(由地黄、当归、丹参、蝉蜕、苦参、白鲜皮、甘草、黄芩、土茯苓组成)。功能主治:养血润燥,祛风止痒。用于血虚风燥所致的风瘙痒,症见皮肤干燥、脱屑、瘙痒,伴有抓痕、血痂、色素沉着;皮肤瘙痒症见上述证候者。用法用量:口服,1 次 3~4 粒,1 日 3 次。

(三) 外治法

1. 除湿止痒软膏^(医保目录)

〔**组成**〕蛇床子、黄连、黄柏、白鲜皮、苦参、虎杖、紫花地丁、地肤子、萹蓄、茵陈、苍术、花椒、冰片。

〔**功效**〕清热除湿,祛风止痒。

〔**主治**〕用于急性、亚急性湿疹证属湿热或湿阻型的辅助治疗。

〔**用法**〕外用。涂抹于患处,1 日 3~4 次。

〔**注意事项**〕①本品为外用药,禁止内服;②切勿接触眼睛、口腔等黏膜处,皮肤破溃处禁用;③用药期间不宜同时服用温热性药物或使用其他外用药类;④本品仅为急性、亚急性湿疹证属湿热或湿阻型的辅助治疗药品,应在医生确诊后使用;⑤第 1 次使用本品前应咨询医生,治疗期间应定期到医院检查;⑥儿童应在医师指导下使用;⑦用药 7 日症状无缓解,应去医院就诊;⑧对本品过敏者禁用,过敏体质者慎用;⑨本品性状发生改变时禁止使用;⑩儿童必须在成人监护下使用;⑪请将本品放在儿童不能接触到的地方;⑫如正在使用其他药品,使用本品前请咨询医师或药师。

2. 冰黄肤乐软膏^(药典)

〔**组成**〕大黄、姜黄、硫黄、黄芩、甘草、冰片、薄荷脑。

〔**功效**〕清热燥湿,活血祛风,止痒消炎。

〔**主治**〕用于湿热蕴结或血热风燥引起的皮肤瘙痒、神经性皮炎、湿疹、足癣及银屑病等瘙痒性皮肤病见上述证候者。

〔**用法**〕外用。取本品适量涂于患处,1日3次。

〔**注意事项**〕治疗期间忌酒等辛辣发物。

3. 川百止痒洗剂^(其他)

〔**组成**〕苦参、西河柳、蛇床子、马齿苋、荆芥、白鲜皮、百部、蜂房、桃枝、柳枝、槐枝、川芎、蒺藜、地肤子、白芷、艾叶。

〔**功效**〕疏风止痒,燥湿解毒。

〔**主治**〕适用于风邪外来,湿毒内蕴,腠理失和所致的皮肤、阴部瘙痒症。

〔**用法**〕外用。可直接涂于患处或经稀释4倍后洗浴患处,每日1~2次。

〔**注意事项**〕①本品为外用药,禁止内服。②忌烟酒、辛辣、油腻及腥发食物。③切勿接触眼睛、口腔等黏膜处。皮肤破溃处禁用。④使用本品时,请勿用其他去污剂,以免影响疗效。忌用热水烫洗。⑤本品如有沉淀,不影响使用效果,摇匀后使用。⑥孕妇慎用。因糖尿病、肾病、肝病、肿瘤等疾病引起的皮肤瘙痒,不属本品适用范围。⑦用药7日症状无缓解,应去医院就诊。⑧对本品过敏者禁用,过敏体质者慎用。⑨本品性状发生改变时禁止使用。⑩如正在使用其他药品,使用本品前请咨询医师或药师。

4. 黑豆馏油凝胶^(其他)

〔**组成**〕黑豆馏油、桉油、冰片、氧化锌。

〔**功效**〕消炎、收敛、止痒,使角质再生。

〔**主治**〕用于神经性皮炎,慢性湿疹,亚急性、慢性皮炎等。

〔**用法**〕外用。取适量涂抹于患处,1日1~2次。

〔**注意事项**〕①在皮肤破损处不宜涂抹本品;②对于婴幼儿的亚急性、慢性皮炎应慎用。

5. 复方蛇脂软膏^(其他)

〔**组成**〕蛇脂、珍珠、冰片、人参、维生素A、维生素D、维生素E、硼酸。

〔**功效**〕养阴润燥,愈裂敛疮。

〔**主治**〕用于阴津不足,肌肤失养所致的手足皲裂、皮肤干燥症。

〔**用法**〕外用。1日2~3次,涂患处。

〔**注意事项**〕①本品为外用药,禁止内服;②有霉菌感染,或伴有足癣者应在医师指导下配合其他药物治疗;③用药后局部出现皮疹等过敏表现者应停用;④用药7日症状无缓解,应去医院就诊;⑤对本品过敏者禁用,过敏体质慎用;⑥本品性状发生改变时禁止使用;⑦儿童必须在成人监护下使用;⑧请将本品放在儿童不能接触到的地方;⑨如正在使用其他药品,使用本品前请咨询医师或药师。

6. 止痒酊[其他]

〔**组成**〕白鲜皮、土荆皮、苦参。

〔**功效**〕燥湿杀虫，祛风止痒。

〔**主治**〕用于蚊虫叮咬瘙痒、足癣趾间瘙痒、局限性神经性皮炎。

〔**用法**〕外用。涂抹患处，1 日 2~3 次。

〔**注意事项**〕外用药，忌内服。

四、单验方

1. 赵炳南（北京中医医院）验方——全虫方　组成：全虫 6g、皂角刺 6g、防风 10g、刺蒺藜 15g、苦参 10g、白鲜皮 15g、当归 10g、首乌藤 30g。功效：祛风利湿，养血润肤。用于神经性皮炎之风湿蕴阻证。

2. 马应昌（云南民族医药研究所）验方——全蝎青黛散　组成：生地黄 15g、玄参 12g、胡麻 12g、刺蒺藜 10g、白芷 10g、蜂房 10g、青黛 10g、全蝎 6g、苦参 10g、牡丹皮 10g、赤芍 10g。功效：养血润肤，活血散风。用于神经性皮炎之血虚风燥证。

3. 斑蝥。用法：将斑蝥 2g 放入 100ml 的 65° 白酒中，浸泡 7 日，取上清液备用。轻涂患处，1 日 2 次。

4. 醋。用法：将醋 500g 倒入铁锅内煮沸，浓缩至 50g，装瓶备用。将患处用温开水洗净，然后用消毒棉签蘸浓缩醋，直搽患处，每日早、晚各 1 次。

5. 天南星。用法：将上药适量研细末，加入煤油，调成糊状搽患处，每日 2~3 次。

第三节　结节性痒疹 •

结节性痒疹是一种以皮肤结节损害、剧烈瘙痒为特征的慢性炎症性瘙痒性皮肤病。其特点为突出于皮面的角化过度的丘疹、结节，剧烈瘙痒，呈对称分布。该病病因不明，可能与昆虫叮咬、胃肠道功能失调、内分泌代谢障碍及神经、精神因素有关。结节性痒疹为皮肤科较为常见的疾病之一，但对其发病率的统计尚不十分明确。本病病情顽固，严重影响患者的身心健康和生活质量，临床治疗方法有多种，但疗效欠佳。

结节性痒疹中医称之为"顽湿聚结"，在中医古代文献中，又被称为"马疥"

"痒风"。

一、诊断要点

本病呈慢性病程,可长久不愈。病程一般分为急性期、亚急性期及慢性期。

(一)症状

1. 临床表现　本病多见于成年人,以女性居多。皮损好发于四肢,尤以小腿伸侧多见。皮损初起为水肿性红色坚实丘疹,逐渐呈黄豆或更大的半球状结节,继之顶部角化明显呈疣状增生,表面粗糙,转成暗褐色,常散在分布,数个到上百个,或偶见密集成群。可自行消退并遗留色素沉着或瘢痕,也可因搔抓致结节顶部出现血痂、抓痕和苔藓样变。

2. 自觉症状　自觉剧烈瘙痒,为阵发性,以夜间及精神紧张时为甚,常难以忍受,但一般仅限于结节部位。

3. 其他　本病病程缓慢,病情顽固,可迁延多年。

(二)体征

主要包括皮损的颜色、形状、分布、数目、诱发或加重因素及其瘙痒程度。

(三)辅助检查

本病的表现相对比较典型,必要时可做组织病理学活检、直接和间接免疫荧光检查。

(四)鉴别诊断

应与疣状扁平苔藓、丘疹性荨麻疹、寻常疣、原发性皮肤淀粉样变等相鉴别。

二、西医治疗要点

(一)一般治疗

结节性痒疹比较顽固,临床治疗效果不佳。尤其是启动了瘙痒—搔抓—瘙痒的恶性循环,使本病治疗更加困难。应寻找可能的致病因素(如虫咬、局部刺激、相关疾病等),予以适当对症处理。剪短指甲或佩戴不分手指的手套入睡,干燥性皮肤使用保湿剂,洗澡水不宜过烫,穿着棉质衣物等亦有帮助。

(二)西药治疗

1. 局部治疗

(1)止痒剂:涂抹1%的薄荷醇或苯酚乳剂可以有效减缓瘙痒。

(2)糖皮质激素类药物:治疗多采用强效或超强效糖皮质激素,其抗感染、抗增生、止痒作用强,效果好。剂型上常用的有乳膏、硬膏、酊剂等。还可采用封包治疗加强疗效。

（3）局部注射：皮损外用药效果差者可考虑糖皮质激素药物局部注射治疗，需要注意激素的副反应和禁忌证。

2. 系统治疗

（1）抗组胺类药物：临床上一般采用抗组胺类药物作为基础治疗，但单纯使用疗效并不十分理想。

（2）糖皮质激素类药物：虽能短期内控制病情，但容易复发，且长期口服不良反应较多，因此多采用小量短期口服控制症状。

（3）免疫抑制剂：如环孢素、秋水仙碱、雷公藤多苷片。

（4）抗麻风类药物：如沙利度胺，单独使用效果差，可联合泼尼松及雷公藤多苷片、氨苯砜等使用。沙利度胺有明显致畸作用，育龄妇女禁用。

（5）其他：如维 A 酸类药物、普瑞巴林等。

（三）物理治疗

液氮冷冻、激光治疗、放射性同位素 $^{32}P^{90}Sr$ 敷贴或浅层 X 线放射治疗，都有一定疗效。

三、中成药应用

（一）基本病机

中医认为，本病多是由于湿热内蕴、复感风毒，风湿热毒凝聚，阻碍气血，经脉不畅，气血凝结形成的有形之结；或因毒虫叮咬，毒汁内侵，不慎搔抓使气血与毒汁结聚所致，病程日久，湿毒久蕴，生风化燥，气血瘀阻，发为结节。

（二）辨证分型使用中成药

结节性痒疹常用中成药见表 22。

表 22　结节性痒疹常用中成药一览表

证型	常用中成药
湿热风毒证	皮肤病血毒丸、肿节风分散片、二丁胶囊
血瘀风燥证	活血消炎丸、活血胶囊、润燥止痒胶囊

1. 湿热风毒证

〔证候〕主症：皮疹呈半球形隆起，色红或灰褐，散在孤立，触之坚实，剧痒时作；次症：可伴有心烦、口渴、小便黄、大便不调；舌脉：舌质红，苔黄腻，脉滑。

〔治法〕除湿解毒，疏风止痒。

〔**方药**〕秦艽汤加减。

〔**中成药**〕(1)皮肤病血毒丸^(药典)(由金银花、连翘、忍冬藤、苦地丁、天葵子、土贝母、土茯苓、白鲜皮、地肤子、黄柏、赤茯苓、当归、白芍、熟地黄、鸡血藤、地黄、牡丹皮、白茅根、紫草、紫荆皮、赤芍、益母草、茜草、酒川芎、桃仁、红花、蛇蜕、防风、蝉蜕、牛蒡子、苍耳子、浮萍、荆芥穗炭、苦杏仁、桔梗、白芷、皂角刺、酒大黄、甘草组成)。功能主治:清热利湿解毒,凉血活血散瘀。用于血热风盛、湿毒瘀结所致的瘾疹、湿疮、粉刺、酒渣鼻、疖肿,症见皮肤风团、丘疹、皮肤红赤、肿痛、瘙痒,大便干燥。用法用量:口服,1 日 2 次,1 次 20 粒。

(2)肿节风分散片^(其他)(主要成分为肿节风)。功能主治:清热解毒,消肿散结。用于肺炎、阑尾炎、蜂窝织炎属热毒壅盛证候,并可用于癌症辅助治疗。用法用量:口服,1 次 4 片,1 日 3 次。

(3)二丁胶囊^(其他)(由紫花地丁、蒲公英、板蓝根、半边莲组成)。功能主治:清热解毒。用于火热毒盛所致的热结痈毒、咽喉肿痛、风热火眼。用法用量:口服,1 次 5 粒,1 日 3 次。

2. 血瘀风燥证

〔**证候**〕**主症**:结节坚硬,表面粗糙,色紫红或暗红或紫褐,皮肤肥厚,干燥,阵发性瘙痒;**次症**:或伴有肌肤甲错、痛经、月经色紫暗或有血块;**舌脉**:舌紫暗,苔薄,脉涩。

〔**治法**〕活血软坚,祛风止痒。

〔**方药**〕全虫方加减。

〔**中成药**〕(1)活血消炎丸^(其他)(由醋制乳香、醋制没药、石菖蒲、黄米、牛黄组成)。功能主治:活血解毒,消肿止痛。用于热毒瘀滞所致的痈疽、乳痈,症见局部红肿热痛、有结块。用法用量:温黄酒或温开水送服,1 次 3g,1 日 2 次。

(2)活血胶囊^(其他)(由川芎、参三七、丹参、赤芍、生地、黄芩、金银花等组成)。功能主治:补气养血,活血化瘀,理气安神。用于中老年人气血虚弱,瘀血阻滞所致的神疲乏力,少气懒言,心悸怔忡,失眠多梦,肢体麻木,头痛,健忘等症。用法用量:口服,1 次 3 粒,1 日 3 次。

(3)润燥止痒胶囊^(医保目录)(由何首乌、制何首乌、生地黄、桑叶、苦参、红活麻组成)。功能主治:养血滋阴,祛风止痒,润肠通便。用于血虚风燥所致的皮肤瘙痒、痤疮、便秘。用法用量:口服,1 次 4 粒,1 日 3 次。2 周为一疗程。

(三)外治法

1. 五妙水仙膏^(其他)

〔**组成**〕黄柏、紫草、五倍子、碳酸钠、生石灰。

〔**功效**〕去腐生新,清热解毒。

〔**主治**〕用于毛囊炎、结节性痒疹、寻常疣、神经性皮炎者。

〔**用法**〕外用。由医生掌握使用。

〔**注意事项**〕①使用前应将药物搅匀,需稀释的药液随配随用,治疗要注意常规消毒、清洁皮肤。②擦洗药物,应用生理盐水或冷开水擦洗,不能用乙醇棉球擦洗。③切忌将药物进入眼内。大血管与近骨膜处药物不能久留。④用药后病变组织形成的痂,不可强行剥落,让其自行脱落,少数患者脱痂时间较长,有一定痒感,属正常情况。⑤脱痂初期,皮肤粉红或留有少量色素,1~2 个月后可恢复正常皮肤颜色。

2. 老鹳草软膏^(其他)

〔**组成**〕老鹳草。

〔**功效**〕除湿解毒,收敛生肌。

〔**主治**〕用于湿毒蕴结所致的湿疹、痈、疔、疮、疖及小面积水、火烫伤。

〔**用法**〕外用。涂敷患处,1 日 1 次。

〔**注意事项**〕①请将本品放在儿童不能接触到的地方;②如正在使用其他药品,使用本品前请咨询医师或药师。

3. 川百止痒洗剂^(其他)

〔**组成**〕苦参、西河柳、蛇床子、马齿苋、荆芥、白鲜皮、百部、蜂房、桃枝、柳枝、槐枝、川芎、蒺藜、地肤子、白芷、艾叶。

〔**功效**〕疏风止痒,燥湿解毒。

〔**主治**〕适用于风邪外来,湿毒内蕴,腠理失和所致的皮肤、阴部瘙痒症。

〔**用法**〕外用。可直接涂于患处或经稀释 4 倍后洗浴患处,1 日 1~2 次。

〔**注意事项**〕①本品为外用药,禁止内服。②忌烟酒、辛辣、油腻及腥发食物。③切勿接触眼睛、口腔等黏膜处。皮肤破溃处禁用。④使用本品时,请勿用其他去污剂,以免影响疗效。忌用热水烫洗。⑤本品如有沉淀,不影响使用效果,摇匀后使用。⑥孕妇慎用。因糖尿病、肾病、肝病、肿瘤等疾病引起的皮肤瘙痒,不属本品适用范围。⑦用药 7 日症状无缓解,应去医院就诊。⑧对本品过敏者禁用,过敏体质者慎用。⑨本品性状发生改变时禁止使用。⑩如正在使用其他药品,使用本品前请咨询医师或药师。

4. 蜈黛软膏^(其他)

〔**组成**〕蜈蚣、蛇床子、硫黄、白矾、浙贝母、青黛、黄柏、山慈菇、荆芥、莪术、五倍子、冰片。

〔**功效**〕清热燥湿,祛风止痒。

〔**主治**〕用于风湿热邪所致的亚急性、慢性湿疹的辅助治疗。

〔**用法**〕外用。洗净患处,涂上一薄层本品,然后反复按擦数次,使药物充分沾在皮肤上,1 日 2 次。

〔**注意事项**〕①在医师的指导下使用;②局部皮肤糜烂、红肿、灼热、疼痛及渗出严重者慎用。

5. 丹皮酚软膏^(专家共识)

〔**组成**〕丹皮酚、丁香油。

〔**功效**〕消炎止痒。

〔**主治**〕用于各种湿疹、皮炎、皮肤瘙痒、蚊臭虫叮咬等各种皮肤疾患,对过敏性鼻炎和防治感冒也有一定效果。

〔**用法**〕外用。涂敷患处,1 日 2~3 次;防治感冒可涂鼻下上唇处,鼻炎涂鼻腔内。

〔**注意事项**〕①本品为外用药,禁止内服。②孕妇及过敏体质者慎用。③产品性状发生改变时禁止使用。④患处忌同时使用油脂类物质及护肤品。⑤部位如有烧灼感、瘙痒、红肿等应停止用药,以清水洗净,必要时向医师咨询。⑥因糖尿病、肾病、肝病、肿瘤等疾病引起的皮肤瘙痒,不属本品适用范围。⑦孕妇慎用,儿童、哺乳期妇女、老年患者应在医师指导下使用。⑧用药 7 日症状无缓解,应去医院就诊。⑨本品性状发生改变时禁止使用。⑩儿童必须在成人监护下使用。⑪请将本品放在儿童不能接触到的地方。⑫如正在使用其他药品,使用本品前请咨询医师或药师。

四、单验方

1. 丁素先(天津市中医药研究院附属医院)验方——痒疹方　组成:生地黄 30g、土茯苓 30g、白蒺藜 30g、金银花 20g、赤芍 20g、三棱 15g、莪术 15g、荆芥 10g、防风 10g。功效:清热活血化瘀。用于结节性痒疹瘀证兼实证。

2. 天南星。用法:将天南星适量研粉,加入煤油调成糊状,外搽患处,1 日 1~2 次。

3. 巴豆。用法:取食醋适量,倒入粗土碗内,用适量去壳的巴豆仁磨浆,以稠为度。患处先用 1% 的食盐水或冷开水洗一下,再用棉球擦干,然后用棉签蘸药浆涂擦,1 周 1 次。

第七章 红斑及红斑鳞屑性皮肤病

第一节 银屑病

银屑病是一种常见的慢性复发性炎症性皮肤病,典型皮损为鳞屑性红斑。本病的发病率在世界各地差异很大,与种族、地理位置、环境等因素有关。与欧美等国家 1%~3% 的患病率相比,我国银屑病的患病率较低,但由于中国人口基数较大,故银屑病患者绝对数较多,且正在逐年增加。本病发病率较高,易于复发,病程较长,尤以侵犯青壮年为主,故对患者的身体健康和精神影响甚大。因此,银屑病是当前皮肤科领域内重点研究的疾病之一。

银屑病中医称之为"白疕",中医文献又有"干癣""顽癣""松皮癣""白壳疮""蛇风"等病名。

一、诊断要点

根据银屑病的临床特征,可分为寻常型、关节病型、脓疱型及红皮病型,其中寻常型占 99% 以上。其他类型多由寻常型银屑病转化而来,外用刺激性药物、系统使用糖皮质激素、免疫抑制剂过程中突然停药以及感染、精神压力等可诱发。临床根据病情发展可分为进行期、静止期和退行期 3 期。根据银屑病体表受累面积(BSA)、银屑病严重程度指数(PASI 评分)和患者生活质量指数(DLQI)对银屑病患者进行严重程度评估,可分为轻度、中度、重度。

(一)症状

1. 临床表现 患者多为青壮年,无明显性别差异。皮损以红色炎性丘疹、斑丘疹及大小不等的斑块,上覆多层银白色鳞屑,刮去鳞屑可见一层光亮的薄膜,薄膜下可有筛状出血点为特征,好发于四肢伸侧、头皮、背部,严重者可泛发全身,发于头部者,其发呈束状,指趾甲受累可出现甲凹点、纵嵴等。

2. 自觉症状 患者常有不同程度的瘙痒。

3. 其他 部分患者有家族史。病情呈慢性经过,易于复发。常有明显的季节性,多冬重夏轻,亦有与此相反者。

（二）体征

包括红斑、浸润、脱屑、瘙痒的程度和面积、部位，以及对生活质量的影响等诸多因素。

（三）辅助检查

血常规检查、电解质、血沉、肝功能检查、肾功能检查、风湿及类风湿因子检查、X线检查及组织病理学检查。

（四）鉴别诊断

本病应注意与其他皮损类似的疾病相鉴别，如慢性湿疹、脂溢性皮炎、玫瑰糠疹、扁平苔藓、毛发红糠疹、副银屑病、盘状红斑狼疮、慢性湿疹、掌跖脓疱病、连续性肢端皮炎、类风湿关节炎、剥脱性皮炎、急性泛发性发疹性脓疱病、二期梅毒疹等。反向性银屑病应与间擦疹、念珠菌感染等相鉴别。甲病变需与甲真菌病、甲营养不良、甲扁平苔藓等相鉴别。头皮病变需与石棉状糠疹、头癣、脂溢性皮炎等鉴别。

二、西医治疗要点

（一）一般治疗

银屑病的治疗在于控制病情，延缓发展的进程，减轻症状，稳定病情，避免复发，尽量避免药物副反应，提高患者生活质量。治疗过程中对患者病情的评估是治疗的重要环节，根据病情不同的严重程度制定不同的治疗方案。同时应重视心理治疗，避免上呼吸道感染、劳累、精神紧张等诱发或加重因素。

（二）西药治疗

1. 内用药治疗

（1）抗感染药物：主要应用于伴有上呼吸道感染的点滴状银屑病、寻常型银屑病和一些红皮病型、脓疱型银屑病，可选用青霉素、红霉素、头孢菌素等。

（2）甲氨蝶呤：主要用于红皮病型银屑病、关节型银屑病、急性泛发性脓疱型银屑病、严重影响功能的银屑病等。

（3）维A酸类：阿维A治疗斑块状、脓疱型、掌跖型、点滴状、红皮病型银屑病是有效的。首选用于泛发性脓疱型银屑病、红皮病型银屑病。

（4）环孢素：对银屑病有确切的疗效。严格遵照皮肤科的应用剂量 <5mg/（kg·d）是相对安全的。

（5）糖皮质激素：应用糖皮质激素可能导致红皮型或泛发性脓疱型银屑病。

（6）生物制剂（依那西普）：依那西普是中国唯一经国家药品监督管理局批准用于治疗银屑病的生物制剂。

（7）其他可能应用的药物：柳氮磺胺吡啶、他克莫司、氨苯砜、甲砜霉素、左旋咪唑、转移因子、秋水仙碱、维生素。

2. 外用药治疗　银屑病急性期宜用温和的保护剂和润肤剂；稳定期和消退期可用作用较强的药物，但应从低浓度开始。

常用的有润肤剂、角质促成剂、角质松解剂、糖皮质激素、维 A 酸类、维生素 D_3 衍生物、地蒽酚、焦油类、细胞毒性药物及其他。

（三）物理治疗

有长波紫外线（UVA）、光化学疗法（PUVA）、宽谱中波紫外线（UVB）、窄谱 UVB 等。

（四）其他治疗

心理治疗。

三、中成药应用

（一）基本病机

中医认为，本病总由外邪内侵，血热、血虚、血瘀所致。虽然历代医家对银屑病的病因病机有不同的论述，但总体认为银屑病的发生与"血"的关系最大，无论外感、内伤致病因素蕴久皆可化热，热入营血，而成血热证，热邪煎熬津液，使血液瘀滞，而成血瘀证，瘀热互结，郁久成毒，肌肤失养，而成血燥证。故血热 - 血瘀 - 血燥的演变贯穿整个疾病的始终。临床上应以"血"为切入点进行研究。

（二）辨证分型使用中成药

银屑病常用中成药见表 23。

表 23　银屑病常用中成药一览表

证型	常用中成药
血热风盛证（寻常型进行期）	复方青黛胶囊、消银颗粒、克银丸
血瘀肌肤证（寻常型静止期）	郁金银屑片、银屑灵、血府逐瘀胶囊
血虚风燥证（寻常型消退期）	紫丹银屑胶囊、苦丹丸、消银片
湿热蕴结证（局限或掌跖脓疱型）	皮肤病血毒丸、龙胆泻肝丸、四妙丸
火毒炽盛证（泛发脓疱型）	百癣夏塔热片、清热解毒软胶囊、清开灵胶囊
风湿阻络证（关节病型）	九味羌活丸、独活寄生丸、小活络丸
热毒伤阴证（红皮病型银屑病）	扶正养阴丸

1. 血热风盛证

〔**证候**〕**主症**:本证主要见于寻常型银屑病的进行期,见皮损鲜红,新出皮疹不断增多或迅速扩大,原有皮损肥厚浸润;**次症**:或伴有心烦易怒,小便黄赤,咽部充血,扁桃体肿大;**舌脉**:舌质红或绛,苔黄,脉弦滑或数。

〔**治法**〕清热凉血祛风。

〔**方药**〕凉血四物汤合消风散加减。

〔**中成药**〕(1) 复方青黛胶囊^(药典)(由马齿苋、土茯苓、白鲜皮、白芷、青黛、紫草、丹参、蒲公英、贯众、粉萆薢、乌梅、酒蒸南五味子、焦山楂、建曲组成)。功能主治:清热凉血,解毒消斑。用于血热所致的白疕、血风疮,症见皮疹色鲜红、筛状出血明显、鳞屑多、瘙痒明显,或皮疹为圆形、椭圆形红斑、上覆糠状鳞屑、有母斑;银屑病进行期、玫瑰糠疹见上述证候者。用法用量:口服,1 次 4 粒,1 日 3 次。

(2) 消银颗粒^(专家共识)(由地黄、牡丹皮、赤芍、当归、苦参、金银花、玄参、牛蒡子、蝉蜕、白鲜皮、大青叶、红花、防风组成)。功能主治:清热凉血,养血润燥,祛风止痒。用于血热风燥型银屑病和血虚风燥型银屑病。症见皮疹为点滴状,基底鲜红色,表面覆有银白色鳞屑,或皮疹表面覆有较厚的银白色鳞屑,较干燥,基底淡红色,瘙痒较甚等。用法用量:开水冲服,1 次 3.5g,1 日 3 次。

(3) 克银丸^(专家共识)(由土茯苓、白鲜皮、北豆根、拳参组成)。功能主治:清热解毒,祛风止痒。用于银屑病血热风燥证。用法用量:口服,浓缩大蜜丸 1 次 2 丸,浓缩水蜜丸 1 次 10g(100 粒),1 日 2 次。

2. 血瘀肌肤证

〔**证候**〕**主症**:本证主要见于寻常型银屑病的静止期,可见皮损色暗红,皮损肥厚干燥,经久不退;**次症**:或伴有月经色暗或有瘀块;**舌脉**:舌质紫暗或有瘀点、瘀斑,脉涩或细缓。

〔**治法**〕活血化瘀。

〔**方药**〕活血逐瘀汤加减。

〔**中成药**〕(1) 郁金银屑片^(指南推荐)(由秦艽、醋郁金、醋莪术、当归、桃仁、红花、马钱子粉、土鳖虫、制乳香、酒香附、大黄、木鳖子、雄黄、石菖蒲、黄柏、皂角刺、玄明粉、青黛、硇砂组成)。功能主治:疏通气血,软坚消积,清热解毒,燥湿杀虫。用于银屑病(牛皮癣)。用法用量:口服,1 次 3~6 片,1 日 2~3 次。

(2) 银屑灵^(指南推荐)(由白鲜皮、苦参、土茯苓、金银花、蝉蜕、生地黄、当归、连翘、黄柏、防风、赤芍、甘草组成)。功能主治:祛风燥湿,清热解毒,活血化瘀。用于银屑病。用法用量:口服,1 次 33g,1 日 2 次,或遵医嘱。

（3）血府逐瘀胶囊^(专家共识)（由炒桃仁、红花、赤芍、川芎、炒枳壳、柴胡、桔梗、当归、地黄、牛膝、甘草组成）。功能主治：活血祛瘀，行气止痛。用于气滞血瘀所致的胸痹，头痛日久，痛如针刺而有定处、内热烦闷，心悸失眠，急躁易怒。用法用量：口服，1 次 6 粒，1 日 2 次。1 个月为 1 个疗程。

3. 血虚风燥证

〔证候〕主症：本证主要见于寻常型银屑病的消退期及静止期，见皮损淡红，鳞屑干燥，可见原有皮损部分消退，病情稳定，无新发皮疹；次症：或伴有头晕眼花，口干咽燥；舌脉：舌质淡，舌苔少或红而少津，脉细或细数。

〔治法〕养血润燥，祛风止痒。

〔方药〕当归饮子合四物汤加减。

〔中成药〕（1）紫丹银屑胶囊^(专家共识)（由紫硇砂、决明子、制附子、干姜、桂枝、白术、白芍、黄芪、丹参、降香、淀粉组成）。功能主治：养血祛风，润燥止痒。用于血虚风燥所致的银屑病。用法用量：口服，1 次 4 粒，1 日 3 次。

（2）苦丹丸^(专家共识)（由丹参、苦参、红花、赤芍、牡丹皮、当归、何首乌、白鲜皮、荆芥、金银花、莪术、三棱、生地黄、玄参、蝉蜕组成）。功能主治：养血润燥，凉血化瘀，祛风止痒。适用于血虚风燥型的寻常型银屑病，症见皮损干燥，鳞屑较多，伴有明显瘙痒等。用法用量：口服，1 次 6g，1 日 3 次，或遵医嘱。

（3）消银片^(专家共识)（由生地黄、金银花、大青叶、赤芍、牡丹皮、当归、苦参、玄参、红花、防风、白鲜皮、牛蒡子、蝉蜕等组成）。功能主治：清热凉血，养血润燥，祛风止痒。用于血热风燥型银屑病及血虚风燥型银屑病，症见皮疹为点滴状，基底鲜红色、表面覆有银白色鳞屑，或皮疹表面覆有较厚的银白色鳞屑、较干燥，基底淡红色，瘙痒较甚。用法用量：口服，1 次 5~7 片，1 日 3 次。

4. 湿热蕴结证

〔证候〕主症：本证主要见于局限或掌跖脓疱型银屑病。皮损为四肢或掌跖红斑上针头或者米粒大小脓疱，反复发生，或者腋窝、腹股沟等皱褶部位红斑、糜烂，黄腻结痂鳞屑。次症：或伴有胸闷纳呆，神疲乏力，下肢沉重；舌脉：舌质红，苔黄腻，脉濡滑。

〔治法〕清热利湿。

〔方药〕萆薢渗湿汤加减。

〔中成药〕（1）皮肤病血毒丸^(药典)（由金银花、连翘、忍冬藤、苦地丁、天葵子、土贝母、土茯苓、白鲜皮、地肤子、黄柏、赤茯苓、当归、白芍、熟地黄、鸡血藤、地黄、牡丹皮、白茅根、紫草、紫荆皮、赤芍、益母草、茜草、酒川芎、炒桃仁、红花、酒蛇蜕、防风、蝉蜕、炒牛蒡子、炒苍耳子、浮萍、荆芥穗炭、苦杏仁、桔梗、白芷、

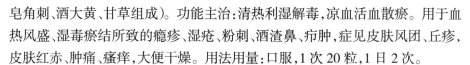

皂角刺、酒大黄、甘草组成）。功能主治:清热利湿解毒,凉血活血散瘀。用于血热风盛、湿毒瘀结所致的瘾疹、湿疮、粉刺、酒渣鼻、疖肿,症见皮肤风团、丘疹,皮肤红赤、肿痛、瘙痒,大便干燥。用法用量:口服,1 次 20 粒,1 日 2 次。

（2）龙胆泻肝丸^(药典)（由龙胆、柴胡、黄芩、炒栀子、泽泻、川木通、盐车前子、酒当归、地黄、炙甘草组成）。功能主治:清肝胆,利湿热。用于肝胆湿热所致的头晕目赤,耳鸣耳聋,耳部疼痛,胁痛口苦,尿赤涩痛,湿热带下。用法用量:口服,大蜜丸 1 次 1~2 丸,水丸 1 次 3~6g,1 日 2 次。

（3）四妙丸^(药典)（由苍术、牛膝、盐黄柏、薏苡仁组成）。功能主治:清热利湿。用于湿热下注所致的痹病,症见足膝红肿,筋骨疼痛。用法用量:口服,1 次 6g,1 日 2 次。

5. 火毒炽盛证

〔证候〕主症:本证主要见于泛发性脓疱型银屑病,皮损泛发全身,损害上有密集针头或者米粒大小脓疱,或者脓疱融合成脓湖,脓疱消退后表面有不典型银屑病鳞屑,伴有不同程度的发热、关节疼痛和肿胀;次症:或伴有壮热口渴,大便秘结,小便短赤;舌脉:舌质红,舌苔少或微黄,脉弦滑或洪大。

〔治法〕泻火解毒。

〔方药〕黄连解毒汤合五味消毒饮。

〔中成药〕（1）百癣夏塔热片^(医保目录)（由地锦草、诃子肉、毛诃子肉、司卡摩尼亚脂、芦荟、西青果组成）。功能主治:清除异常黏液质、胆液质及败血,消肿止痒。用于治疗手癣、体癣、足癣、花斑癣、银屑病、过敏性皮炎、带状疱疹、痤疮等。用法用量:口服,1 日 3 次,1 次 3~5 片。

（2）清热解毒软胶囊^(医保目录)（由生石膏、金银花、玄参、生地黄、连翘、栀子、甜地丁、黄芩、龙胆、板蓝根、知母、麦冬组成）。功能主治:清热解毒。用于热毒壅盛所致发热面赤,烦躁口渴,咽喉肿痛;流感、上呼吸道感染见上述证候者。用法用量:口服,1 次 2~4 粒,1 日 3 次。

（3）清开灵胶囊^(药典)（由胆酸、珍珠母、猪去氧胆酸、栀子、水牛角、板蓝根、黄芩苷、金银花组成）。功能主治:清热解毒,镇静安神。用于外感风热时毒、火毒内盛所致的高热不退,烦躁不安,咽喉肿痛,舌质红绛,苔黄,脉数,以及上呼吸道感染、病毒性感冒、急性扁桃体炎、急性咽炎急性气管炎、高热等病症见上述证候者。用法用量:口服,1 次 2~4 粒,1 日 3 次,儿童酌减,或遵医嘱。

6. 风湿阻络证

〔证候〕主症:本证主要见于关节病型银屑病,表现为银屑病皮损合并关节病变,以四肢小关节受损为主,关节肿胀疼痛,活动受限,甚至僵硬畸形,不能伸直。**次症**:或伴有畏寒肢冷;**舌脉**:舌质淡红,苔薄白,脉紧或濡滑。

〔**治法**〕祛风化湿,活血通络。

〔**方药**〕独活寄生汤合三藤加减。

〔**中成药**〕(1)九味羌活丸^(药典)(由羌活、防风、苍术、细辛、川芎、白芷、黄芩、甘草、地黄组成)。功能主治:疏风解表,散寒除湿。用于外感风寒夹湿所致的感冒,症见恶寒,发热,无汗,头重而痛,肢体酸痛。用法用量:口服,用姜葱汤或温开水送服。1次6~9g,1日2~3次。

(2)独活寄生丸^(医保目录)(由独活、桑寄生、防风、秦艽、肉桂、细辛、川牛膝、盐杜仲、酒当归、白芍、熟地黄、川芎、党参、茯苓、甘草组成)。功能主治:养血舒筋,祛风除湿,补益肝肾。用于风寒湿痹阻、肝肾两亏、气血不足所致的痹病,症见腰膝冷痛,屈伸不利。用法用量:口服,1次6g,1日2次。

(3)小活络丸^(药典)(由胆南星、制川乌、制草乌、地龙、制乳香、制没药组成)。功能主治:祛风散寒,化痰除湿,活血止痛。用于风寒湿邪闭阻、痰瘀阻络所致的痹病,症见肢体关节疼痛,或冷痛,或刺痛,或疼痛夜甚、关节屈伸不利、麻木拘挛。用法用量:黄酒或温开水送服。1次1丸(3g),1日2次。

7. 热毒伤阴证

〔**证候**〕**主症**:本证相当于红皮病型银屑病,皮损泛发全身,弥漫性潮红肿胀,大量糠秕样脱屑,掌跖呈整片的角质剥脱;**次症**:或伴有全身浅表淋巴结肿大和不同程度的发热等全身症状;**舌脉**:舌质红绛有裂纹,脉洪数或细数。

〔**治法**〕清热解毒,养阴凉血。

〔**方药**〕清营汤合生脉饮加减。

〔**中成药**〕扶正养阴丸^(其他)(由生地黄、熟地黄、天冬、麦冬、山药、百部、北沙参、川贝母、茯苓、三七、菊花、桑叶、阿胶组成)。功能主治:扶正养阴。用于虚损劳伤,潮热咳嗽。用法用量:口服,1次1丸,1日2次。

(三)外治法

1. 普连膏^(专家共识)

〔**组成**〕黄柏、黄芩、凡士林。

〔**功效**〕凉血解毒。

〔**主治**〕用于脓疱疮(黄水疮)、急性亚急性湿疹(风湿病)、烫烧伤、单纯疱疹(火燎疱)、牛皮癣、红皮症。

〔**用法**〕外用。均匀涂于皮损处,1日2次。

2. 冰黄肤乐软膏^(药典)

〔**组成**〕大黄、姜黄、硫黄、黄芩、甘草、冰片、薄荷脑。

〔**功效**〕清热燥湿,活血祛风,止痒消炎。

〔**主治**〕用于湿热蕴结或血热风燥引起的皮肤瘙痒、神经性皮炎、湿疹、足癣及银屑病等瘙痒性皮肤病见上述证候者。

〔**用法**〕外用。取本品适量涂于患处,1 日 3 次。

〔**注意事项**〕治疗期间忌酒等辛辣发物。

3. 镇银膏^(其他)

〔**组成**〕黄连、白鲜皮、花椒、知母。

〔**功效**〕祛风解毒,活血润燥。

〔**主治**〕用于血热型、血燥型、血瘀型等各种证型的寻常型银屑病。

〔**用法**〕外用。用软毛刷蘸药涂皮肤部位。涂药后用聚乙烯塑料薄膜包封。每 5 日换药 1 次(详细用法遵医嘱)。

〔**注意事项**〕①外用药物勿口服;②住室温度要适宜,以防中暑或受凉感冒。

4. 蜈黛软膏^(其他)

〔**组成**〕蜈蚣、蛇床子、硫黄、白矾、浙贝母、青黛、黄柏、山慈菇、荆芥、莪术、五倍子、冰片。

〔**功效**〕清热燥湿,祛风止痒。

〔**主治**〕用于风湿热邪所致的亚急性、慢性湿疹的辅助治疗。

〔**用法**〕外用。洗净患处,涂上一薄层,然后反复按擦数次,使药物充分沾在皮肤上,1 日 2 次。

〔**注意事项**〕①在医师的指导下使用;②局部皮肤糜烂、红肿、灼热、疼痛及渗出严重者慎用。

四、单验方

1. 禤国维(广东省中医院)验方——银屑病基本方　组成:土茯苓 30g,白花蛇舌草 30g,板蓝根 15g,大青叶 15g,地肤子 15g,半边莲 15g,白鲜皮 15g,露蜂房 10g,川芎 10g,泽泻 10g,车前草 10g,甘草 10g。功效:清热,活血,祛风。用于寻常型银屑病。

2. 艾叶。用法:取适量鲜艾叶洗净后,揉软擦患处,1 日 1~2 次。对脓疱型、厚痂型、均可煎水洗患处,待好转后改用鲜叶搽(或洗搽结合)。厚痂型者,当痂皮软化剥去后,用鲜叶搽之,如见血露点,仍可继续搽,银屑病皮疹消失后仍坚持搽一段时间。

3. 土茯苓。用法:将土茯苓 60g 研粗末包煎。1 日 1 剂,早、晚各服 1 次,

15 剂为一疗程。

4. 鸡尾木叶。用法：将鸡尾木叶 500g 浸泡于 1 000ml 95% 乙醇中，24 小时后过滤，取滤液外涂患处，1 日 1 次。

第二节　玫瑰糠疹

玫瑰糠疹是由多种原因引起的一种红斑丘疹鳞屑性急性炎症性皮肤病。皮损以被覆糠秕状鳞屑的玫瑰色斑丘疹为特征，开始为一母斑，1~2 周后分批出现广泛的继发斑，皮疹长轴与皮纹方向一致。本病是皮肤科的常见病、多发病，世界各地区及各种族均有发病，有研究报道称，该病的全球发病率为 0.17%；女性发病率为 0.14%，男性为 0.13%；约占皮肤科门诊就诊者的 2%。春秋季多发。本病可发生于任何年龄，好发于青少年及青年人，平均发病年龄为 26 岁，70% 发生于 35 岁之前，儿童和成人发病之比无差异。

玫瑰糠疹中医称之为"风热疮"，中医文献根据其不同症状体征有"风癣""母子疮""子母癣""血疳疮""紫疥"等名称。

一、诊断要点

（一）症状

1. 临床表现　部分患者有全身不适、发热头痛等前驱症状，持续 1~2 周。皮疹大多先在躯干或四肢局部出现一个较大的圆形或椭圆形红色或黄红色鳞屑斑，称为母斑或前驱斑，母斑中央有自愈倾向，而边缘有活动性。母斑出现 1~2 周后继发斑（子斑）成群发生，多见于躯干、四肢近端和颈部等衣服遮盖的部位。皮损具有多发性、对称性的特点。典型皮损为长轴与皮纹走向一致的鳞屑性斑丘疹。经典的继发斑有两种主要类型，并可同时存在：①类似母斑的皮损，但比母斑小，最大直径 <2cm；②红色丘疹，较小，表面常无鳞屑，随病程进展，其数目增多，并向周围扩散。玫瑰糠疹的继发斑一般可持续 2~10 周，中心先自愈，边缘红斑上覆以鳞屑，称为领圈状脱屑。

2. 自觉症状　自觉有不同程度的瘙痒。

3. 其他　本病有自限性，病程一般为 6~8 周，也有数月甚至数年不愈者，但一般愈后不复发。

（二）体征

包括红斑丘疹的分布、颜色、大小、鳞屑以及瘙痒的程度等。

（三）辅助检查

本病根据典型的临床表现易于诊断。必要时可进行皮肤组织病理学检查。

（四）鉴别诊断

本病需要与银屑病、脂溢性皮炎、花斑癣、体癣、二期梅毒疹和药疹等疾病相鉴别。

二、西医治疗要点

（一）一般治疗

本病有自限性，故治疗的目的是减轻症状，缩短病程，消除患者的顾虑。接触羊毛制品、出汗及热水与肥皂过度擦洗可刺激皮损，故在急性期应该避免。

（二）西药治疗

1. 内用药治疗

（1）抗组胺药物、维生素 C、维生素 B_{12}、葡萄糖酸钙及硫代硫酸钠等均可应用。

（2）糖皮质激素：本病一般不需要应用糖皮质激素，对于严重全身泛发性病例可短期使用此类药。

（3）氨苯砜：50~100mg，每日 2 次口服。对严重水疱型玫瑰糠疹有效。

（4）其他：如抗生素（如红霉素）、抗病毒药（如更昔洛韦）、免疫抑制剂（如雷公藤多苷片）等。

2. 局部治疗　根据皮损的变化可选用炉甘石洗剂或糖皮质激素洗剂、霜剂、喷雾剂，可迅速减轻症状；对皮肤干燥者可外用润肤剂。

3. 其他　如生物制剂等。

（三）物理治疗

如中波紫外线（UVB）照射、氦氖激光照射、糠浴、矿泉浴。

三、中成药应用

（一）基本病机

中医认为，本病常因素体脾胃虚弱，运化失职，水湿内停，湿邪郁久化热；过食辛辣肥甘，湿热内生；或因情志不舒，气机郁结，郁久化火导致血热内蕴、热伤津液而化燥生风，外犯肌肤而成；或因外感风热之邪，内有血热，内外合邪，郁结肌肤，不得宣泄而发。

(二)辨证分型使用中成药

玫瑰糠疹常用中成药见表24。

表24 玫瑰糠疹常用中成药一览表

证型	常用中成药
风热蕴肤证	防风通圣丸、金蝉止痒胶囊、消风止痒颗粒
血热风盛证	复方青黛丸、百癣夏塔热胶囊、一清胶囊
血虚风燥证	消银颗粒、润燥止痒胶囊、湿毒清胶囊

1. 风热蕴肤证

〔**证候**〕**主症**:皮损呈圆形或椭圆形淡红色斑片,上覆细薄鳞屑,发病急骤,轻痒或剧痒;**次症**:伴心烦口渴,尿微黄,大便干;**舌脉**:舌红,苔白或薄黄,脉浮数。

〔**治法**〕疏风清热,解毒止痒。

〔**方药**〕消风散合银翘散加减。

〔**中成药**〕(1)防风通圣丸[专家共识](由防风、荆芥穗、薄荷、麻黄、大黄、芒硝、栀子、滑石、桔梗、石膏、川芎、当归、白芍、黄芩、连翘、甘草、炒白术组成)。功能主治:解表通里,清热解毒。用于外寒内热,表里俱实,恶寒壮热,头痛咽干,小便短赤,大便秘结,风疹湿疮。用法用量:口服,1次6g,1日2次。

(2)金蝉止痒胶囊[医保目录](由金银花、栀子、黄芩、苦参、黄柏、龙胆、白芷、白鲜皮、蛇床子、蝉蜕、连翘、地肤子、地黄、青蒿、广藿香、甘草组成)。功能主治:清热解毒,燥湿止痒。用于湿热内蕴所引起的丘疹性荨麻疹,夏季皮炎等皮肤瘙痒症状。用法用量:口服,1次6粒,1日3次,饭后服用。

(3)消风止痒颗粒[药典][由防风、蝉蜕、地骨皮、苍术(炒)、亚麻子、当归、地黄、木通、荆芥、石膏、甘草组成]。功能主治:清热除湿,消风止痒。用于风湿热邪蕴阻肌肤所致的湿疮、风瘙痒、小儿瘾疹,症见皮肤丘疹、水疱、抓痕、血痂,或见梭形或纺锤形水肿性风团、中央出现小水疱、瘙痒剧烈;丘疹样荨麻疹、湿疹及皮肤瘙痒症见上述证候者。用法用量:口服,1岁以内1日1袋,1~4岁1日2袋,5~9岁1日3袋,10~14岁1日4袋,15岁以上1日6袋,分2~3次服用。

2. 血热风盛证

〔**证候**〕**主症**:皮损色泽鲜红,上有糠秕样鳞屑,瘙痒剧烈,伴有抓痕、血痂,发病较急,病程较长;**次症**:伴心烦易怒,口咽干燥;**舌脉**:舌红,苔薄黄,脉弦数或滑数。

〔**治法**〕清热凉血,祛风解毒。

〔**方药**〕凉血消风散加减。

〔**中成药**〕(1)复方青黛丸^(药典)(由马齿苋、土茯苓、白鲜皮、白芷、青黛、紫草、丹参、蒲公英、贯众、粉萆薢、乌梅、酒蒸南五味子、焦山楂、建曲组成)。功能主治:清热凉血,解毒消斑。用于血热所致的白疕、血风疮,症见皮疹色鲜红、筛状出血明显、鳞屑多、瘙痒明显,或皮疹为圆形、椭圆形红斑,上覆糠状鳞屑,有母斑;银屑病进行期、玫瑰糠疹见上述证候者。用法用量:口服,1 次 6g,1 日 3 次。

(2)百癣夏塔热胶囊^(医保目录)(由地锦草、诃子肉、毛诃子肉、司卡摩尼亚脂、芦荟、西青果组成)。功能主治:清除异常黏液质、胆液质及败血,消肿止痒。用于治疗手癣、体癣、足癣、花斑癣、过敏性皮炎、痤疮等。用法用量:口服,1 次 1~2 粒,1 日 3 次。

(3)一清胶囊^(医保目录)(由黄芩、黄连、大黄组成)。功能主治:清热泻火,化瘀凉血止血。用于火毒血热所致的身热烦躁、目赤口疮、咽喉牙龈肿痛、大便秘结、吐血、衄血、痔血、咽炎、扁桃体炎、牙龈炎等。用法用量:口服,1 次 2 粒,1 日 3 次。

3. 血虚风燥证

〔**证候**〕**主症**:皮疹色淡,鳞屑较多,瘙痒较剧,病程较长,伴有抓痕、血痂;**次症**:咽干;**舌脉**:舌红少津,苔少,脉弦数。

〔**治法**〕养血润肤,祛风止痒。

〔**方药**〕当归饮子加减。

〔**中成药**〕(1)消银颗粒^(药典)(由地黄、牡丹皮、赤芍、当归、苦参、金银花、玄参、牛蒡子、蝉蜕、白鲜皮、大青叶、红花、防风组成)。功能主治:清热凉血,养血润燥,祛风止痒。用于血热风燥型银屑病和血虚风燥型银屑病。症见皮疹为点滴状,基底鲜红色,表面覆有银白色鳞屑,或皮疹表面覆有较厚的银白色鳞屑,较干燥,基底淡红色,瘙痒较甚等。用法用量:开水冲服,1 次 3.5g,1 日 3 次。

(2)润燥止痒胶囊^(医保目录)(由何首乌、制何首乌、生地黄、桑叶、苦参、红活麻组成)。功能主治:养血滋阴,祛风止痒,润肠通便。用于血虚风燥所致的皮肤瘙痒、痤疮、便秘。用法用量:口服,1 次 4 粒,1 日 3 次。2 周为一疗程。

(3)湿毒清胶囊^(药典)(由地黄、当归、丹参、蝉蜕、苦参、白鲜皮、甘草、黄芩、土茯苓组成)。功能主治:养血润燥,祛风止痒。用于血虚风燥所致的风瘙痒,症见皮肤干燥、脱屑、瘙痒,伴有抓痕、血痂、色素沉着;皮肤瘙痒症见上述证候者。用法用量:口服,1 次 3~4 粒,1 日 3 次。

(三) 外治法

1. 肤疾洗剂^(其他)

〔组成〕苦参、百部、花椒、白鲜皮、硼砂、雄黄。

〔功效〕解毒杀虫,止痒收敛,活血祛瘀。

〔主治〕用于疥疮、湿疹、脂溢性皮炎、瘙痒性皮肤病、花斑癣。

〔用法〕外用。用温水将患部洗净,使用前将所附的小袋雄黄颗粒加入药液中摇匀,取出部分药液,按 1∶150 的比例用温水稀释,外搽或外洗患部,早、晚各 1 次,用量可按患部面积大小而定,或遵医嘱。

〔注意事项〕本品仅供外用,切忌入口。

2. 儿肤康搽剂^(其他)

〔组成〕芦荟、苦参、白芷、白鲜皮、苍耳子、地肤子、黄柏、艾叶、石菖蒲、当归、皂荚。

〔功效〕清热除湿,祛风止痒。

〔主治〕用于儿童湿疹、热痱、荨麻疹,证属实热证或风热证的辅助治疗。

〔用法〕外用。每次取本品约 30ml,涂擦患处,轻揉 2~3 分钟,用温水冲洗干净,1 日 2~3 次。

〔注意事项〕本品为外用搽剂,切忌内服。

3. 甘霖洗剂^(其他)

〔组成〕甘草、苦参、土荆皮、白鲜皮、薄荷脑、冰片,辅料为乙醇、聚山梨酯80、甘油、苯甲酸钠和纯化水。

〔功效〕清热除湿,祛风止痒。

〔主治〕用于风湿热蕴肌肤所致的皮肤瘙痒和下焦湿热导致的外阴瘙痒。

〔用法〕外用。①皮肤瘙痒:取本品适量,稀释 20 倍,外搽患处,1 日 3 次。②外阴瘙痒:取本品适量,稀释 10 倍,冲洗外阴和阴道,再用带尾线的棉签浸稀释 5 倍的药液,置于阴道内,次日取出,1 日 1 次。患者使用本品后,无需再用水冲洗。

〔注意事项〕①本品为外用药,切忌内服;严防接触眼、口、鼻等黏膜处;②妇科阴道内用药宜由医生进行操作;③阴道内使用有轻度清凉感为药物正常反应;④因糖尿病、肝病、肾病、肿瘤等引起的皮肤瘙痒,不属于本品适用范围;⑤患处不宜用热水烫洗;⑥治疗期间宜饮食清淡,忌食辛辣酒酪,油腻腥荤;⑦按照用法用量使用后未见症状改善者,应向医师咨询,或去医院就诊;

⑧妇科使用时,阴道洗涤器用前用后必须洗净,并在清洁处保存;⑨对本品及乙醇过敏者禁用,过敏体质慎用;⑩本品性状发生改变时禁止使用;⑪儿童必须在成人监护下使用;⑫请将本品放在儿童不能接触到的地方;⑬如正在使用其他药品,使用本品前请咨询医师或药师。

4. 冰黄肤乐软膏^(药典)

〔**组成**〕大黄、姜黄、硫黄、黄芩、甘草、冰片、薄荷脑。

〔**功效**〕清热燥湿,活血祛风,止痒消炎。

〔**主治**〕用于湿热蕴结或血热风燥引起的皮肤瘙痒、神经性皮炎、湿疹、足癣及银屑病等瘙痒性皮肤病见上述证候者。

〔**用法**〕外用。取本品适量涂于患处,1 日 3 次。

〔**注意事项**〕治疗期间忌酒等辛辣发物。

四、单验方

1. 赵炳南(北京中医医院)验方——凉血五花汤　组成:红花 10g、玫瑰花 10g、鸡冠花 10g、牡丹皮 10g、赤芍 10g、连翘 10g、金银花 15g、白鲜皮 15g、秦艽 15g、凌霄花 6g。功效:凉血活血,疏风解毒。用于血热发斑,热毒阻络所致盘状红斑狼疮初期,玫瑰糠疹(风癣)、多形性红斑(血风疮)及一切红斑性皮肤病初期,偏于上半身或全身散在分布者。

2. 紫草。用法:紫草 20g,水煎服,1 日 1 剂。

第三节　白色糠疹

白色糠疹又名单纯糠疹,是一种好发于儿童面部的鳞屑性色素减退斑。白色糠疹在学龄前以及少年期是一种相当常见的现象,尤其是好发于干燥或是肤色较深者。在临床上有过敏体质者发生率较高,但不仅限于过敏体质者才会发生,最常发生的年龄是 3 岁至青春期这段期间,男女比例相当。

本病属于中医的"桃花癣""吹花癣""虫斑"等范畴。

一、诊断要点

本病与季节有关,多春季发病,好发于儿童的面部,亦可发生于上臂、颈和肩部等处,无性别差异。

（一）症状

1. 临床表现　初起的皮疹为少数或孤立的圆形、椭圆形的淡红色或浅白色斑片，大小不等，境界不太清楚，上覆细碎糠状鳞屑。

2. 自觉症状　一般无自觉症状，偶有微痒。

3. 其他　病程慢，可自行消退，但可复发。

（二）体征

皮损为圆形或椭圆形色素减退性斑片，大小不等，边界略清楚，上覆少量细小糠状鳞屑。

（三）辅助检查

实验室检查无特异性。

（四）鉴别诊断

本病应与白癜风、贫血痣、花斑癣进行鉴别。

二、西医治疗要点

本病具有一定的自限性，可自行消退，一般不必治疗，应避免过度清洗。可以外用一些温和润肤剂加以保护，防晒霜或遮光剂有助于减轻病情，可外涂非激素类抗炎药膏治疗，适当口服复合维生素 B 等药物。

三、中成药应用

（一）基本病机

中医认为本病因感受风邪，邪郁肌肤，气血失和，局部失于气血濡养；或饮食不洁，虫积内生，脾失健运，清不升浊不降，熏蒸于面；或与风邪相搏，局部气血失和，肌肤失养而成本病。

（二）辨证分型使用中成药

白色糠疹常用中成药见表 25。

表 25　白色糠疹常用中成药一览表

证型	常用中成药
风热外袭证	银翘解毒丸、桑菊感冒片、防风通圣丸
虫积伤脾证	参苓白术丸、醒脾养儿颗粒、化积口服液

1. 风热外袭证

〔**证候**〕主症：多见于春季，疹色淡红，日晒后加重；**次症**：甚至有轻度肿

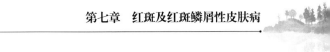

胀,轻度瘙痒;**舌脉:**舌质红,苔薄白,脉数。

〔**治法**〕疏风清热。

〔**方药**〕银翘散或桑菊饮加减。

〔**中成药**〕(1)银翘解毒丸^(药典)(由金银花、连翘、薄荷、荆芥、淡豆豉、炒牛蒡子、桔梗、淡竹叶、甘草组成)。功能主治:疏风解表,清热解毒。用于风热感冒,症见发热头痛、咳嗽口干、咽喉疼痛。用法用量:用芦根汤或温开水送服。1次1丸,1日2~3次。

(2)桑菊感冒片^(药典)(由桑叶、菊花、连翘、薄荷素油、苦杏仁、桔梗、甘草、芦根组成)。功能主治:疏风清热,宣肺止咳。用于风热感冒初起,头痛,咳嗽,口干,咽痛。用法用量:口服,1次4~8片,1日2~3次。

(3)防风通圣丸^(药典)(由防风、荆芥穗、薄荷、麻黄、大黄、芒硝、栀子、滑石、桔梗、石膏、川芎、当归、白芍、黄芩、连翘、甘草、炒白术组成)。功能主治:解表通里,清热解毒。用于外寒内热,表里俱实,恶寒壮热,头痛咽干,小便短赤,大便秘结,风疹湿疮。用法用量:口服,1次6g,1日2次。

2. 虫积伤脾证

〔**证候**〕**主症:**疹色淡白,形体消瘦,纳差;**次症:**时有绕脐疼痛;**舌脉:**舌淡苔白,脉细。

〔**治法**〕健脾化湿。

〔**方药**〕参苓白术散或香砂六君子汤。

〔**中成药**〕(1)参苓白术丸^(药典)(由人参、茯苓、炒白术、山药、炒白扁豆、莲子、炒薏苡仁、砂仁、桔梗、甘草组成)。功能主治:补脾胃,益肺气。用于脾胃虚弱,食少便溏,气短咳嗽,肢倦乏力。用法用量:口服,1次6g,1日3次。

(2)醒脾养儿颗粒^(药典)(由一点红、毛大丁草、山栀茶、蜘蛛香组成)。功能主治:醒脾开胃,养血安神,固肠止泻。用于脾气虚所致的儿童厌食,腹泻便溏,烦躁盗汗,遗尿夜啼。用法用量:温开水冲服。1岁以内1次1袋(2g),1日2次;1~2岁1次2袋(4g),1日2次;3~6岁1次2袋(4g),1日3次;7~14岁1次3~4袋(6~8g),1日2次。

(3)化积口服液^(药典)[由茯苓(去皮)、海螵蛸、炒鸡内金、醋三棱、醋莪术、红花、槟榔、雷丸、鹤虱、使君子仁组成]。功能主治:健脾导滞,化积除疳。用于脾胃虚弱所致的疳积,症见面黄肌瘦、腹胀腹痛、厌食或食欲不振、大便失调。用法用量:口服。1岁以内1次5ml,1日2次;2~5岁1次10ml,1日2次;5岁以上1次10ml,1日3次。或遵医嘱。

（三）外治法

1. 蜈黛软膏^(其他)

〔**组成**〕蜈蚣、蛇床子、硫黄、白矾、浙贝母、青黛、黄柏、山慈菇、五倍子、冰片、荆芥、莪术。

〔**功效**〕清热燥湿，祛风止痒。

〔**主治**〕用于风湿热邪所致亚急性、慢性湿疹的治疗。

〔**用法**〕外用。洗净患处，涂上一薄层，然后反复按擦数次，使药物充分沾在皮肤上，1日2次。

〔**注意事项**〕请勿口服，放在儿童触及不到之处。

2. 冰黄肤乐软膏^(药典)

〔**组成**〕大黄、姜黄、硫黄、黄芩、甘草、冰片、薄荷脑。

〔**功效**〕清热燥湿，活血祛风，止痒消炎。

〔**主治**〕用于湿热蕴结或血热风燥引起的皮肤瘙痒、神经性皮炎、湿疹、足癣及银屑病瘙痒性皮病见上述证候者。

〔**用法**〕外用。涂搽患处。1日3次。

〔**注意事项**〕治疗期间忌酒等辛辣发物。

四、单验方

1. 刘文玲（黑龙江中医药大学）验方——乌梅调中汤　组成：乌梅12g，法半夏8g，延胡索6g，黄连6g，白芍5g，花椒5g，小茴香5g，槟榔5g，木香4g，藿香3g。100ml/剂，1日1剂，早、晚口服，1次50ml。功效：健脾，疏肝，降胃。用于小儿面部白色糠疹兼积滞证。

2. 王富宽（河南省开封市尉氏县永兴镇富宽皮肤病专科）验方——硼丹蜜膏　组成：硼砂15g，牡丹皮15g，黄精12g，花椒6g，丁香6g，轻粉2g。治疗前先用温水洗净面部，干后用硼丹蜜膏外涂患处，并反复用手在糠疹部位搓动按摩1~2分钟，促使药物均匀分布与吸收，1日3~4次，15日为一疗程。功效：润肤解毒，杀虫止痒，祛腐生新。

3. 武万发（云南省个旧市中医院）验方——连梅逍遥散　组成：黄连、乌梅、花椒、当归、白芍、柴胡、茯苓、白术、甘草、薄荷、生姜。水煎服，1日1剂，早、晚温服。功效：疏肝健脾。

第四节　红皮病

红皮病又叫剥脱性皮炎,泛指一种以全身皮肤弥漫潮红、肿胀、脱屑为特征的炎症性皮肤病。

一、诊断要点

根据全身皮肤弥漫潮红肿胀、浸润及脱屑、瘙痒剧烈等表现,可以诊断本病,但寻找病因有时比较困难。

(一)症状

根据发病情况和程度,本病分为急性红皮病和慢性红皮病。

1. 急性红皮病　发病急,伴有高热、头痛、乏力及肝、脾、淋巴结等肿大。皮肤损害开始为泛发的、细小而密集的斑丘疹、斑片,如猩红热样或麻疹样;进而迅速发展、融合致全身皮肤弥漫性潮红、肿胀;数日后,肿胀减轻,有大量大片状或细糠状鳞屑脱落,手足脱屑可像手套样或袜套样。口腔、外阴、褶皱部位可发生糜烂、渗出、溃疡,还可以伴发唇炎、结膜炎等。病程为1~2个月,伴有剧烈瘙痒。

2. 慢性红皮病　为慢性全身皮肤弥漫性、浸润性潮红、肿胀。潮红色暗,肿胀渗出较轻,鳞屑为糠状,无大片鳞屑。全身症状较轻,但瘙痒剧烈,可迁延数月至数年。

由于发病原因不同,可出现不同的相应表现,重症可并发心血管改变、支气管肺炎、肝肾功能及造血系统障碍、内分泌失调、败血症等,甚至危及生命。

(二)体征

全身皮肤弥漫、浸润性潮红、肿胀,上覆糠状鳞屑。口腔、外阴、褶皱部位可发生糜烂、渗出、溃疡。

(三)辅助检查

病理组织:以非特异性急性或亚急性炎症改变为主;继发于其他疾病者,可保留原有疾病的组织病理特征。

(四)鉴别诊断

本病主要与大疱性表皮松解型药疹相鉴别。

二、西医治疗要点

(一)内用疗法

1. 糖皮质激素　由药物引起的红皮病,应该及时应用。伴有其他皮肤病或恶性肿瘤者,则酌情决定是否使用。

2. 免疫抑制剂　主要用于糖皮质激素疗效欠佳者,或由银屑病等继发的红皮病。

3. 维 A 酸类　可用于银屑病引起的红皮病。

4. 其他　如纠正水电解质紊乱,补充 B 族维生素及维生素 E 等。有并发症者,对症治疗。

(二)外用疗法

原则上选用作用温和的外用制剂,禁用有刺激性的药物。潮红肿胀明显者,可选用炉甘石洗剂、氧化锌粉等。有糜烂渗出、渗液少者可选用油剂,渗液多者宜用溶液做冷湿敷。

三、中成药应用

(一)基本病机

中医多为禀赋不耐,感受外来湿热火毒;或皮肤病失治误治,湿热火毒内生或加剧。湿热火毒炽盛,入于营血,燔灼气血,伤阴耗液;气血两燔,内伤脏腑,外泛肌肤,发生本病。日久,邪毒未尽、正气已虚,形成正虚邪实、邪郁致瘀、气阴两虚等情况。

(二)辨证分型使用中成药

红皮病常用中成药见表 26。

表 26　红皮病常用中成药一览表

证型	常用中成药
火毒炽盛证	雷公藤多苷片、连翘败毒片、地榆槐角丸
气阴两虚证	六味地黄丸、复方丹参片、贞芪扶正颗粒

1. 火毒炽盛证

〔证候〕主症:多见于急性红皮病。全身皮肤弥漫性红肿、灼热、脱屑、剧烈瘙痒;次症:伴有高热,烦渴,便秘溲赤;舌脉:舌质红绛,苔黄,脉数。

〔治法〕清热凉血,解毒消肿,佐以养阴。

〔**方药**〕五味消毒饮合清营汤加减。

〔**中成药**〕(1)雷公藤多苷片^(医保目录)(由雷公藤多苷组成)。功能主治:祛风解毒,除湿消肿,舒筋通络。有抗感染及抑制细胞免疫和体液免疫等作用。用于风湿热瘀、毒邪阻滞所致的类风湿关节炎、肾病综合征、白塞综合征、麻风反应、自身免疫性肝炎等。用法用量:口服,按体重每 1kg 每日 1~1.5mg,分 3 次饭后服用,或遵医嘱。

(2)连翘败毒片^(药典)(由大黄、连翘、金银花、紫花地丁、蒲公英、栀子、白芷、黄芩、赤芍、浙贝母、玄参、桔梗、木通、防风、白鲜皮、甘草、天花粉、蝉蜕组成)。功能主治:清热解毒,消肿止痛。用于疮疖溃烂,灼热发烧,流脓流水,丹毒疮疹,疥癣痛痒。用法用量:口服,1 次 4 片,1 日 2 次。

(3)地榆槐角丸^(药典)(由地榆炭、蜜槐角、炒槐花、大黄、黄芩、地黄、当归、赤芍、红花、防风、荆芥穗、麸炒枳壳组成)。功能主治:疏风凉血,泄热润燥。用于脏腑实热、大肠火盛所致的肠风便血、痔疮肛瘘、湿热便秘,肛门肿痛。用法用量:口服。水蜜丸 1 次 5g,大蜜丸 1 次 1 丸,1 日 2 次。

2. 气阴两虚证

〔**证候**〕**主症**:见于慢性红皮病。皮色暗红,肿胀减轻,糜烂渗出亦少,鳞屑较多,瘙痒较重;**次症**:全身无热或微热,不耐寒热,神疲乏力,纳食减少,口鼻干燥;**舌脉**:舌胖嫩,苔白,或舌红少苔,脉沉细无力。

〔**治法**〕养阴清热,健脾益气,佐以活血化瘀。

〔**方药**〕增液汤合参苓白术散及桃红四物汤。腰膝酸软、骨蒸潮热者,可用四君子汤合六味地黄汤加减。

〔**中成药**〕(1)六味地黄丸^(药典)[由熟地黄、山茱萸(酒制)、牡丹皮、山药、茯苓、泽泻组成]。功能主治:滋阴补肾。用于肾阴亏损,头晕耳鸣,腰膝酸软,骨蒸潮热,盗汗遗精,消渴。用法用量:口服。水蜜丸 1 次 6g,小蜜丸 1 次 9g,大蜜丸 1 次 1 丸,1 日 2 次。

(2)复方丹参片^(医保目录)(由丹参、三七、冰片组成)。功能主治:活血化瘀,理气止痛。用于气滞血瘀所致的胸痹,症见胸闷、心前区刺痛;冠心病心绞痛见上述证候者。用法用量:口服,1 次 3 片,1 日 3 次。

(3)贞芪扶正颗粒^(医保目录)(由黄芪、女贞子组成)。功能主治:补气养阴。能提高人体免疫功能,保护骨髓和肾上腺皮质功能,用于各种疾病引起的虚损,配合手术、放射线、化学治疗,促进正常功能的恢复。用法用量:口服,1 次 1 袋,1 日 2 次。

（三）外治法

1. 炉甘石洗剂^{（其他）}

〔**组成**〕炉甘石、氧化锌、甘油等。

〔**功效**〕收敛，保护，止痒。

〔**主治**〕用于急性瘙痒性皮肤病。

〔**用法**〕局部外用。用时摇匀，取适量涂于患处，1 日 2~3 次。

〔**注意事项**〕①避免接触眼睛和其他黏膜（如口、鼻等）；②用药部位如有烧灼感、红肿等情况应停药，并将局部药物洗净，必要时向医生咨询；③本品不宜用于有渗液的皮肤；④用时摇匀；⑤对本品过敏者禁用，本品性状发生改变时禁用。

2. 湿润烧伤膏^{（药典）}

〔**组成**〕黄连、黄柏、黄芩、地龙、罂粟壳、芝麻油、蜂蜡。

〔**功效**〕清热解毒，止痛，生肌。

〔**主治**〕用于各种烧、烫、灼伤。

〔**用法**〕外用。涂敷创面 0.5~2mm 厚，视具体情况 1 日 4~6 次，换药前，须将残留在创面上的药物及液化物拭去，暴露创面用药。

〔**注意事项**〕①对由烧伤创面引起的全身性疾病，必须在医生指导下使用。②注意创面的引流通畅，保持创面的干燥。③如创面发生湿疹应停药，对症处理。④本品不可内服。⑤不可久用。⑥夏季高温或者反复挤压、碰撞会使该膏体变稀，并不影响药效。

3. 复方黄柏液^{（药典）}

〔**组成**〕连翘、黄柏、金银花、蒲公英、蜈蚣。

〔**功效**〕清热解毒，消肿祛腐。

〔**主治**〕用于疮疡溃后，伤口感染，属阳证者。

〔**用法**〕外用。浸泡纱布条外敷于感染伤口内，或破溃的脓疡内。若溃疡较深，可用直径 0.5~1.0cm 的无菌胶管，插入溃疡深部，以注射器抽取本品进行冲洗。用量一般 10~20ml，1 日 1 次。或遵医嘱。

〔**注意事项**〕①使用本品前应注意按常规换药法清洁或清创病灶；②开瓶后，不宜久存；③孕妇慎用。

四、单验方

1. 赵雅梅（广东省深圳市福田区中医院皮肤科）验方——犀角地黄汤加减（犀角用水牛角代） 组成：水牛角 10~50g，生地黄 15~30g，赤芍 20g，牡丹皮

10g,石斛 10g,麦冬 10g。水煎服,1 日 1 剂,1 剂煎 200ml,1 次服 100ml,1 日 2 次。功效:清热,凉血,解毒。

2. 朱仁康(中国中医科学院)验方——皮炎汤　　组成:生地黄、牡丹皮、赤芍、生石膏、知母、金银花、连翘、竹叶、生甘草。水煎服,1 日 1 剂,早、晚温服。功效:清营凉血,泄热化毒。

第八章 结缔组织病

红斑狼疮 ·

红斑狼疮(LE)是一种常见于 15~40 岁女性,临床上有多种表现,可累及全身任何脏器的慢性、反复迁延的自身免疫性疾病。该病为一谱性疾病,病谱的一端为皮肤型红斑狼疮(CLE),病变主要限于皮肤;另一端为内脏多系统累及并常有皮肤损害的系统性红斑狼疮(SLE),中间有很多亚型。70%~85% 的患者有皮肤受累。本病病因及发病机制尚不清楚,临床表现多样,尚无根治办法。好发于生育年龄女性,多见于 15~40 岁年龄段,女∶男为(7~9)∶1。根据流行病学调查显示,SLE 在全球范围内患病率约为 0.02%,在我国患病率为0.03%~0.04%。随着病程延长,亚急性皮肤型红斑狼疮(SCLE)转变为 SLE 的概率增大,5 年内为 5%,10 年内为 10%,15 年上升到 15%,20 年为 19%,25 年达 25%,最终有 50% 的 SLCE 可归于 SLE。近年来本病愈后逐渐改善,目前SLE 的 5 年生存率达 93%,10 年生存率达 85%,英国一项调查显示 10 年生存率达 92%。

红斑狼疮中医称为"红蝴蝶疮",历代中医文献根据其不同临床表现及分布部位有不同的命名记载,如"日晒疮""热毒发斑""阴毒发斑""红蝴蝶丹""鬼脸疮"等。

一、诊断要点

当前 SLE 的诊断标准由美国风湿病协会(ACR)于 1997 年提出,共 11 条,包括面颊部红斑、光敏感、盘状红斑、口腔溃疡、结膜炎、肾脏病变、关节炎、神经系统异常、免疫学异常、血液学异常和抗核抗体异常。符合其中 4 项或 4 项以上者,在除外感染、肿瘤和其他结缔组织病后,可诊断 SLE。

2009 年 ACR 会议上提出了新分类标准,该分类标准为临床标准和免疫学标准 2 个部分。在临床标准包括急性或亚急性皮肤红斑狼疮表现、慢性皮肤狼疮表现、口腔或鼻咽部溃疡、非瘢痕性秃发、关节炎、浆膜炎、肾脏病变、神经病变、溶血性贫血、白细胞减少及血小板减少。免疫学标准包括:抗核抗体阳性、抗 dsDNA 抗体阳性、抗 Sm 抗体阳性、抗磷脂抗体阳性、补体减低、无溶血性贫血但 Coombs 试验阳性 6 条。确诊标准:满足上述 4 项标准,包括至少 1 个临床指标和 1 个免疫学指标;或肾活检证实狼疮性肾炎(LN),同时抗核抗体阳性或抗 dsDNA 抗体阳性。

目前国际上通用的狼疮活动性测量工具有系统性红斑狼疮活动指数(SLEDAI)、系统性红斑狼疮活动性判断(SLAM)和不列颠群岛狼疮活动分组(BILAG),推荐使用其中至少一种指数来评价疾病活动性,其中以 SLEDAI 和 BILAG 最为常用。

(一) 症状

皮肤型红斑狼疮包括了三类主要的 LE 特异性皮肤表现:①急性皮肤型红斑狼疮(ACLE):包括局限型和泛发型;②亚急性皮肤型红斑狼疮(SCLE);③慢性皮肤型红斑狼疮(CCLE):包括盘状红斑狼疮、疣状红斑狼疮、肿胀性红斑狼疮、深在性红斑狼疮、冻疮样红斑狼疮。皮肤型红斑狼疮还可有一些非特异性皮肤损害,包括光敏感、弥漫性或局限性非瘢痕性脱发、雷诺现象、甲襞毛细血管扩张和红斑、血管炎特别是四肢末端的血管炎样损害、网状青斑、手足发绀、白色萎缩等皮损。

SLE 的临床表现复杂多样,多数呈隐匿起病,开始仅累及 1~2 个系统,表现为轻度的关节炎、皮疹、隐匿性肾炎、血小板减少性紫癜等,部分患者长期稳定在亚临床状态或轻型狼疮,部分患者可由轻型突然变为重症狼疮,更多的则由轻型逐渐出现多系统损害;也有一些患者一起病就累及多个系统,甚至表现为狼疮危象。

急性皮肤型红斑狼疮:多发于中青年女性。局限型为面颊和鼻背出现融合性水肿性红斑(蝶形),可累及额部、颈部、眼眶和颈部 V 形区(光照区)。泛发型为全身对称分布的融合性小斑疹、丘疹、夹杂紫癜成分,颜色深红或鲜红,可发生于身体任何部位,但腰围最常见,可伴有瘙痒。口腔和鼻腔黏膜可见浅溃疡。

亚急性皮肤型红斑狼疮:好发于暴露部位如上背、肩、手臂伸侧、颈胸 V 形区,常伴高度光敏感。根据皮损特点可分为丘疹鳞屑型和环形红斑型,前者皮损近似于银屑病样,后者呈环形或多环形红斑样表现,皮损愈后处可继发色素改变和毛细血管扩张。

盘状红斑狼疮(DLE):占皮肤型红斑狼疮 50%~85%,男女比例为 1∶3,好发于 40~50 岁中年人,SLE 也可有 DLE 皮损,约 5% 的 DLE 患者可发展为

SLE。DLE 最常发生于头皮、面部、耳部及口唇。典型表现为边界清楚的盘状红斑、斑块,表面黏附性鳞屑,剥离鳞屑可见背面扩张的毛囊口形成毛囊角栓,外周色素沉着,中央色素减退、轻度萎缩,并可产生萎缩性瘢痕,发生于头皮、眉毛处的 DLE 可导致不可逆的瘢痕性脱发。患者多无自觉症状,少数可有轻度痛痒。皮损若超过头面部,如波及躯干和四肢手足,称为播散性 DLE。部分患者可有光敏和轻度关节痛等症状,发生于掌跖的 DLE 可以有疼痛。

1. 系统性红斑狼疮

（1）全身表现:患者常常出现发热,可能是 SLE 活动的表现,但应除外感染因素,尤其是在免疫抑制治疗中出现的发热,更需警惕。疲乏是 SLE 常见但容易被忽视的症状,常是狼疮活动的先兆。

（2）皮肤与黏膜:在鼻梁和双颧颊部呈蝶形分布的红斑是 SLE 特征性改变。其他皮肤损害尚有光敏感、脱发、手足掌面和甲周红斑、盘状红斑、结节性红斑、脂膜炎、网状青斑、雷诺现象等。

（3）关节和肌肉:常出现对称性多关节疼痛、肿胀,通常不引起骨质破坏。

（4）肾脏损害:又称狼疮肾炎,表现为蛋白尿、血尿、管型尿,乃至肾衰竭。50%~70% 的 SLE 病程中会出现临床肾脏受累,肾活检显示大多数 SLE 有肾脏病理学改变。狼疮肾炎对 SLE 预后影响甚大,肾衰竭是 SLE 的主要死亡原因之一。

（5）神经系统损害:又称神经精神性狼疮（NPSLE）。轻者仅有偏头痛、性格改变、记忆力减退或轻度认知障碍;重者可表现为脑血管意外、昏迷、癫痫持续状态等。

（6）血液系统表现:常见贫血和 / 或白细胞减少和 / 或血小板减少。贫血可能为慢性病贫血或肾性贫血。短期内出现重度贫血常是自身免疫性溶血所致,多由网织红细胞升高,Coombs 验阳性。

（7）肺部表现:SLE 常出现胸膜炎,如合并胸腔积液其性质为渗出液。年轻人（尤其是女性）的渗出性浆膜腔积液,除需排除结核外应注意 SLE 的可能性。

（8）心脏表现:SLE 患者常出现心包炎,表现为心包积液,但心脏压塞少见。可有心肌炎、心律失常心肌病、无菌性心内膜炎、冠状动脉疾病、肺动脉高压、心脏传导障碍等,多数情况下 SLE 的心肌损害不太严重,但重症者可伴有心功能不全,为预后不良指征。

（9）消化系统表现:表现为恶心、呕吐、腹痛、腹泻或便秘,其中以腹泻较常见,可伴有蛋白丢失性肠病（PLE）,并引起低蛋白血症。

（10）其他：眼部受累包括结膜炎、葡萄膜炎、眼底改变、视神经病变等。眼底改变包括出血、视盘水肿、视网膜渗出等，视神经病变可以导致突然失明。SLE 常伴有继发性干燥综合征，有外分泌腺受累，表现为口干、眼干，常有血清抗 SSB、抗 SSA 抗体阳性。

2. 免疫学异常　主要体现在抗核抗体谱（ANAs）方面。免疫荧光抗核抗体（IFA-NA）是 SLE 的筛选检查。对 SLE 的诊断敏感性为 95%，特异性相对较低为 65%。除 SLE 之外，其他结缔组织病的血清中也常存在 ANA，一些慢性感染也可出现低滴度的 ANA。

（二）体征

淋巴结肿大占患者的 20%~35%，脾肿大的发生率一般是 15%~36%，以轻度肿大为多。

（三）辅助检查

常规检查：包括血常规、尿常规、粪常规、肝肾功能等。抗核抗体谱检查：包括抗双链 DNA 抗体、抗 Sm 抗体、抗磷脂抗体、抗 Jo-1 抗体、抗中性粒细胞胞浆抗体等。活动性指标检查：包括补体 C3、C4、血沉、C 反应蛋白等。病理检查：包括皮肤、肾脏等的病理活检。当其他内脏器官受累的可做肺功能检查、胸部 X 线检查、心电图、超声检查、头部磁共振及脑脊液检查等。

（四）鉴别诊断

本病需与多形性日光疹、日光性角化症、多形性红斑、脂溢性皮炎、环状肉芽肿、基底细胞上皮瘤、皮肤淋巴细胞浸润、扁平苔藓、皮肌炎、硬皮病、类风湿关节炎、结节性多动脉炎、特发性血小板减少性紫癜、药疹、寻常狼疮、三期梅毒疹、原发性肾小球肾炎及精神病等疾病相鉴别。

二、西医治疗要点

（一）一般治疗

应加强对患者的健康教育，注重患者的心理治疗，树立战胜疾病的坚强信心。患者应避免日晒、受凉、感冒或其他感染，避免过劳，急性或活动期 SLE 应卧床休息。避免妊娠，也不宜服用避孕药，有肾功能损害或多系统损害者避孕失败宜尽早行治疗性流产。增强机体免疫力，注意营养及维生素补充。

（二）皮肤型红斑狼疮

1. 局部治疗

（1）局部及皮损内应用糖皮质激素是广泛采用的治疗手段之一。根据皮损部位及类型选择不同强度的糖皮质激素。

（2）钙调磷酸酶抑制剂：如他克莫司软膏和吡美莫司乳膏,对 SCLE、ACLE 有效,对 DLE 疗效略差。

（3）维 A 酸类制剂：如他扎罗汀凝胶和维 A 酸软膏等,可用于角化明显的 DLE。

2. 系统治疗

（1）抗疟药：是系统治疗的第一线用药,特别适用于 DLE、肿胀性红斑狼疮和 SCLE,如羟氯喹 1 日 0.2~0.4g,病情好转后减为半量,开始用药后 6 个月应做一次眼底检查。

（2）糖皮质激素：一般选用中小剂量,如泼尼松 0.5mg/（kg·d）,病情控制后缓慢递减。

（3）免疫抑制剂：主要用于常规药物疗效不佳的患者。可选用硫唑嘌呤、甲氨蝶呤、吗替麦考酚酯、环孢素等,使用过程中应注意观察不良反应并及时调整用药。

（4）其他：沙利度胺、氨苯砜、植物提取药、维 A 酸类及生物制剂。

（三）系统性红斑狼疮

SLE 治疗的个性化十分重要,在 SLE 患者开始治疗以前,必须对 SLE 患者病情的活动性进行评估,对于制订适当的治疗方案、观察疗效和判断治疗的成败十分重要。目前多采用 SLEDAI 进行评估。

1. 非甾体抗炎药　单独用于轻型病例,或与糖皮质激素并用,尽量减少糖皮质激素的用量。注意不宜采用多种非甾体抗炎药联合治疗。

2. 糖皮质激素　是现有治疗 SLE 最重要的药物,剂量视病情轻重而异。治疗原则为早期、足量和持续用药。病情越是危重者,最初用量越要大,迅速控制病情,抢救生命,避免重要器官受损伤或发生不可逆损害,如不规则服药或突然停药可影响病程和预后。糖皮质激素减量指标主要根据临床症状的改善和有关实验室指标。

3. 抗疟药　用于病情较轻及皮肤损害明显者,常用氯喹或羟氯喹;糖皮质激素减量过程中也可加用。

4. 免疫抑制剂　具有抗感染和免疫抑制作用,常用硫唑嘌呤和环磷酰胺。目前环磷酰胺已常用于中、大剂量糖皮质激素不能控制的狼疮性肾炎和神经精神性狼疮。临床应用的还有环孢素 A、吗替麦考酚酯、来氟米特等。

5. 雷公藤　具有较强的抗炎和免疫抑制等作用,适用于轻、中度病情的 SLE 患者,疗效确切。该药有一定的毒副反应,未生育的患者应慎用,哺乳期妇女禁用。在服药期间要定期查血尿常规、肝肾功能,随时调整用药。

6. 其他疗法 如免疫调节剂注射治疗、血浆置换疗法、静脉注射丙种球蛋白及抗凝治疗等。

三、中成药应用

(一) 基本病机

中医学认为,SLE 主要由先天禀赋不足、肝肾亏损而成。因肝肾精血不足,易致阴虚火旺,虚火上炎,兼因腠理不密,外邪入侵,两热相搏,热毒入里,瘀阻脉络,内伤及脏腑,外阻于肌肤而发病。六淫侵袭、劳倦内伤、七情郁结、妊娠分娩、日光暴晒、内服药物等都可成为发病的诱因。阴阳失调,阴虚内热是基本病机,热毒炽盛之证可以相继反复出现,甚或热毒内陷,热盛动风。病情常虚实互见,变化多端。

(二) 辨证分型使用中成药

红斑狼疮常用中成药见表 27。

表 27 红斑狼疮常用中成药一览表

证型	常用中成药
热毒炽盛证	紫雪散、新雪颗粒、清开灵注射液
阴虚内热证	六味地黄丸、知柏地黄丸
脾肾阳虚证	金匮肾气丸、龟鹿补肾丸
脾虚肝旺证	八珍丸、丹栀逍遥丸
气滞血瘀证	逍遥丸

1. **热毒炽盛证**

〔**证候**〕**主症**:面部蝶形红斑鲜艳,皮肤紫斑;**次症**:伴有高热,烦躁口渴,神昏谵语,抽搐,关节肌肉疼痛,大便干结,小便短赤;**舌脉**:舌红绛,苔黄腻,脉洪数或细数。多见于系统性红斑狼疮急性活动期。

〔**治法**〕清热凉血,化斑解毒。

〔**方药**〕犀角地黄汤(《备急千金要方》,犀角现以水牛角代)合黄连解毒汤加减。

〔**中成药**〕(1) 紫雪散[指南推荐](由石膏、北寒水石、滑石、磁石、玄参、木香、沉香、升麻、甘草、丁香、精制硝石、水牛角浓缩粉、羚羊角、人工麝香、朱砂、制芒硝组成)。功能主治:清热开窍,止痉安神。用于热入心包、热动肝风证,症见高热烦躁、神昏谵语、惊风抽搐、斑疹吐衄、尿赤便秘。用法用量:口服,1 次

1.5~3g,1 日 2 次。

（2）新雪颗粒^(指南推荐)（由磁石、石膏、滑石、南寒水石、硝石、芒硝、栀子、竹心、广升麻、穿心莲、珍珠层粉、沉香、人工牛黄、冰片组成）。功能主治:清热解毒。用于外感热病、热毒壅盛证,症见高热、烦躁;扁桃体炎、上呼吸道感染、气管炎、感冒见上述证候者。用法用量:口服,1 次 1 袋(瓶),1 日 2 次。

（3）清开灵注射液^(指南推荐)（由胆酸、珍珠母粉、猪去氧胆酸、栀子、水牛角粉、板蓝根、黄芩苷、金银花组成）。功能主治:清热解毒,化痰通络,醒神开窍。用于热病,神昏,中风偏瘫,神志不清;急性肝炎、上呼吸道感染、肺炎、脑血栓形成、脑出血见上述证候者。用法用量:清开灵注射液 20~40ml 加入 10% 葡萄糖注射液 200ml 或 0.9% 生理盐水 100ml 中,静脉滴注,1 日 1~2 次。

2. 阴虚内热证

〔**证候**〕**主症:**斑疹暗红;**次症:**伴有不规则发热或持续低热,五心烦热,自汗盗汗,面浮红,关节痛,足跟痛,月经量少或闭经;**舌脉:**舌红,苔薄,脉细数。多见于轻中度活动期或稳定期。

〔**治法**〕滋阴降火。

〔**方药**〕六味地黄丸合大补阴丸、清骨散、二至丸加减。

〔**中成药**〕（1）六味地黄丸^(药典)[由熟地黄、山茱萸(酒制)、牡丹皮、山药、茯苓、泽泻组成]。功能主治:滋阴补肾。用于肾阴亏损,头晕耳鸣,腰膝酸软,骨蒸潮热,盗汗遗精,消渴。用法用量:口服。水蜜丸 1 次 6g,小蜜丸 1 次 9g,大蜜丸 1 次 1 丸,1 日 2 次。

（2）知柏地黄丸^(指南推荐)（由熟地黄、制山茱萸、山药、牡丹皮、茯苓、泽泻、知母、黄柏组成）。功能主治:滋阴降火。用于阴虚火旺,潮热盗汗,口干咽痛,耳鸣遗精,小便短赤。用法用量:口服,水蜜丸 1 次 6g,蜜丸 1 次 9g,1 日 2 次;浓缩丸 1 次 8 丸,1 日 3 次。

3. 脾肾阳虚证

〔**证候**〕**主症:**面色无华,眼睑、下肢浮肿;**次症:**胸胁胀满,腰膝酸软,面热肢冷,口干不渴,小便清长,尿少或尿闭;**舌脉:**舌淡胖,苔少,脉沉细。多见于素体阳虚或 SLE 晚期合并心肾损害时。

〔**治法**〕温肾壮阳,健脾利水。

〔**方药**〕肾气丸、右归丸或附子理中汤,重者用参附汤加减。

〔**中成药**〕（1）金匮肾气丸^(指南推荐)（由地黄、山药、酒制山茱萸、茯苓、牡丹皮、泽泻、桂枝、制附子、牛膝、盐车前子组成）。功能主治:温补肾阳,行气化水。用于肾虚水肿,腰膝酸软,小便不利,畏寒肢冷。用法用量:口服。水蜜丸 1 次

4~5g(20~25 粒),大蜜丸 1 次 1 丸,1 日 2 次。

(2) 龟鹿补肾丸^(药典)(由炒菟丝子、蒸淫羊藿、蒸续断、蒸锁阳、蒸狗脊、炒酸枣仁、制何首乌、炙甘草、蒸陈皮、炒鹿角胶、熟地黄、炒龟甲胶、蒸金樱子、炙黄芪、炒山药、蒸覆盆子组成)。功能主治:补肾壮阳,益气血,壮筋骨。用于肾阳虚所致的身体虚弱、精神疲乏、腰腿酸软、头晕目眩、精冷、性欲减退、小便夜多、健忘、失眠。用法用量:口服。水蜜丸 1 次 4.5~9g,大蜜丸 1 次 6~12g,1 日 2 次。

4. 脾虚肝旺证

〔**证候**〕主症:皮肤紫斑;次症:胸胁胀满,腹胀纳呆,头昏头痛,耳鸣失眠,月经不调或闭经;舌脉:舌暗红,苔白或光面舌,脉弦细。

〔**治法**〕健脾清肝。

〔**方药**〕四君子汤合丹栀逍遥散加减。

〔**中成药**〕(1) 八珍丸^(医保目录)(由白芍、白术、川芎、当归、党参、蜂蜜、茯苓、甘草、熟地黄组成)。功能主治:补益气血。用于气血两虚,面色萎黄,四肢乏力。用法用量:口服,1 次 6g,1 日 2 次。

(2) 丹栀逍遥丸^(药典)[由柴胡(酒制)、当归、白芍(酒炒)、栀子(炒焦)、牡丹皮、白术(土炒)、茯苓、甘草(蜜炙)、薄荷组成]。功能主治:疏肝解郁,清热调经。用于肝郁化火,胸胁胀痛,烦闷急躁,颊赤口干,食欲不振或有潮热,以及妇女月经先期,经行不畅,胸乳与少腹胀痛。用法用量:口服。1 次 6~9g,1 日 2 次。

5. 气滞血瘀证

〔**证候**〕主症:红斑暗滞,角栓形成及皮肤萎缩;次症:伴倦怠乏力;舌脉:舌紫暗或有瘀斑,脉涩或沉细。多见于血管炎、紫癜、心脏损害或肝脾肿大患者。

〔**治法**〕疏肝理气,活血化瘀。

〔**方药**〕逍遥散合血府逐瘀汤加减。

〔**中成药**〕逍遥丸^(指南推荐)(由柴胡、当归、白芍、炒白术、茯苓、炙甘草、薄荷、生姜组成)。功能主治:疏肝健脾,养血调经。用于肝郁脾虚所致的郁闷不舒、胸胁胀痛、头晕目眩、食欲减退、月经不调。用法用量:口服,水丸 1 次 6~9g,1 日 1~2 次;大蜜丸 1 次 1 丸,1 日 2 次。

(三) 外治法

1. 白玉膏^(其他)

〔**组成**〕密陀僧、黄蜡、乳香(去油)、没药(去油)、象皮、白蜡、轻粉、铅粉。

163

〔**功效**〕活血消肿,去腐生肌。

〔**主治**〕用于疮疡溃后,日久不敛。

〔**用法**〕外用。摊厚纸上,贴之;膏药变黑,换之。

2. 青黛散^(其他)

〔**组成**〕青黛、甘草、煅硼砂、冰片、薄荷、黄连、儿茶、煅人中白。

〔**功效**〕清热解毒,消肿止痛。

〔**主治**〕用于治疗口疮、咽喉肿痛。

〔**用法**〕外用。先用凉开水或淡盐水洗净口腔,将少许吹撒患处,1 日 2~3 次。

〔**注意事项**〕①忌辛辣、鱼腥食物;②孕妇慎用;③不宜在服药期间同时服用温补性中成药;④不适用于阴虚、虚火上炎引起的咽喉肿痛、声哑;⑤注意喷药时不要吸气,以防药粉进入呼吸道而引起呛咳;⑥服药 3 天后症状无改善,或出现其他症状,应去医院就诊;⑦按照用法用量服用,儿童应在医师指导下使用;⑧对该药品过敏者禁用,过敏体质者慎用;⑨该药品性状发生改变时禁止使用;⑩儿童必须在成人的监护下使用;⑪请将该药品放在儿童不能接触到的地方;⑫如正在使用其他药品,使用该药品前请咨询医师或药师。

3. 清凉膏^(其他)

〔**组成**〕樟脑、薄荷油、桉叶油、桂皮。

〔**功效**〕清热解毒,散结消肿,止痛。

〔**主治**〕用于头昏、伤风、肌肉疼痛、风湿、拉伤、鼻塞、胸闷、晕车船、蚊虫叮咬、肌肉扭伤及一切痈疽肿毒等。

〔**用法**〕外用。涂于疮面。

4. 如意金黄膏^(其他)

〔**组成**〕天花粉、姜黄、白芷、苍术、天南星、甘草、大黄、黄柏、黄蜡、厚朴、陈皮、小磨麻油 2 500ml,黄丹 750~1 050g。

〔**功效**〕清热解毒,散结消肿,止痛。

〔**主治**〕外用。用于疮毒红肿疼痛、痈疽发背、丹毒乳痈及无名肿毒等。

〔**用法**〕取本品粘于患处,面积大于病变范围,3~7 日换药 1 次。

〔**注意事项**〕①痈疽疮疡已溃之创面或阴疽证者忌用;②外敷面积最好超过肿胀范围,且中间留孔,使之透气及使肿势集中;③忌烟酒、辛辣发物;④不可口服。

5. 复方黄柏液涂剂^(药典)

〔**组成**〕连翘、黄柏、金银花、蒲公英、蜈蚣。

〔**功效**〕清热解毒,消肿祛腐。

〔**主治**〕用于疮疡溃后,伤口感染,属阳证者。

〔**用法**〕外用。浸泡纱布条外敷于感染伤口内,或破溃的脓疡内。若溃疡较深,可用直径 0.5~1.0cm 的无菌胶管,插入溃疡深部,以注射器抽取本品进行冲洗。用量一般 10~20ml,1 日 1 次。或遵医嘱。

〔**注意事项**〕①本品仅供外用,不可内服;②使用本品前应注意按常规换药法清洁或清创病灶;③开瓶后,不宜久存;④孕妇禁用;⑤本品性状发生改变时禁止使用;⑥对本品过敏者禁用,过敏体质者慎用;⑦忌食辛辣、海鲜、油腻及刺激性食物。

四、单验方

1. 周信有(甘肃中医药大学,国医大师)验方——系统性红斑狼疮基本方 组成:淫羊藿20g,桑寄生20g,补骨脂20g,巴戟天20g,黄芪30g,紫草20g,白花蛇舌草20g,半枝莲20g,板蓝根20g,当归9g,赤芍9g,丹参20g,桂枝9g,白芍9g,鸡血藤20g,乌梢蛇9g,全蝎6g。功效:补肾益气,清热解毒,祛瘀通络,调和营卫。用于系统性红斑狼疮各证型。

2. 董燕平(河北省中医院)验方——培元祛毒汤 组成:生地黄30~60g、山药18g、山茱萸18g、天门冬12g、紫草30g、青蒿12g、鳖甲12g、升麻9g、当归9g、白芍12g、生甘草12g。功效:培元固本,祛邪透毒。用于系统性红斑狼疮。

第二节 硬皮病

硬皮病亦称系统性硬化症(SSc),是一种以局限性或弥漫性皮肤及内脏器官结缔组织纤维化或硬化,最后发展至萎缩为特点的皮肤病。本病以女性多见,发病率约为男性的 4 倍,儿童相对少见,多数发病年龄在 30~50 岁。我国发病率为 $1/10^5$~$1/10^4$,居结缔组织病第三位,仅次于类风湿关节炎和系统性红斑狼疮。硬皮病患者症状轻的可致残、毁容,重者可导致死亡。由于其病因不明,故目前仍缺乏有效的治疗手段。

硬皮病中医称为"皮痹"。

一、诊断要点

诊断标准主要条件:近端皮肤硬化,即手指及掌指(跖趾),关节近端皮肤增厚、紧绷、肿胀。这种改变可累及整个肢体、面部、颈部和躯干(胸、腹部)。次要条件:①指硬化,上述皮肤改变仅限手指。②指尖凹陷性瘢痕,或指垫消失。③双肺基底部纤维化,即在立位胸片上可见条状或结节状致密影,以双肺底为著,也可呈弥漫斑点或蜂窝状肺。要排除原发性肺部所引起的这种改变。

判定:具有主要条件或2个以上次要条件者,可诊断为系统性硬化。此外雷诺现象、多发性关节炎或关节痛、食管蠕动异常、皮肤活检示胶原纤维肿胀和纤维化、血清有 ANA、抗 Scl-70 抗体和抗着丝点抗体均有助于诊断。

本病依据累及范围和病程分为局限性硬皮病和系统性硬皮病两类。根据患者皮肤的受累情况,又可将硬皮病分为5种亚型:局限性皮肤型 SSc、CREST 综合征、弥漫性皮肤型 SSc、无皮肤硬化的 SSc、重叠综合征。

(一)症状

1. 临床表现

(1)局限性硬皮病:以局部皮肤硬化为主要表现。呈线状(线状硬皮病)或斑状(硬斑病),皮损可见于头面部、躯干或四肢。通常呈单处损害,形态可为片状、带状或滴状,有时也可呈多发性。皮损初起为淡红色、水肿性斑块,质韧;逐渐转变为淡黄或有象牙白色,略凹陷,后期出现萎缩,皮肤变薄、发生硬化,触之有皮革样感。有时留有轻度色素沉着。

(2)系统性硬皮病:初起于手、足和面部,然后扩展至四肢或躯干,常伴雷诺现象,皮损逐渐扩大,波及全身皮肤和内脏器官。皮损特点与局限性硬皮病相似。病变过程可分为水肿期、硬化期和萎缩期。

水肿期:皮肤紧张变厚,皱纹消失,肤色苍白或淡黄,皮温偏低、呈非凹陷性水肿。

硬化期:皮肤变硬,表面有蜡样光泽,不能用手捏起。根据受累皮肤部分不同,可产生手指伸屈受限、面部表情固定、张口及闭眼困难、胸部紧束感等症状。患处皮肤色素沉着,可杂有色素减退斑,毛发稀少,同时有皮肤瘙痒或感觉异常。

萎缩期:皮肤萎缩变薄如羊皮纸样,甚至皮下组织及肌肉亦发生萎缩及硬化,紧贴于骨骼,形成木板样硬片。指端及关节下处易发生顽固性溃疡,并有患区少汗和毛发脱落现象。少数病例可出现毛细血管扩张。常伴有内脏器官如肺、心、肾、食管、骨、关节受损,出现如呼吸困难、胸闷、心悸、蛋白尿或血尿、吞咽困难、关节痛和关节炎等。

（3）CREST综合征：患者可出现皮肤钙质沉着、雷诺现象、食管受累、指端硬化和毛细血管扩张症状。此类患者常伴抗着丝点抗体（ACA）阳性。

2. 自觉症状　局限性硬皮病自觉症状轻微，偶有轻度瘙痒、疼痛。系统性硬皮病根据受累皮肤部位不同，可自觉皮肤紧张，活动受限，同时有皮肤瘙痒或感觉异常。

（二）体征

目前尚缺乏统一可靠的能反映疾病活动度的客观指标。近年来有出现多种检测方法用于其病情评估，但仍缺乏大样本的研究证实其应用价值。

（三）辅助检查

包括血常规、血沉、尿常规、凝血功能等常规检查，自身抗体检查、类风湿因子检查及病理、甲皱襞皮肤毛细血管显微镜检查。各内脏器官受累时可进行相关检查如影像学检查和肺功能检查等。

（四）鉴别诊断

局限性硬皮病需与Pasini-Pierini特发性斑状萎缩、硬化萎缩性苔藓、类脂质渐进性坏死等疾病相鉴别。系统性硬皮病需与雷诺病、成人硬肿病、硬化性黏液水肿、嗜酸性筋膜炎及肢端骨质溶解症等疾病相鉴别。

二、西医治疗要点

（一）一般治疗

早期治疗的目的在于阻止新的皮肤和脏器受累，而晚期的目的在于改善已有的症状。患者应避免精神刺激及过度紧张，注意保暖休息，避免潮湿，防止寒冷刺激，停止吸烟和避免其他诱发和加重血管收缩的因素，如应用肾上腺素、麦角新碱等，以减少雷诺现象的发生。除去体内慢性感染病灶。尽早作维持功能的理疗预防关节挛缩及给予营养丰富的饮食。

（二）西药治疗

1. 局限性硬皮病　一般认为本病是自限性的，多数患者几乎不需要治疗。局部皮内注射中效糖皮质激素悬液的疗效尚有争议。肢体受累病例应使用物理疗法，如音频、蜡疗、推拿、按摩等，以预防关节挛缩及活动受限。

2. 系统性硬皮病

（1）糖皮质激素：通常对于皮肤病变早期（水肿期）、关节痛、肌肉病变、浆膜炎及间质性肺病的炎症期有一定疗效。

（2）免疫抑制剂：常用的有环磷酰胺、环孢素A、硫唑嘌呤、甲氨蝶呤等。

与糖皮质激素合用常可提高疗效并减少糖皮质激素用量。甲氨蝶呤可能对改善早期皮肤的硬化有效,而对其他脏器受累无效。

（3）抗硬化治疗：D-青霉胺可抑制胶原分子间的交联,秋水仙碱对减轻脉瘀挛和皮肤硬化有一定疗效,两种药均见效慢,常于数月后方见效。

（4）血管痉挛的治疗：可用钙通道阻滞剂（如硝苯地平）、α受体阻滞剂（如妥拉唑林）、血管扩张剂（如前列腺素 E_1）等治疗。

（5）抗凝或降低血黏度：低分子右旋糖酐、阿司匹林、双嘧达莫、抗栓酶及尿激酶等。

（6）局部治疗：手指溃疡时应清创,外用抗生素和血管扩张剂软膏以促进愈合,伴疼痛的钙化结节可行外科手术切除。

（三）其他治疗

有血浆置换、自体造血干细胞移植、光化学疗法、热浴、音频电疗等。

三、中成药应用

（一）基本病机

中医认为,本病总因患者营卫不和、气血不通,进则累及脏腑、脏腑失调,阳气虚衰,产生痰凝水聚、瘀血阻滞等病理因素。本病初起病邪在表,以阳虚寒凝为主,邪留日久阻碍气机,血流不畅,经络不通,渐使肺、脾、肾受累,阳损及阴,可成气血双亏,脏腑虚衰之证。

（二）辨证分型使用中成药

硬皮病常用中成药见表28。

表28 硬皮病常用中成药一览表

证型	常用中成药
风湿痹阻证	独活寄生丸、阳和丸
气滞血瘀证	五痹胶囊、小活络丸、大黄䗪虫丸
肺脾气虚证	参苓白术丸、人参健脾丸、补中益气丸
脾肾阳虚证	右归丸、金匮肾气丸、桂附地黄丸

1. 风湿痹阻证

〔证候〕主症：发病初期,皮肤浮肿,皮纹消失,紧张变厚,按之无凹陷,颜色苍白或黄褐,表面温度偏低,自我感觉刺痛或麻木,肢端青紫、苍白,遇寒冷或情绪激动时加剧；次症：伴有关节痛,或有月经不调,经来腹痛,经血暗紫；舌脉:舌紫暗,苔薄白,脉濡细。

〔**治法**〕祛风除湿,活血通络。

〔**方药**〕独活寄生汤加减。

〔**中成药**〕(1)独活寄生丸^(医保目录)(由独活、桑寄生、防风、秦艽、肉桂、细辛、川牛膝、盐杜仲、酒当归、白芍、熟地黄、川芎、党参、茯苓、甘草组成)。功能主治:养血舒筋,祛风除湿,补益肝肾。用于风寒湿痹阻、肝肾两亏、气血不足所致的痹病,症见腰膝冷痛,屈伸不利。用法用量:口服,1次6g,1日2次。

(2)阳和丸^(其他)(由熟地黄、鹿角胶、肉桂、炮姜、麻黄、白芥子、甘草组成)。功能主治:温经补血,通络,消肿散结。用于阴疽流注,漫肿平塌,皮色如常,久不溃散,贴骨阴疽,鹤膝风症。用法用量:蜜丸,口服,1次3g,1日1~2次。

2. 气滞血瘀证

〔**证候**〕**主症**:皮肤变硬,有蜡样光泽,不能用手指捏起,皮肤皱纹不显,皮损处色素加深,或夹有色素减退斑;**次症**:伴有毛细血管扩张,肌肤甲错,毛发干枯脱落,面部表情呆板,眼睑、口部张合受到限制,胸部有紧束感,手指屈伸困难,关节活动不利,口唇青紫变薄,女性月经量少,夹有血块,闭经,有的胸闷、心悸、腰痛、血尿、皮下有包块结节;**舌脉**:舌紫暗或有瘀点、瘀斑,舌下静脉怒张,苔薄,脉细涩。

〔**治法**〕活血软坚,化瘀通络。

〔**方药**〕血府逐瘀汤加减。

〔**中成药**〕(1)五痹胶囊^(其他)(由土茯苓、威灵仙、薏苡仁、黄芪、三七、水蛭、全蝎组成)。功能主治:清热除湿,益气行血,祛风消肿。用于郁热痹阻证,症见发热、斑疹色红、口舌生疮、关节疼痛或伴肿胀、肌肉乏力、酸痛、口干、咽痛等;系统性红斑狼疮、皮肌炎、硬皮病、白塞综合征、干燥综合征、类风湿关节炎、强直性脊柱炎见上述证候者。用法用量:口服,1次9g,1日2次。

(2)小活络丸^(药典)(由胆南星、制川乌、制草乌、地龙、制乳香、制没药组成)。功能主治:祛风散寒,化痰除湿,活血止痛。用于风寒湿邪闭阻、痰瘀阻络所致的痹病,症见肢体关节疼痛,或冷痛,或刺痛,或疼痛夜甚,或关节屈伸不利、麻木拘挛。用法用量:黄酒或温开水送服。1次1丸(3g),1日2次。

(3)大黄䗪虫丸^(药典)[由熟大黄、土鳖虫(炒)、水蛭(制)、虻虫(去翅足、炒)、蛴螬(炒)、干漆(煅)、桃仁、苦杏仁(炒)、黄芩、地黄、白芍、甘草组成]。功能主治:活血破瘀,通经消癥。用于瘀血内停所致的癥瘕、闭经,症见腹部肿块、肌肤甲错、面色暗黑、潮热羸瘦、经闭不行。用法用量:口服,水蜜丸1次3g,小蜜丸1次3~6丸,大蜜丸1次1~2丸,1日1~2次。

3. 肺脾气虚证

〔**证候**〕**主症**:皮肤如革、干燥,甚至皮肤萎缩,皮纹消失,毛发脱落;**次症**:伴疲倦乏力,体重减轻,纳差,便溏;**舌脉**:舌胖淡嫩,边有齿痕,苔薄白,脉细弱或沉缓。

〔**治法**〕健脾益肺,活血通络。

〔**方药**〕参苓白术散加减。

〔**中成药**〕(1) 参苓白术丸^(药典)(由人参、茯苓、炒白术、山药、炒白扁豆、莲子、炒薏苡仁、砂仁、桔梗、甘草组成)。功能主治:补脾胃,益肺气。用于脾胃虚弱,食少便溏,气短咳嗽,肢倦乏力。用法用量:口服,1 次 6g,1 日 3 次。

(2) 人参健脾丸^(药典)(由人参、炒白术、茯苓、山药、陈皮、木香、砂仁、黄芪、炙当归、炒酸枣仁、制远志组成)。功能主治:健脾益气,和胃止泻。用于脾胃虚弱所致的饮食不化、脘闷嘈杂、恶心呕吐、腹痛便溏、不思饮食、体弱倦怠。用法用量:口服,1 次 12g,1 日 2 次。

(3) 补中益气丸^(药典)(由炙黄芪、党参、炙甘草、炒白术、当归、升麻、柴胡、陈皮、生姜、大枣组成)。功能主治:补中益气,升阳举陷。用于脾胃虚弱、中气下陷所致的泄泻、脱肛、阴挺。用法用量:①丸剂:口服。小蜜丸 1 次 9g,大蜜丸 1 次 1 丸,水丸 1 次 6g,1 日 2~3 次。②合剂:口服。1 次 10~15ml,1 日 3 次。③颗粒剂:口服。1 次 1 袋,1 日 2~3 次。

4. 脾肾阳虚证

〔**证候**〕**主症**:多见于局限性皮痹萎缩期和系统性皮痹后期,表情淡漠,呈假面具样,鼻尖如削,口唇变薄,颜色灰白,周围有放射状沟纹,牙龈萎缩,齿根外露,松弛容易脱落,胸部皮肤坚硬,状如披甲,呼吸受限,手如鸟爪,骨节隆起,出现溃疡,关节强直,活动困难;**次症**:常伴有畏寒肢冷,无汗,纳呆,吞咽不畅,便溏,胁痛腹胀,胸闷心悸,头昏目眩,腰膝酸软,神疲劳倦,遗精阳痿或妇女月经涩滞或闭经;**舌脉**:舌淡胖有齿印,苔薄,脉沉紧,或迟缓,或沉细无力。

〔**治法**〕健脾益肾,温阳活血。

〔**方药**〕右归丸合阳和汤加减。

〔**中成药**〕(1) 右归丸^(药典)(由熟地黄、炮附子、肉桂、山药、酒茱萸、菟丝子、鹿角胶、枸杞子、当归、盐杜仲组成)。功能主治:温补肾阳,填精止遗。用于肾阳不足,命门火衰,腰膝酸冷,精神不振,怯寒畏冷,阳痿遗精,大便溏薄,尿频而清。用法用量:口服,1 次 9g(1 丸),1 日 3 次。

(2) 金匮肾气丸^(药典)(由地黄、山药、酒制山茱萸、茯苓、牡丹皮、泽泻、桂枝、制附子、牛膝、盐车前子组成)。功能主治:温补肾阳,行气化水。用于肾虚水肿,腰膝酸软,小便不利,畏寒肢冷。用法用量:口服。水蜜丸1次4~5g(20~25粒),大蜜丸1次1丸,1日2次。

(3)桂附地黄丸^(药典)[由茯苓、附子(制)、牡丹皮、肉桂、山药、山茱萸、熟地黄、泽泻组成]。功能主治:温补肾阳。用于肾阳不足,腰膝酸冷,小便不利或反多,痰饮咳喘。用法用量:口服,1次8丸,1日3次。

(三)外治法

1. 阳和解凝膏^(药典)

〔**组成**〕牛蒡草、凤仙透骨草、生川乌、桂枝、大黄、当归、生附子、地龙、川芎、肉桂、乳香、人工麝香、生草乌、荆芥、防风、白芷、没药、五灵脂、赤芍、续断、僵蚕、苏合香、木香、香橼、陈皮、白蔹、白及。

〔**功效**〕温阳化湿,消肿散结。

〔**主治**〕用于脾肾阳虚、痰瘀互结所致的阴疽,瘰疬未溃,寒湿痹痛。

〔**用法**〕外用。加温软化,贴于患处。

〔**注意事项**〕①疮疡阳证者慎用;②不可久用;③不可内服;④用药后出现皮肤过敏反应者需及时停用;⑤孕妇禁用;⑥忌食辛辣、海鲜、油腻及刺激性食物。

2. 黑色拔膏棍^(其他)

〔**组成**〕鲜羊蹄根梗叶(土大黄)、大枫子、百部、皂角刺、鲜凤仙花、羊蹄花、透骨草、马钱子、苦杏仁、银杏、蜂房、苦参子、穿山甲、川乌、全蝎、斑蝥、金头蜈蚣、白及面、藤黄面、轻粉、硇砂面。

〔**功效**〕杀虫,除湿,止痒,拔毒提脓,通经止痛,破瘀软坚。

〔**主治**〕临床中主要适应于皮肤湿热毒类疾患(如带状疱疹神经痛、多发性毛囊炎、结节性痒疹等)、皮肤增生性病变类(如寻常疣、鸡眼、胼胝、甲癣、瘢痕疙瘩、神经性皮炎,局限性银屑病静止期,手癣和足癣、颜面盘状红斑狼疮等)和白癜风、局限性硬皮病、聚合性痤疮等。

〔**用法**〕外用。每隔3~4日更换1贴。

四、单验方

1. 邓铁涛(广东省中医院)验方——软皮汤 组成:熟地黄24g,黄芪30g,泽泻10g,牡丹皮10g,怀山药30g,茯苓15g,山萸肉12g,阿胶(烊化)10g。功效:补肾益精,健脾养肺。用于硬皮病肺脾亏虚证和脾肾亏虚证。

2. 吴军(四川省中医院)验方——和营消痹汤 组成:黄芪40g,防风

15g,白术 15g,熟地黄 20g,当归 15g,白芍 15g,川芎 15g,威灵仙 15g,菟丝子 15g,益母草 15g,白蒺藜 30g,续断 15g,白芷 15g,蜈蚣 2g。功效:调和营卫,祛风消痹。用于硬皮病。

3. 棉花籽或蚕沙。用法:将上药 500g 炒热,加入适量白酒,装入布袋,趁热熨患处。用于头面局限性硬皮病。

第三节 皮肌炎

皮肌炎(DM)是一种主要累及皮肤和横纹肌的自身免疫性结缔组织病,是多器官受累的疾病。临床以眼睑淡紫色皮疹和对称性四肢近端肌肉无力为主要特征。如病变局限于肌肉则称为多发性肌炎(PM),只有皮炎而无肌病的称为无肌炎性皮肌炎。本病可发生于任何年龄,有儿童期和 40~60 岁两个发病高峰。儿童皮肌炎多发生在 10 岁以前,常伴钙质沉积,预后相对较好;成人皮肌炎常伴恶性肿瘤。女性发病率约为男性的 2 倍。我国 PM/DM 的发病率尚不十分清楚,国外报告的发病率为(0.6~1)/万,DM 比 PM 更常见。发达国家发病率高于发展中国家,黑人发病率高于其他人种。DM 和 PM 常常与其他自身免疫性疾病同时发生。

皮肌炎属于中医学的"肌痹""痹证""痿证"等范畴。

一、诊断要点

皮肌炎和多发性肌炎的诊断标准尚未统一,目前大部分临床医生对其诊断仍然沿用 1975 年 Bohan 和 Peter 提出诊断标准,此标准简单、操作性强且敏感度高,共 5 条:①特征性皮肤损害:眼睑紫红色斑和 Gottron 征;②四肢近端肌群无力、肌痛、肌压痛和吞咽困难;③血清肌酶升高,尤以肌酸激酶(CK)和醛缩酶(ALD)最有意义;④肌电图呈肌源性损害;⑤肌肉活检符合肌炎病理改变。确诊皮肌炎:皮疹加上其余标准的 3~4 项;可能皮肌炎:皮疹加上其余标准的 2 项;可疑皮肌炎:皮疹加上其余标准中的 1 项。

临床分型为多发性肌炎型、皮肌炎型、无肌病的皮肌炎、儿童型皮肌炎、合并恶性肿瘤的皮肌炎和合并其他结缔组织病的皮肌炎 6 种类型。

（一）症状

1. 多发性肌炎 发病年龄多在 30~60 岁之间,病前多有感染或低热,主要表现为亚急性至慢性进展的对称性近端肌无力,在数周至数月内逐渐出现肩胛带和骨盆带及四肢近端无力,表现为蹲位站立和双臂上举困难,常可伴有肌肉关节部疼痛、酸痛和压痛,症状可对称或不对称;颈肌无力者表现抬头困难;部分患者可因咽喉部肌无力而表现为吞咽困难和构音障碍;如呼吸肌受累,可有胸闷及呼吸困难;少数患者可出现心肌受累;本病感觉障碍不明显,腱反射通常不减低,病后数周至数月可出现肌萎缩。

2. 皮肌炎 发病率在儿童与成人相仿,儿童男女相当,成人女性多见。皮炎可在肌炎前或与肌炎同时出现,肌无力表现与 PM 相似,皮肤改变与肌炎的表现同在。典型的皮肤改变是面部呈蝶形分布与双侧颊部和鼻梁的紫色斑疹,在眶周、口角、颧部、颈部、前胸、肢体外侧、指节伸侧和指甲周围的红斑和水肿,尤以上睑部淡紫色的红斑和水肿最为常见,早期的充血性皮疹为红色,以后逐渐转为棕褐色,后期呈现脱屑、色素沉着和硬结。

3. 合并其他结缔组织病 约 20% 的 PM、DM 患者合并红斑狼疮、类风湿关节炎、干燥综合征、风湿热和硬皮病等,约 1/4 的患者可并发恶性肿瘤如肺癌等。40 岁以上发生的肌炎,尤其是皮肌炎者须高度警惕潜在恶性肿瘤的可能性,应积极寻找原发病灶。

4. 其他 除皮肤和骨骼肌外,还可出现肺部受累、消化道受累、心脏受累、肾脏受累和关节表现。

(二)体征

1. 多发性肌炎 肢带肌(肩胛带肌、骨盆带肌及四肢近端肌肉)和颈前肌呈现对称性软弱无力,伴肢体近端肌肉酸痛和压痛。

2. 皮肌炎 除有多发性肌炎的表现外,皮肤特殊性皮疹(包括上眼睑紫红色斑和以眶周为中心的紫红色斑、掌指关节伸面的 Gottron 丘疹等)。

(三)辅助检查

包括血常规、血沉、血清肌酶、肌红蛋白、自身抗体、肌电图、MRI、肌肉活检等,还可根据受累部位不同做肺部 CT、心电图、心脏彩超及肌炎相关性抗体检查等。

(四)鉴别诊断

皮肌炎需与系统性红斑狼疮、系统性硬皮病相鉴别,多发性肌炎需与重症肌无力、进行性肌营养不良、风湿性多肌痛、内分泌异常所致的肌病、脂质沉积性肌病、类固醇肌病、药物性肌病、横纹肌溶解症及旋毛虫病等各种可能累及肌肉的疾病相鉴别。

二、西医治疗要点

(一)一般治疗

去除感染病灶,检查有无并发恶性肿瘤(特别是40岁以上患者),如有则需及时对症处理。合理休息,预防感染,避免受凉。予高维生素、高蛋白饮食支持及对症治疗。慢性期在缓解时可酌情选用按摩、推拿、水疗、透热电疗等物理疗法,以防止肌肉萎缩和挛缩。

(二)西药治疗

1. 糖皮质激素　目前糖皮质激素仍是治疗PM和DM的首选药物,可减轻肌肉炎症,缩短肌肉各种肌酶活性恢复正常的时间,但激素的用法尚无统一标准。对激素治疗无效的患者首先应考虑诊断是否正确,诊断正确者加用免疫抑制剂治疗;另外,还应考虑是否由于初始治疗时间过短或减药太快所致,是否出现了激素性肌病。

2. 免疫抑制剂

(1)甲氨蝶呤:是治疗本病最常用的二线药物。不仅对控制肌肉的炎症有帮助,而且对改善皮肤症状也有益处。

(2)硫唑嘌呤:起效时间较慢,通常在用药6个月后才能判断是否对其有明显的治疗效果。

(3)环孢素A:主要用于甲氨蝶呤或硫唑嘌呤无效的难治性病例,用药期间应检测血压及肾功能,当血清肌酶增加>30%时应停药。

(4)环磷酰胺:单独使用对控制肌肉炎症无效,主要用于伴有肺间质病变的病例。

(5)抗疟药:对DM的皮肤病变有效,但对肌肉病变无明显作用。

3. 静脉注射免疫球蛋白　对于复发性和难治性的病例,可考虑加用免疫球蛋白。对于有免疫球蛋白缺陷的患者应禁用。

4. 其他　如生物制剂、蛋白同化剂等。

(三)其他治疗

如血浆置换疗法。

三、中成药应用

(一)基本病机

中医认为,本病病位在肢体肌肉,多因风湿之邪侵于肌肤,困阻卫阳,致卫阳不能温煦;或因七情内伤,郁久化热生毒,致使阴阳气血失衡,气机不畅,瘀阻经络,正不胜邪,毒邪犯脏所致。

(二)辨证分型使用中成药

皮肌炎常用中成药见表29。

表29 皮肌炎常用中成药一览表

证型	常用中成药
热毒炽盛证	新癀片、清开灵口服液、抗病毒口服液
湿热蕴结证	三妙丸、二妙丸
寒湿痹阻证	独活寄生丸、小活络丸
肝肾阴虚证	六味地黄丸、知柏地黄丸、滋补肝肾丸
脾气亏虚证	人参归脾丸、人参养荣丸、补中益气丸
脾肾阳虚证	右归丸、金匮肾气丸、全鹿丸

1. 热毒炽盛证

〔证候〕主症:眼睑、面颊、颈、前胸、肩背出现水肿性红斑,四肢和躯干也可见成片斑疹出现,其色鲜红,或有烧灼感,或有痒、痛,四肢近端肌肉酸痛无力,甚则剧痛不可触按,严重者吞咽受阻,举头乏力,时有呛咳,声音嘶哑,全身软瘫;次症:伴有心急烦躁、便结溲赤;舌脉:舌质红绛或紫暗,苔黄厚,脉弦滑。多见于急性期,病情进展快。

〔治法〕清热解毒,清营凉血。

〔方药〕清瘟败毒饮合普济消毒饮加减。

〔中成药〕(1)新癀片(指南推荐)(由肿节风、三七、人工牛黄、猪胆粉、肖梵天花、珍珠层粉、水牛角浓缩粉、红曲、吲哚美辛组成)。功能主治:清热解毒,活血化瘀,消肿止痛。用于热毒瘀血所致的咽喉肿痛、压痛、痹痛、胁痛、黄疸、无名肿毒等症。用法用量:口服,1次2~4片,1日3次。儿童酌减。

(2)清开灵口服液(指南推荐)(由胆酸、珍珠母、猪去氧胆酸、栀子、水牛角、板蓝根、黄芩苷、金银花组成)。功能主治:清热解毒,镇静安神。用于外感风热时毒、火毒内盛所致的高热不退、烦躁不安、咽喉肿痛、舌质红绛、苔黄、脉数者;上呼吸道感染、病毒性感冒、急性化脓性扁桃体炎、急性咽炎、急性气管炎、高热等病症见上述证候者。用法用量:口服,1次20~30ml,1日2次。

(3)抗病毒口服液(指南推荐)(由板蓝根、石膏、芦根、地黄、郁金、知母、石菖蒲、广藿香、连翘组成),功能主治:清热祛湿,凉血解毒。用于风热感冒,流感。用法用量:口服,1次10ml,1日2~3次(早饭前和午、晚饭后各服1次)。

2. 湿热蕴结证

〔**证候**〕**主症**:上眼睑可见紫红色水肿斑,肌肤肿痛,肢体重着无力;**次症**:伴身热不扬,胸脘痞满,口黏口干,渴不多饮,动辄汗出,小便短赤,大便不实;**舌脉**:舌质红,苔黄腻,脉弦滑。

〔**治法**〕清热化湿,通利经脉。

〔**方药**〕三妙散合参苓白术散加减。

〔**中成药**〕(1)三妙丸^(药典)(由炒苍术、炒黄柏、牛膝组成)。功能主治:清热燥湿。用于湿热下注所致的痹病,症见足膝红肿热痛、下肢沉重、小便黄少。用法用量:口服,1次6~9g,1日2~3次。

(2)二妙丸^(药典)[由苍术(炒)、黄柏(炒)组成]。功能主治:燥湿清热,用于湿热下注,足膝红肿热痛,下肢丹毒,白带,阴囊湿痒。用法用量:口服,1次6~9g,1日2次。

3. 寒湿痹阻证

〔**证候**〕**主症**:眼睑、面部及四肢可见暗红色肿胀斑疹,全身肌肉关节疼痛,酸软无力,举臂、蹲起等动作困难、手足肿胀,吞咽不利,缓慢发病或病程迁延;**次症**:平素怕冷畏寒,神疲乏力,面色苍白,大便偏溏,四肢末端遇冷之后则见发白或发冷之象,暖时缓解;**舌脉**:舌淡,苔薄白腻,脉浮紧或弦缓。

〔**治法**〕散寒化湿,活血通络。

〔**方药**〕独活寄生汤合防己黄芪汤加减。

〔**中成药**〕(1)独活寄生丸^(医保目录)(由独活、桑寄生、防风、秦艽、肉桂、细辛、川牛膝、盐杜仲、酒当归、白芍、熟地黄、川芎、党参、茯苓、甘草组成)。功能主治:养血舒筋,祛风除湿,补益肝肾。用于风寒湿痹阻、肝肾两亏、气血不足所致的痹病,症见腰膝冷痛,屈伸不利。用法用量:口服,1次6g,1日2次。

(2)小活络丸^(药典)(由胆南星、制川乌、制草乌、地龙、制乳香、制没药组成)。功能主治:祛风散寒,化痰除湿,活血止痛。用于风寒湿邪闭阻、痰瘀阻络所致的痹病,症见肢体关节疼痛,或冷痛,或刺痛,或疼痛夜甚、或关节屈伸不利、麻木拘挛。用法用量:黄酒或温开水送服。1次1丸(3g),1日2次。

4. 肝肾阴虚证

〔**证候**〕**主症**:面部、四肢、躯干遗留有暗红色斑疹或色素沉着,四肢肌肉酸痛隐隐,时感乏力,行滞语迟,腰酸腿软,举动软弱,甚或吞咽不利;**次症**:形体偏瘦,面色潮红,皮肤干涩少泽,时有五心烦热,头晕目眩,口干咽燥,耳鸣健忘,失眠多梦,时时盗汗,经乱经少;**舌脉**:舌红少苔或中剥有裂纹,脉细数。

〔**治法**〕滋补肝肾,养阴清热。

〔**方药**〕知柏地黄丸或青蒿鳖甲汤加减。

〔**中成药**〕(1)六味地黄丸^(药典)[由熟地黄、山茱萸(酒制)、牡丹皮、山药、茯苓、泽泻组成]。功能主治:滋阴补肾。用于肾阴亏损,头晕耳鸣,腰膝酸软,骨蒸潮热,盗汗遗精,消渴。用法用量:口服,水蜜丸1次6g,小蜜丸1次9g,大蜜丸1次1丸,1日2次。

(2)知柏地黄丸^(指南推荐)(由熟地黄、制山茱萸、山药、牡丹皮、茯苓、泽泻、知母、黄柏组成)。功能主治:滋阴降火。适用于阴虚火旺,潮热盗汗,口干咽痛,耳鸣遗精,小便短赤。用法用量:口服,水蜜丸1次6g,蜜丸1次9g,1日2次;浓缩丸1次8丸,1日3次。

(3)滋补肝肾丸^(其他)(由当归、熟地黄、制何首乌、酒女贞子、墨旱莲、醋五味子、北沙参、麦冬、续断、陈皮、浮小麦组成)。功能主治:滋补肝肾,养血柔肝。用于肝肾阴虚,头晕失眠,心悸乏力,胁痛腰痛,午后低热,以及慢性肝炎、慢性肾炎而见阴虚证者。用法用量:口服,1次1~2丸,1日2次。

5. 脾气亏虚证

〔**证候**〕**主症**:全身皮疹消退,或仅余淡红斑,眼睑虚浮,四肢肌肉近端微感乏力,肌肉酸痛不明显;**次症**:伴胃纳不佳,食少腹胀,面色不华,神疲乏力,少气懒言,虚寒频频,动则尤甚,时有头晕、目眩,或有心悸时作,大便偏溏;**舌脉**:舌质淡边有齿印,苔薄或白腻。多见于缓解期。

〔**治法**〕益气健脾,活血化湿。

〔**方药**〕补中益气汤合参苓白术散加减。

〔**中成药**〕(1)人参归脾丸^(指南推荐)(由人参、炒白术、茯苓、炙甘草、炙黄芪、当归、木香、制远志、龙眼肉、炒酸枣仁组成)。功能主治:益气补血,健脾养心。用于心脾两虚,气血不足所致的心悸、怔忡,失眠健忘,食少体倦,面色萎黄以及脾不统血所致的便血,崩漏,带下诸证。用法用量:口服,大蜜丸1次1丸,水蜜丸1次6g,小蜜丸1次9g,浓缩丸1次30粒,均1日2次。

(2)人参养荣丸^(指南推荐)(由人参、土炒白术、茯苓、炙甘草、当归、熟地黄、麸炒白芍、炙黄芪、陈皮、制远志、肉桂、酒蒸五味子、生姜、大枣组成)。功能主治:温补气血。用于心脾不足,气血两亏,形瘦神疲,食少便溏,病后虚弱。用法用量:口服,1次1丸,1日1~2次。

(3)补中益气丸^(药典)(由炙黄芪、党参、炙甘草、炒白术、当归、升麻、柴胡、陈皮、生姜、大枣组成)。功能主治:补中益气。用于体倦乏力、内脏下垂。用法用量:口服,1次8~10丸,1日3次。

6. 脾肾阳虚证

〔**证候**〕**主症**:局部红斑色淡或有色素沉着,眼睑浮肿,四肢肌肉酸痛、重着,甚则肿痛不消,或肌肉萎缩,关节僵硬变形;**次症**:伴精神不振、神疲欲睡、面色发白,形寒肢冷,腰酸膝软,时有心悸、咳喘,下肢浮肿,甚则全身浮肿,胸闷气短,动则汗出,唇甲青紫,大便 1 日数次,常有顽固不化,小便清长,夜尿增多,经少或淋漓不尽;**舌脉**:舌质淡暗,舌体胖大,边有齿痕,苔薄白或白腻,脉沉细弱。疾病后期或缓解期。

〔**治法**〕温肾健脾,活血祛湿。

〔**方药**〕右归丸合身痛逐瘀汤加减。

〔**中成药**〕(1) 右归丸^(药典)(由熟地黄、炮附子、肉桂、山药、酒茱萸、菟丝子、鹿角胶、枸杞子、当归、盐杜仲组成)。功能主治:温补肾阳,填精止遗。用于肾阳不足,命门火衰,腰膝酸冷,精神不振,怯寒畏冷,阳痿遗精,大便溏薄,尿频而清。用法用量:口服,1 次 9g(1 丸),1 日 3 次。

(2) 金匮肾气丸^(药典)(由地黄、山药、酒制山茱萸、茯苓、牡丹皮、泽泻、桂枝、制附子、牛膝、盐车前子组成)。功能主治:温补肾阳,行气化水。用于肾虚水肿,腰膝酸软,小便不利,畏寒肢冷。用法用量:口服。水蜜丸 1 次 4~5g(20~25粒),大蜜丸 1 次 1 丸,1 日 2 次。

(3) 全鹿丸^(药典)(由全鹿干、酒锁阳、地黄、牛膝、熟地黄、褚实子、菟丝子、山药、盐补骨脂、盐枸杞子、酒川芎、肉苁蓉、党参、巴戟天、天冬、蒸五味子、炒白术、酒当归、麦冬、覆盆子、盐杜仲、芡实、花椒、茯苓、陈皮、炙黄芪、炙小茴香、盐续断、青盐、酒胡芦巴、沉香、炙甘草等组成)。功能主治:补肾填精,健脾益气。用于脾肾两亏所致的老年腰膝酸软、神疲乏力、畏寒肢冷、尿次频数、崩漏带下。用法用量:口服,1 次 6~9g,1 日 2 次。

(三) 外治法

1. 活血止痛散^(药典)

〔**组成**〕当归、三七、乳香(制)、冰片、土鳖虫、煅自然铜。

〔**功效**〕活血散瘀,消肿止痛。

〔**主治**〕用于跌打损伤,瘀血肿痛。

〔**用法**〕外用。1 次 1.5g,1 日 2 次。

2. 紫色消肿膏^(其他)

〔**组成**〕紫草、升麻、贯众、赤芍、紫荆皮、当归、防风、白芷、草红花、羌活、荆芥穗、荆芥、儿茶、神曲。

〔**功效**〕活血化瘀,软坚消肿,止痛。

〔**主治**〕用于慢性丹毒、流注、结节性红斑(瓜藤缠)、新生儿头皮血肿。

〔**用法**〕外用。可外敷患处。或紫色消肿膏兑 10% 活血止痛散混匀,局部按摩。

〔**注意事项**〕毒热性肿胀勿用。

3. 黄连膏^(其他)

〔**组成**〕黄连、当归尾、生地黄、黄柏、姜黄。

〔**功效**〕清火解毒。

〔**主治**〕用治肺经壅热,上攻鼻窍,聚而不散,致生鼻疮,干燥肿痛,皮肤湿疹,红肿热疮,水火烫伤,乳头碎痛等。

〔**用法**〕外用。涂抹红斑皮疹处。

4. 清凉膏^(其他)

〔**组成**〕樟脑、薄荷油、桉叶油、桂皮。

〔**功效**〕清热解毒,散结消肿,止痛。

〔**主治**〕用于头昏、伤风、肌肉疼痛、风湿、拉伤、鼻塞、胸闷、晕车船、蚊虫叮咬、肌肉扭伤及一切痈疽肿毒等。

〔**用法**〕外用。用时涂于疮面。

四、单验方

1. 周翠英(山东省名老中医)验方——皮肌炎基础方　组成:金银花 24g,白花蛇舌草 21g,茜草 24g,丹参 12g,当归 12g,川芎 12g,太子参 18g,茯苓 15g,白术 12g,柴胡 9g,升麻 6g,甘草 6g。功效:清热解毒,益气养阴。用于皮肌炎不同时期。

2. 川牛膝、怀牛膝、土牛膝各 20g。用法:水煎服,服 2 个月。

第九章 大疱性皮肤病

天疱疮

获得性原发性大疱性皮肤病是以皮肤及黏膜出现水疱或大疱为特点的一组自身免疫性皮肤病,其中以天疱疮和类天疱疮最为常见。天疱疮和大疱性类天疱疮的病程为慢性,可危及生命,属于重症皮肤疾病。因此积极有效的治疗以及对药物副反应的预防,对于疾病的控制及预后有重大意义。本节主要介绍天疱疮。

天疱疮是自身免疫引起表皮棘层细胞松解导致的慢性复发性表皮内大疱性皮肤病,目前尚无根治方法,严重者可危及生命。典型表现为红斑基础上的疱壁松弛性水疱、糜烂、尼氏征阳性。本病是少见的皮肤病,具体发病率不详,与被调查地区和人种有很大关系。在基层很多医生对该病缺乏了解,误诊率很高,尤其以口腔黏膜为首发部位时常被误诊为口腔溃疡。天疱疮可发于任何年龄,临床上最多见于中年人,男性多于女性。本病多数病程较长,且水疱易反复出现,严重降低患者生活质量。

本病中医也称之为"天疱疮"。

一、诊断要点

根据靶抗原和临床表现的不同,一般分为寻常型天疱疮、增殖型天疱疮、落叶型天疱疮和红斑型天疱疮4种经典类型,其中以寻常型天疱疮最为常见,约占所有天疱疮的70%。此外,还有其他特殊类型,如副肿瘤性天疱疮、药物诱发性天疱疮、疱疹样天疱疮和IgA型天疱疮等。

(一)症状

1. 临床表现 本病好发于中年人,男性多于女性。典型临床表现为水疱发生在红斑或正常皮肤上,疱壁薄而松弛,尼氏征阳性,易破裂形成糜烂,表面附有淡黄色痂;慢性病程,此起彼伏;偶见血疱、溃疡、组织坏死;可累及全身各处的皮肤,口腔、咽喉、食管、外阴、肛门等处黏膜也可受累,表现为水疱和糜

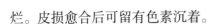

烂。皮损愈合后可留有色素沉着。

50% 的寻常型天疱疮患者先有口腔损害,然后出现皮损,从口腔损害到皮损出现的间隔一般为 3 个月至 1 年。颊黏膜和咽部最常见,生殖道黏膜次之,表现为持续性、痛性糜烂或溃疡,明显影响进食。皮损多分布于胸背部、面部、头部、腋窝、腹股沟、臀部等。以 40~60 岁年龄段多见。

2. 自觉症状　自觉瘙痒、疼痛、灼热等。

3. 其他　本病病程慢性,此起彼伏。

（二）体征

为监测患者病情变化的客观指标,目前有多种病情评分系统:自身免疫性大疱性皮肤病严重程度评分(ABSIS)、天疱疮疾病面积指数评分(PDAI)、寻常型天疱疮活动度评分(PVAS)以及生活质量评分(QOL)等,其中 PDAI 应用最多,是目前国际上公认的天疱疮病情评估方法。这些评分系统是针对天疱疮患者临床表现、病损严重度进行定性、定量评估的方法,具体从患者的损害部位、范围、数量及质量等各方面评价病情。

（三）辅助检查

皮损处组织病理学检查、免疫荧光检查、电镜和免疫电镜检查。根据抗体滴度,可监测患者病情的变化。

（四）鉴别诊断

本病需与大疱性类天疱疮、重症型多形红斑、大疱性表皮松解型药疹、获得性大疱性表皮松解症以及疱疹样皮炎、线状 IgA 大疱性皮病等相鉴别。

二、西医治疗要点

（一）一般治疗

治疗的目的在于控制新皮损的发生,防止继发病变。加强支持疗法,给予富于营养的易消化饮食;皮损广泛者应予高蛋白、高热量、低盐饮食,补充多种维生素。预防和纠正低蛋白血症,注意水、电解质平衡与酸碱平衡紊乱。贫血及营养不良显著时应输血或血浆。精心护理,避免继发感染,有继发感染时应予足量敏感的抗生素。

（二）西药治疗

1. 全身治疗

（1）糖皮质激素:是目前治疗天疱疮的最有效的药物,应尽量做到及时治疗,足量控制,正确减量,继用最小维持量。病情严重者亦可采用冲击疗法。应用糖皮质激素治疗的患者,近半数死于糖皮质激素的并发症,如感染、心力衰竭,其次是天疱疮病变本身和并发症如恶性肿瘤。

（2）免疫抑制剂:中重度患者应早期在激素治疗的同时联合应用免疫抑制剂,特别是存在糖尿病、高血压、骨质疏松等的患者,更需早期联合治疗,可降低糖皮质激素的控制量和维持量,且可以在激素减量过程中防止疾病复发。常用的有硫唑嘌呤、吗替麦考酚酯（MMF）、环磷酰胺及甲氨蝶呤等。

（3）生物制剂:如利妥昔单抗、英夫利西单抗。

（4）静脉注射免疫球蛋白（IVIG）:多用于常规治疗无效的顽固性疾病或出现激素或免疫抑制剂禁忌证的患者。

（5）血浆置换:用于病情严重、糖皮质激素和免疫抑制剂联合治疗无效、血中天疱疮抗体滴度高的患者,大剂量糖皮质激素治疗有副反应或疗效不明显时可选用。

2. 局部治疗　保护皮肤创面和预防继发感染,保持创面干燥。小面积破溃,不需要包扎,每日清创换药后暴露即可;大面积破溃可用湿性敷料,避免用易粘连的敷料。破溃处外用抗菌剂,防止继发感染。外用碱性成纤维细胞生长因子可促进糜烂面愈合。注意口腔卫生,治疗牙周疾病。口腔内糜烂或溃疡可用利多卡因、制霉菌素和生理盐水融合配成含漱液漱口。

三、中成药应用

（一）基本病机

中医认为,本病多因心火妄动,脾湿内蕴,复感风热暑湿之邪,以致火邪侵肺,不得疏泄,熏蒸不解,外越皮肤而发;或湿热蕴久化燥,灼津耗气,故后期见气阴两伤。

（二）辨证分型使用中成药

天疱疮常用中成药见表30。

表30　天疱疮常用中成药一览表

证型	常用中成药
毒热炽盛证	清热化毒丸、羚羊角胶囊、清开灵口服液
心火脾湿证	导赤丸、二妙丸
脾虚湿蕴证	参苓白术丸、四妙丸
气阴两伤证	人参健脾片、六味地黄丸、生脉饮

1. 毒热炽盛证

〔证候〕**主症**:发病急骤,水疱迅速扩展、增多,糜烂面鲜红,或上覆脓液,灼热痒痛;**次症**:可伴有身热口渴,烦躁不安,便干溲赤;**舌脉**:舌质红绛,苔黄,脉弦滑或数。

〔治法〕清热解毒,凉血清营。

〔方药〕犀角地黄汤(《备急千金要方》,犀角现以水牛角代)合黄连解毒汤加减。

〔中成药〕(1)清热化毒丸^(其他)(由连翘、青黛、黄连、黄芩、大黄、菊花、龙胆、天花粉、玄参、茯苓、桔梗、甘草、朱砂、冰片、水牛角浓缩粉组成)。功能主治:清火化毒,消肿止痛。用于小儿身热烦躁,咽喉肿痛,口舌生疮,皮肤疮疖,口臭便秘,疹后余毒未尽。用法用量:口服,1次1丸,1次2~3次。

(2)羚羊角胶囊^(药典)(由羚羊角组成)。功能主治:平肝息风,清肝明目,散血解毒。用于肝风内动、肝风上扰、血热毒盛所致的高热惊痫,神昏惊厥,子痫抽搐,癫痫发作,头痛眩晕,目赤翳障,温毒发斑。用法用量:口服,1次0.3~0.6g,1日1次。

(3)清开灵口服液^(指南推荐)(由胆酸、珍珠母、猪去氧胆酸、栀子、水牛角、板蓝根、黄芩苷、金银花组成)。功能主治:清热解毒,镇静安神。用于外感风热时毒、火毒内盛所致的高热不退、烦躁不安、咽喉肿痛、舌质红绛、苔黄、脉数者;上呼吸道感染、病毒性感冒、急性化脓性扁桃体炎、急性咽炎、急性气管炎、高热等病症见上述证候者。用法用量:口服,1次20~30ml,1日2次。

2. 心火脾湿证

〔证候〕**主症**:燎浆水疱,新起不断,创面色红,口舌糜烂,皮损较厚或结痂而不易脱落,疱壁紧张,潮红明显;**次症**:可伴有倦怠乏力,腹胀便溏,或心烦口渴,小便短赤;**舌脉**:舌质红,苔黄或黄腻,脉数或濡数。

〔治法〕泻心凉血,清脾除湿。

〔方药〕清脾除湿饮加减。

〔中成药〕(1)导赤丸^(药典)(由连翘、黄连、姜炒栀子、木通、玄参、天花粉、赤芍、大黄、黄芩、滑石组成)。功能主治:清热泻火,利尿通便。用于火热内盛所致的口舌生疮、咽喉疼痛、心胸烦热、小便短赤、大便秘结。用法用量:口服,1次1丸,1日2次。1岁以内儿童酌减。

(2)二妙丸^(指南推荐)[由苍术(炒)、黄柏(炒)组成]。功能主治:燥湿清热,用于湿热下注,足膝红肿热痛,下肢丹毒,白带,阴囊湿痒。用法用量:口服,1次6~9g,1日2次。

3. 脾虚湿蕴证

〔**证候**〕**主症**:疱壁松弛,潮红不著,皮损较厚或结痂而不易脱落,糜烂面大或湿烂成片;**次症**:可伴有口渴不欲饮,或恶心欲吐,倦怠乏力,腹胀便溏;**舌脉**:舌质淡胖,苔白腻,脉沉缓。

〔**治法**〕清热解毒,健脾除湿。

〔**方药**〕除湿胃苓汤合参苓白术散加减。

〔**中成药**〕(1) 参苓白术丸^(指南推荐)(由人参、茯苓、炒白术、山药、炒白扁豆、莲子、炒薏苡仁、砂仁、桔梗、甘草组成)。功能主治:补脾胃,益肺气。用于脾胃虚弱,食少便溏,气短咳嗽,肢倦乏力。用法用量:口服,1 次 6g,1 日 3 次。

(2) 四妙丸^(指南推荐)(由苍术、牛膝、盐黄柏、薏苡仁组成)。功能主治:清热利湿。用于湿热下注所致的痹病,症见足膝红肿,筋骨疼痛。用法用量:口服,1 次 6g,1 日 2 次。

4. 气阴两伤证

〔**证候**〕**主症**:病程日久,已无水疱出现,疱干结痂,干燥脱落,瘙痒入夜尤甚,或遍体层层脱屑,状如落叶;**次症**:可伴有口干咽燥,五心烦热,汗出口渴,不欲多饮,神疲无力,气短懒言;**舌脉**:舌质淡红,苔少或无苔,脉沉细数。

〔**治法**〕益气养阴,清解余毒。

〔**方药**〕解毒养阴汤加减。

〔**中成药**〕(1) 人参健脾丸^(指南推荐)(由人参、炒白术、茯苓、山药、陈皮、木香、砂仁、炙黄芪、当归、炒酸枣仁、制远志组成)。功能主治:健脾益气,和胃止泻。用于脾胃虚弱所致的饮食不化、脘闷嘈杂、恶心呕吐、腹痛便溏、不思饮食、体弱倦怠等症。用法用量:口服,1 次 12g,1 日 2 次。

(2) 六味地黄丸^(药典)[由熟地黄、山茱萸(酒制)、牡丹皮、山药、茯苓、泽泻组成]。功能主治:滋阴补肾。用于肾阴亏损,头晕耳鸣,腰膝酸软,骨蒸潮热,盗汗遗精,消渴。用法用量:口服。水蜜丸 1 次 6g,小蜜丸 1 次 9g,大蜜丸 1 次 1 丸,1 日 2 次。

(3) 生脉饮^(指南推荐)(由红参、麦冬、五味子组成)。功能主治:益气,养阴生津。用于气阴两亏,心悸气短,脉微自汗。用法用量:口服,1 次 1 支(10ml),1 日 3 次。

(三) 外治法

1. 甘草油^(其他)

〔**组成**〕甘草、香油。

〔**功效**〕解毒消炎。

〔**主治**〕用于溃疡湿疹。

〔**用法**〕外用。涂敷患处。

2. 紫草油^(专家共识)

〔**组成**〕新疆紫草、优质香油(麻油)、冰片、当归、生地黄、白芷、防风、乳香、没药等。

〔**功效**〕凉血解毒,化腐生肌。

〔**主治**〕用于血热毒盛,斑疹紫黑,麻疹不透、疮疡、水火烫伤、冻疮溃烂、久不收口等症。预防及治疗婴儿尿布疹、皮肤溃烂、湿疹。

〔**用法**〕外用。直接涂患处,或用无菌纱布浸渍后敷于创面,每2日换药1次,有感染者清除分泌物后再上药。

〔**注意事项**〕①注意皮肤皱褶,颈部、腋窝、大腿和胳膊的皱褶部位皮肤若已经溃烂,应先清洗干净,然后再涂上紫草油;②注意避免衣物等染色;③在第1次使用时,应该少量涂抹,进行过敏测试。

3. 金莲花片^(药典)

〔**组成**〕金莲花(主要成分)。

〔**功效**〕清热解毒。

〔**主治**〕用于风热袭肺,症见发热、头痛、口干、咳嗽、咽喉痛。

〔**用法**〕口服,1次3~4片,1日3次。外用研粉过筛,以香油调抹患处。

四、单验方

1. 席建元(湖南中医药大学第一附属医院)验方——解毒除湿颗粒 组成:金银花15g,生地黄10g,连翘10g,白术10g,苍术10g,黄芩10g,栀子10g,土茯苓10g,黄芪10g,甘草6g。功效:清热除湿,泻火解毒。用于天疱疮湿热毒蕴证。

2. 甘草油。用法:取甘草浸入500g香油中1昼夜,文火将药炸至金黄色,去滓备用。外搽患处,1日1~2次。

第十章　血管性皮肤病

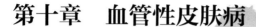第一节　过敏性紫癜

　　过敏性紫癜是 IgA 免疫复合物介导,以广泛的小血管炎为主要病变的全身性血管炎综合征。以皮肤紫癜、消化道黏膜出血、关节肿胀和肾脏损伤(血尿、蛋白尿等)为主要临床表现。其确切病因及发病机制至今尚未完全清楚。本病一年四季均可发生,但以冬、春季发病较多。各年龄段均可发病,以学龄儿童最多见,3~14 岁为好发年龄,男女发病比例为(1.4~2):1。本病易反复发作,是否有肾脏损伤是影响预后的重要因素。

　　过敏性紫癜中医称之为"葡萄疫",在中医古代文献中,又被称为"紫癜""紫癜风""肌衄"。属于中医"血证"范畴。

一、诊断要点

　　根据病变主要累及的部位将其分为 5 型:皮肤型(单纯紫癜型)、腹型、关节型、肾型、混合型。

(一) 症状

　　1. 临床表现　多累及儿童和青少年,男性多于女性。发病前常有上呼吸道感染、低热、全身不适等前驱症状。发病较急,紫癜多见于下肢远端及臀部,重者可波及上肢、躯干。对称分布,形状不一,高出皮面,压之不退色,部分有融合倾向,常分批出现,亦可发生水疱、大疱、血肿样损害、坏死性紫癜、溃疡等损害。可伴有荨麻疹、血管神经性水肿、游走性大关节肿痛、腹痛、便血及血尿、蛋白尿等。

　　2. 自觉症状　腹型可有严重的腹痛,关节型常有关节肿痛。

　　3. 其他　本病呈自限性,病程长短不一,可数月或 1~2 年,易复发。

(二) 体征

包括患者的皮肤损害、关节损害、胃肠道损害、肾脏损害及其他。

（三）辅助检查

实验室检查：血常规、尿常规、粪常规及隐血试验、肝肾彩超、24 小时尿蛋白定量、尿 NAC 酶、尿红细胞形态、毛细血管脆性试验、血块收缩试验、凝血五项、肝肾功能、免疫学检查、过敏原筛查等。鉴别诊断确有困难的可做病理检查。

（四）鉴别诊断

本病需与单纯性过敏性紫癜、特发性血小板减少性紫癜相鉴别；腹型应与外科急腹症相鉴别；肾型应与链球菌感染后肾小球肾炎、急性肾炎、IgA 肾病相鉴别；关节型应与风湿性关节炎相鉴别；混合型应与系统性红斑狼疮和系统性血管炎（特别是韦格纳肉芽肿）相鉴别。

二、西医治疗要点

（一）一般治疗

过敏性紫癜急性发作时，应注意卧床休息，积极寻找并去除致病因素，控制感染，补充维生素 C，对症治疗，并采用优质低蛋白饮食。

（二）西药治疗

1. 对症治疗　有荨麻疹或血管神经性水肿时，应用抗组胺药物和钙剂。腹痛时予解痉剂，消化道出血时应禁食，可静脉滴注西咪替丁，必要时可输血。

2. 肾上腺糖皮质激素　适用于严重关节肿痛、腹痛患者及肾病综合征型。

3. 免疫抑制剂　重症过敏性紫癜性肾炎可酌情加用免疫抑制剂，常用的如环磷酰胺、硫唑嘌呤或雷公藤多苷片等。

4. 抗凝治疗　过敏性紫癜多伴有高凝血状态，临床可用阿司匹林或双嘧达莫（潘生丁）。

三、中成药应用

（一）基本病机

中医认为，外邪侵袭、饮食所伤、气血亏虚为本病的主要病因，火热熏灼、破血妄行、气不摄血、血溢脉外为主要病机。目前多强调"风热、湿、虚、毒、瘀"的共同致病。

（二）辨证分型使用中成药

过敏性紫癜常用中成药见表 31。

表 31 过敏性紫癜常用中成药一览表

证型	常用中成药
风热伤络证（皮肤型）	清血解毒丸、银翘解毒丸、银黄口服液
血热妄行证（皮肤型）	荷叶丸、断血流片、血康口服液
湿热痹阻证（皮肤型）	清胃黄连丸、二妙丸、龙胆泻肝丸
阴虚火旺证（皮肤型）	维血宁合剂、大补阴丸、知柏地黄丸
气不摄血证（皮肤型）	血得宁冲剂、归脾丸、人参归脾丸
风热夹瘀证（肾型）	肾炎解热片
血热夹瘀证（肾型）	十灰散丸、止血宁片、复方青黛胶囊
阴虚夹瘀证（肾型）	血美安胶囊、脉络宁颗粒
气阴两虚夹瘀证（肾型）	肾炎康复片、生脉饮

1. 风热伤络证

〔证候〕主症：紫癜以下肢和臀部为多，可伴荨麻疹，也可见于上肢，对称分布，颜色较鲜红，大小形态不一，可融合成片，或有痒感；次症：可见关节肿痛、腹痛、便血、尿血等症，前驱症状多为发热、微恶风寒、咳嗽、咽红、鼻衄、全身不适、食欲不振等；舌脉：舌质红，苔薄黄，脉浮数。

〔治法〕祛风清热，凉血安络。

〔方药〕银翘散加减。

〔中成药〕（1）清血解毒丸^{（其他）}（由大黄、荆芥、蒲公英、防风、苦地丁、黄芩、连翘、甘草、关木通、地黄组成）。功能主治：清热解毒，散风消肿。用于疮疖溃烂初期，灼热发热及咽喉肿痛，目赤，口疮，压痛。用法用量：口服，1 次 6g，1 次 1~2 次。

（2）银翘解毒丸^{（药典）}（由金银花、连翘、薄荷、荆芥、淡豆豉、炒牛蒡子、桔梗、淡竹叶、甘草组成）。功能主治：辛凉解表，清热解毒。用于风热感冒，发热头痛，咳嗽，口干，咽喉疼痛。用法用量：口服，以芦根汤或温开水送服，1 次 1 丸，1 日 2~3 次。

（3）银黄口服液^{（药典）}（主要成分为金银花提取物、黄芩提取物）。功能主治：清热疏风，利咽解毒。用于外感风热、肺胃热盛所致的咽干、咽痛、喉核肿大、口渴、发热；急性或慢性扁桃体炎、急性或慢性咽炎、上呼吸道感染见上述证候者。用法用量：口服，1 次 10~20ml，1 日 3 次。儿童酌减。

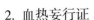

2. 血热妄行证

〔证候〕**主症**:起病急,皮肤瘀斑密集,甚则融合成片,色鲜红或紫红;**次症**:可伴发热面赤、口干、渴喜冷饮、心烦失眠、衄血、便血或大便干结、小便黄赤;**舌脉**:舌质红,苔黄略干,脉数有力。

〔治法〕清热解毒,凉血化瘀。

〔方药〕犀角地黄汤(《备急千金要方》,犀角现以水牛角代)加减。

〔中成药〕(1) 荷叶丸^(药典)(由荷叶、藕节、大蓟炭、小蓟炭、知母、黄芩炭、地黄炭、棕榈炭、焦栀子、白茅根炭、玄参、白芍、当归、香墨组成)。功能主治:凉血止血。用于血热所致的咯血、衄血、尿血、便血、崩漏。用法用量:口服,1次1丸,1日2~3次。

(2) 断血流片^(医保目录)(主要成分为断血流)。功能主治:凉血止血。用于血热妄行所致的月经量过多、崩漏、吐血、衄血、咯血、尿血、便血,血色鲜红或紫红;功能失调性子宫出血、子宫肌瘤出血及多种出血症、单纯型紫癜、原发性血小板减少性紫癜见上述证候者。用法用量:口服,1次3~6片,1日3次。

(3) 血康口服液^(药典)(主要成分为肿节风浸膏粉)。功能主治:活血化瘀,消肿散结,凉血止血。用于血热妄行,皮肤紫斑;原发性及继发性血小板减少性紫癜等。用法用量:口服,1次10~20ml,1日3~4次。儿童酌减。可连服1个月。

3. 湿热痹阻证

〔证候〕**主症**:皮肤紫斑色暗,或起疮,多见于关节周围,伴有关节肿痛灼热,尤以膝、踝关节多见,四肢沉重,肢体活动受限;**次症**:可伴有腹痛、纳呆、渴不欲饮、大便不调、便血、尿血;**舌脉**:舌质红,苔黄腻,脉滑数或弦数。

〔治法〕清热利湿,化瘀通络。

〔方药〕四妙丸加减。

〔中成药〕(1) 清胃黄连丸^(药典)(由黄连、石膏、桔梗、甘草、知母、玄参、地黄、牡丹皮、天花粉、连翘、栀子、黄柏、黄芩、赤芍组成)。功能主治:清胃泻火,解毒消肿。用于口舌生疮,齿龈、咽喉肿痛。用法用量:口服,1次9g,1日2次。

(2) 二妙丸^(药典)[由苍术(炒)、黄柏(炒)组成]。功能主治:燥湿清热,用于湿热下注,足膝红肿热痛,下肢丹毒,白带,阴囊湿痒。用法用量:口服,1次6~9g,1日2次。

(3) 龙胆泻肝丸^(药典)(由龙胆、柴胡、黄芩、炒栀子、泽泻、木通、盐车前子、酒当归、地黄、炙甘草组成)。功能主治:清肝胆,利湿热。用于肝胆湿热所致的头晕目赤,耳鸣耳聋,耳部疼痛,胁痛口苦,尿赤涩痛,湿热带下。用法用量:

口服,大蜜丸 1 次 1~2 丸,水丸 1 次 3~6g,1 日 2 次。

4. 阴虚火旺证

〔证候〕**主症**:起病缓,病程长,皮肤紫癜时发时止,瘀斑色暗红;**次症**:可伴有低热盗汗、手足心热、心烦不宁、口燥咽干、头晕耳鸣、尿血;**舌脉**:舌红少津,脉细数。

〔治法〕滋阴清热,凉血化瘀。

〔方药〕大补阴丸加减。

〔**中成药**〕(1) 维血宁合剂^(其他)(由虎杖、炒白芍、仙鹤草、地黄、鸡血藤、熟地黄、墨旱莲、太子参组成)。功能主治:滋阴养血、清热凉血。用于阴虚血热所致的出血;血小板减少症见上述证候者。用法用量:口服,1 次 25~30ml,1 日 3 次。儿童酌减或遵医嘱。

(2) 大补阴丸^(药典)(由盐炒黄柏、盐炒知母、熟地黄、醋炙龟甲、猪脊髓组成)。功能主治:滋阴降火。用于阴虚火旺,潮热盗汗,咳嗽咯血,耳鸣,遗精。用法用量:口服,水蜜丸 1 次 6g,1 日 2~3 次。

(3) 知柏地黄丸^(药典)(由熟地黄、制山茱萸、山药、牡丹皮、茯苓、泽泻、知母、黄柏组成)。功能主治:滋阴降火。用于阴虚火旺,潮热盗汗,口干咽痛,耳鸣遗精,小便短赤。用法用量:口服,水蜜丸 1 次 6g,蜜丸 1 次 9g,1 日 2 次;浓缩丸 1 次 8 丸,1 日 3 次。

5. 气不摄血证

〔证候〕**主症**:病程较长,紫癜反复发作,隐约散在,色淡;**次症**:形体消瘦,面色不华,体倦乏力,头晕心悸,食少纳呆,便溏;**舌脉**:舌淡,苔薄白,脉细弱或沉弱。

〔治法〕健脾益气,和营摄血。

〔方药〕归脾汤加减。

〔**中成药**〕(1) 血得宁冲剂^(其他)(由党参、防风、茯苓、白及、白术、黄芪、地黄、十大功劳组成)。功能主治:益气,止血,固表,健脾,预防感冒。用于呼吸道、上消化道少量出血。用法用量:冲剂,口服,1 次 20g,1 日 3 次。

(2) 归脾丸^(指南推荐)(由党参、炒白术、炙黄芪、炙甘草、茯苓、制远志、炒酸枣仁、龙眼肉、当归、木香、大枣组成)。功能主治:益气健脾,养血安神。用于心脾两虚,气短心悸,失眠多梦,头昏头晕,倦怠乏力,食欲不振,崩漏便血。用法用量:口服,1 次 8~10 丸,1 日 3 次。

(3) 人参归脾丸^(药典)(由人参、炒白术、茯苓、炙甘草、炙黄芪、当归、木香、制远志、龙眼肉、炒酸枣仁组成)。功能主治:益气补血,健脾养心。用于心脾两虚,气血不足所致的心悸、怔忡、失眠健忘,食少体倦,面色萎黄以及脾不统血所致的便血、崩漏、带下诸证。用法用量:口服,大蜜丸 1 次 1 丸,水蜜丸 1 次 6g,小蜜丸 1 次 9g,浓缩丸 1 次 30 粒,均 1 日 2 次。

6. 风热夹瘀证(肾型)

〔**证候**〕**主症**:起病急,皮肤紫斑,以下肢和臀部为多,对称分布,颜色鲜红,呈斑丘疹样,大小形态不一,可融合成片;**次症**:可伴有发热,微恶风寒,咳嗽,流浊涕,咳黄痰,咽鲜红,鼻衄,尿血,便血;**舌脉**:舌体瘀斑,苔薄黄,脉浮数。

〔**治法**〕祛风清热,活血化瘀。

〔**方药**〕连翘败毒散加减。

〔**中成药**〕肾炎解热片^(其他)(由白茅根、连翘、荆芥、炒苦杏仁、陈皮、大腹皮、茯苓、桂枝、炒车前子、盐泽泻、赤小豆、生石膏、蒲公英、蝉蜕组成)。功能主治:疏风解热,宣肺利水。用于风热犯肺所致的水肿,症见发热恶寒,眼睑或头面水肿,咽喉干痛,肢体酸痛,小便短赤,舌苔薄黄,脉浮数等,临床用于治疗急性肾炎。用法用量:口服,1 次 4~5 片,1 日 3 次。

7. 血热夹瘀证(肾型)

〔**证候**〕**主症**:发病急骤,皮肤瘀点瘀斑密集分布,此起彼落,色深紫红,甚则融合成片;**次症**:可伴见心烦,口干欲饮,鼻衄,齿衄,便血,便秘,小便短赤。**舌脉**:舌红绛或有芒刺,舌下络脉迂曲,苔薄黄或黄厚,脉数有力。

〔**治法**〕清热解毒,活血化瘀。

〔**方药**〕犀角地黄汤(《备急千金要方》,犀角现以水牛角代)加味。

〔**中成药**〕(1)十灰散丸^(药典)[由大蓟、小蓟、茜草、栀子、牡丹皮、棕榈、侧柏叶、白茅根、大黄、荷叶(均炒炭)组成]。功能主治:凉血止血。用于血热妄行所致吐血、衄血、血崩。用法用量:温开水冲服,1 次 3~9g,1 日 1~2 次。

(2)止血宁片^(其他)(由三七、紫珠草、马齿苋、炒槐花、血余炭、花蕊石组成)。功能主治:止血,消肿,化瘀。用于功能失调性子宫出血、崩中下血、衄血、咳血、吐血等出血症。用法用量:口服,1 次 8 片,1 日 2 次。

(3)复方青黛胶囊^(药典)(由马齿苋、土茯苓、白鲜皮、白芷、青黛、紫草、丹参、蒲公英、贯众、粉萆薢、乌梅、酒蒸南五味子、焦山楂、建曲组成)。功能主治:清热凉血,解毒消斑。可用于银屑病进行期、玫瑰糠疹、皮炎、湿疹、过敏性紫癜的治疗。用法用量:口服,1 次 4 粒,1 日 3 次。

8. 阴虚夹瘀证(肾型)

〔**证候**〕**主症**:起病较缓,病程较长,紫癜时发时隐,色暗红,或紫癜已消退;**次症**:或伴有低热,潮热盗汗,手足心热,口干喜饮,咽暗红,大便干燥;**舌脉**:舌红少津,舌体瘀斑,少苔或无苔,脉细数。

〔**治法**〕滋阴清热,活血化瘀。

〔**方药**〕知柏地黄汤加减。

〔**中成药**〕(1)血美安胶囊^(其他)(由猪蹄甲、地黄、赤芍、牡丹皮组成)。功能主治:清热养阴,凉血活血。用于原发性血小板减少性紫癜血热伤阴夹瘀证,症见皮肤紫癜、齿衄、鼻衄、妇女月经量过多、口渴、烦热、盗汗等。用法用量:口服,1 次 6 粒,1 日 3 次,儿童酌减。疗程 1 个月,或遵医嘱。

(2)脉络宁颗粒^(药典)(由牛膝、玄参、石斛、金银花组成)。功能主治:养阴清热,活血祛瘀。用于阴虚内热、血脉瘀阻所致的脱疽,症见患肢红肿热痛、破溃,持续性静止痛、夜间为甚,兼见腰膝酸软、口干欲饮;血栓闭塞性脉管炎、动脉硬化性闭塞症见上述证候者。用法用量:口服,1 次 10g,1 日 3 次。

9. 气阴两虚夹瘀证(肾型)

〔**证候**〕**主症**:起病较缓,病程较长,紫癜时发时隐,色暗红,或紫癜已消退;**次症**:或伴自汗盗汗,咽干唇裂,口渴喜饮,五心烦热,面色潮红,午后潮热,平日易感冒,倦怠乏力,少气懒言,纳差食少;**舌脉**:舌体瘀斑,舌红少津,少苔,脉细无力。

〔**治法**〕益气养阴,活血化瘀。

〔**方药**〕参芪地黄汤加减。

〔**中成药**〕(1)肾炎康复片^(指南推荐)(由西洋参、人参、地黄、炒杜仲、山药、白花蛇舌草、黑豆、土茯苓、益母草、丹参、泽泻、白茅根、桔梗组成)。功能主治:益气养阴,补肾健脾,清除余毒。用于气阴两虚,脾肾不足,水湿内停所致的水肿,症见神疲乏力,腰膝腿软,面目、四肢浮肿,头晕耳鸣;慢性肾炎,蛋白尿,血尿见上述证候者。用法用量:口服,1 次 8 片,1 日 3 次。儿童酌减或遵医嘱。

(2)生脉饮^(药典)(由红参、麦冬、五味子组成)。功能主治:益气,养阴生津。用于气阴两亏,心悸气短,脉微自汗。用法用量:口服,1 次 1 支(10ml),1 日 3 次。

(三)外治法

1. 5%~10% 甘草油^(其他)

〔**组成**〕甘草、香油。

〔**功效**〕解毒消炎。

〔**主治**〕用于溃疡湿疹。

〔**用法**〕外用。涂敷患处。

2. 紫草油^(专家共识)

〔组成〕新疆紫草、优质香油(麻油)、冰片、当归、生地黄、白芷、防风、乳香、没药等。

〔功效〕凉血解毒,化腐生肌。

〔主治〕用于血热毒盛,斑疹紫黑,麻疹不透、疮疡、水火烫伤、冻疮溃烂、久不收口等症。预防及治疗婴儿尿布疹、皮肤溃烂、湿疹。

〔用法〕外用。直接涂患处,或用无菌纱布浸渍后敷于创面,每 2 日换药 1 次,有感染者清除分泌物后再上药。

〔注意事项〕①注意皮肤皱褶,颈部、腋窝、大腿和胳膊的皱褶部位皮肤若已经溃烂,应先清洗干净,然后再涂上紫草油;②注意避免衣物等染色;③在第 1 次使用时,应该少量涂抹,进行过敏测试。

四、单验方

1. 傅汝林(原贵阳中医学院第一附属医院)验方　组成:生地 30g,墨旱莲 15~20g,女贞子 15~20g,白芍 15~20g。功效:滋阴清热,凉血止血。用于过敏性紫癜阴津亏虚证。

2. 雷公藤多苷片。用法:1~1.5mg/(kg·d),分 2~3 次口服。适用于过敏性紫癜反复不愈及各型紫癜性肾炎。单纯皮肤紫癜疗程 2~3 个月,紫癜性肾炎疗程 3~6 个月。

3. 丹参注射液。用法:0.5ml/(kg·d),加入 5% 葡萄糖注射液 100~250ml 中静脉点滴,1 日 1 次,疗程 4 周。用于过敏性紫癜血热妄行证及各型紫癜性肾炎。

第二节　结节性红斑

结节性红斑是一种皮下脂肪小叶间的急性、非特异性、炎症性皮肤病,典型表现为发生于胫前、红色或紫红色伴疼痛的皮下结节。结节性红斑可为一种独立的皮肤病(特发性),也可为其他疾病的皮肤表现。本病为常见多发病,在不同年龄、性别、种族的人群中均可出现,总发病率约占人口的 1%,常发于春秋季节,有自限性,多见于青年女性,男女之比为 1∶7,特发性结节性红斑的发病高峰为 15~40 岁。确切的发病机制尚不明确。

结节性红斑中医称之为"瓜藤缠"。

一、诊断要点

本病有两型：一型为急性结节性红斑，为临床上常见类型；另一型为慢性结节性红斑，较少见，又名迁移性结节性红斑、亚急性结节游走性脂膜炎。

（一）症状

1. 临床表现　中青年女性多见，好发于春秋季节。多数在发病前有轻度发热、全身不适、关节疼痛等前驱症状，部分患者有风湿病或结核病史。皮损多对称发生于小腿伸侧，其次为大腿、臀部、前臂，为直径 1~5cm 大小数个至数十个的深在性触痛结节，略微高出皮面。结节表面皮肤初呈红色，平滑有光泽，时间久者转为暗红或紫红色，不发生破溃，皮疹消退后无萎缩和瘢痕形成。结节可成批出现，逐渐消退。全身症状可有发热、头痛、乏力、关节炎及下肢水肿等。

2. 自觉症状　皮损局部温度升高，自觉疼痛和压痛。

3. 其他　有自限性，大部分患者皮损 3~6 周后可自行消退，也可反复发作。部分患者持久不退，炎症及疼痛较轻。

（二）体征

包括皮损的发病部位、颜色、大小、数量、疼痛程度以及全身症状。

（三）辅助检查

一般实验室检查：白细胞计数、C 反应蛋白、血沉、咽拭子细菌培养、血抗链球菌溶血素 O、类风湿因子、肝功能、肾功能、电解质检查、EB 病毒 DNA、人巨细胞病毒抗体和乙型肝炎病毒表面抗原和丙型肝炎病毒抗体。当怀疑系统性红斑狼疮等免疫疾病时应查抗核抗体谱、补体、抗心磷脂酶抗体谱等。当怀疑结核感染时，应做结核菌素试验（PPD 试验），完善胸片、胸部 CT、痰找抗酸杆菌、痰培养或支气管肺泡灌洗液结核菌聚合酶链反应（PCR）等。

（四）鉴别诊断

本病需与 Bazin 硬红斑、皮肤变应性血管炎、血栓闭塞性脉管炎、结节性脂膜炎、皮肤型结节性多动脉炎等多种疾病相鉴别。

二、西医治疗要点

（一）一般治疗

急性发作期应卧床休息，抬高患肢以减轻局部水肿，避免受寒及劳累。寻找并去除病因是治疗和防止复发的关键。

（二）西药治疗

1. 全身治疗　寻找潜在病因,如有明显感染者,可用抗生素治疗。经典的结节性红斑可对症处理,湿敷、使用弹力长袜对治疗有帮助。疼痛显著者可口服止痛药物或非甾体抗炎药,如吲哚美辛等。碘化钾治疗,剂量为 300~900mg/d,该疗法可引起甲状腺功能减退,一旦症状控制,在第 2~3 周应逐渐减量停用。严重病例可应用糖皮质激素治疗,要注意该药的副反应和禁忌证。

推荐治疗方法依序为非甾体抗炎药、碘化钾、秋水仙碱、羟氯喹、氨苯砜、沙利度胺和泼尼松。

2. 局部治疗　治疗原则为消炎、散结、止痛。可外用糖皮质激素软膏,或应用倍他米松局部注射。

（三）物理治疗

半导体激光照射。

三、中成药应用

（一）基本病机

中医学认为,结节性红斑乃素体血分有热,外感湿邪,或脾虚失运证,水湿内生,湿郁化热,湿热下注,气滞血瘀,瘀阻经络而发;或体虚之人,气血不足,卫外不固,寒湿之邪乘虚外袭,容于肌肤腠理,流于经络,气血瘀滞,寒湿凝结而发。

（二）辨证分型使用中成药

结节性红斑常用中成药见表 32。

表 32　结节性红斑常用中成药一览表

证型	常用中成药
湿热下注证	皮肤病血毒丸、湿热痹片、龙胆泻肝丸
寒湿阻络证	寒湿痹片、附桂骨痛片、木瓜丸
气滞血瘀证	瘀血痹片、大黄䗪虫丸、西黄丸

1. 湿热下注证

〔证候〕主症:双下肢突然出现红斑、疼痛性结节,色红灼热,表面肿胀,光滑发亮,触之较硬实;次症:或伴有发热、头身困重、关节憋胀酸痛,口腻或口渴不欲饮,胸闷脘痞,纳呆,大便干结,小便黄赤;舌脉:舌质红,苔白腻或黄腻,脉濡数或滑数。

〔**治法**〕清热利湿,活血解毒。

〔**方药**〕四妙勇安汤合四妙丸加减。

〔**中成药**〕(1) 皮肤病血毒丸^(药典)(由金银花、连翘、忍冬藤、苦地丁、天葵子、土贝母、土茯苓、白鲜皮、地肤子、黄柏、赤茯苓、当归、白芍、熟地黄、鸡血藤、地黄、牡丹皮、白茅根、紫草、紫荆皮、赤芍、益母草、茜草、酒川芎、桃仁、红花、蛇蜕、防风、蝉蜕、牛蒡子、苍耳子、浮萍、荆芥穗炭、苦杏仁、桔梗、白芷、皂角刺、酒大黄、甘草组成)。功能主治:清热利湿解毒,凉血活血散瘀。用于血热风盛、湿毒瘀结所致的瘾疹、湿疮、粉刺、酒渣鼻、疖肿,症见皮肤风团、丘疹、皮肤红赤、肿痛、瘙痒,大便干燥。用法用量:口服,1 日 2 次,1 次 20 粒。

(2) 湿热痹片^(药典)(由苍术、忍冬藤、地龙、连翘,黄柏、薏苡仁、防风、威灵仙、防己、川牛膝、粉萆薢、桑枝组成)。功能主治:祛风除湿,清热消肿,通络定痛。用于湿热痹病,其症状为肌肉或关节红肿热痛,有沉重感,步履艰难,发热,口渴不欲饮,小便黄赤。用法用量:口服,1 次 6 片,1 日 3 次。

(3) 龙胆泻肝丸^(药典)(由龙胆、柴胡、黄芩、炒栀子、泽泻、木通、盐车前子、酒当归、地黄、炙甘草组成)。功能主治:清肝胆,利湿热。用于肝胆湿热所致的头晕目赤,耳鸣耳聋,耳部疼痛,胁痛口苦,尿赤涩痛,湿热带下。用法用量:口服,大蜜丸 1 次 1~2 丸,水丸 1 次 3~6g,1 日 2 次。

2. 寒湿阻络证

〔**证候**〕**主症**:皮损暗红,反复缠绵不愈;**次症**:可伴有关节痛,遇寒加重,肢冷、口不渴,大便不干;**舌脉**:舌淡,苔白或白腻,脉沉缓或迟。

〔**治法**〕温阳健脾,通络除湿。

〔**方药**〕当归四逆汤加减。

〔**中成药**〕(1) 寒湿痹片^(药典)(由制附子、制川乌、黄芪、桂枝、麻黄、炒白术、当归、白芍、威灵仙、木瓜、细辛、炙甘草组成)。功能主治:祛寒除湿,温通经络。用于风寒湿痹阻所致的痹病,症见肢体关节疼痛,困重或肿胀,局部畏寒,风湿性关节炎。用法用量:口服,1 次 4 片,1 日 3 次。

(2) 附桂骨痛片^(医保目录)(由制附子、制川乌、肉桂、党参、炒白芍、淫羊藿、制乳香组成)。功能主治:温阳散寒,益气活血,消肿止痛。用于阳虚寒湿型颈椎及膝关节增生性关节炎见上述证候者。症见局部骨节疼痛,屈伸不利、麻木或肿胀,遇热则减,畏寒肢冷等。用法用量:口服,1 次 6 片,1 日 3 次,饭后服。疗程 3 个月,如需继续治疗,必须停药 1 个月后遵医嘱服用。

(3) 木瓜丸^(药典)(由木瓜、当归、川芎、白芷、威灵仙、制狗脊、牛膝、鸡血藤、海风藤、人参、制川乌、制草乌组成)。功能主治:祛风散寒,除湿通络。用于风寒湿闭阻所致的痹病,症见关节疼痛、肿胀、屈伸不利、局部畏恶风寒、肢体麻木、腰膝酸软等。用法用量:口服,1次30丸,1日2次。

3. 气滞血瘀证

〔证候〕**主症**:胫前结节触痛明显,皮损紫红或暗红,隐隐作痛;**次症**:常伴有胸闷,善叹息,月经不调;**舌脉**:舌质紫暗或有瘀斑,苔薄白,脉细弦或涩。

〔治法〕理气活血,化瘀通络。

〔方药〕复元活血汤加减。

〔中成药〕(1)瘀血痹片^(医保目录)(由制乳香、威灵仙、红花、丹参、制没药、川牛膝、川芎、当归、姜黄、制香附、炙黄芪组成)。功能主治:活血化瘀,通络定痛。用于瘀血阻络的痹病,症见肌肉关节疼痛剧烈,多呈刺痛感,部位固定不移,痛处拒按,可有硬结或瘀斑。用法用量:口服,1次5片,1日3次,或遵医嘱。

(2)大黄䗪虫丸^(药典)[由熟大黄、土鳖虫(炒)、水蛭(制)、虻虫(去翅足,炒)、蛴螬(炒)、干漆(煅)、桃仁、苦杏仁(炒)、黄芩、地黄、白芍、甘草组成]。功能主治:活血破瘀,通经消癥。用于瘀血内停所致的癥瘕、闭经,症见腹部肿块、肌肤甲错、面色暗黑、潮热羸瘦、经闭不行。用法用量:口服,水蜜丸1次3g,小蜜丸1次3~6丸,大蜜丸1次1~2丸,1日1~2次。

(3)西黄丸^(医保目录)(由牛黄或体外培育牛黄、醋乳香、醋没药、麝香或人工麝香组成)。功能主治:清热解毒,消肿散结。用于热毒壅结所致的痈疽疔毒、瘰疬、流注等。用法用量:口服,1次3g,1日2次。

(三)外治法

1. 金黄膏^(其他)

〔组成〕生天南星、厚朴、白芷、苍术、黄柏、天花粉、姜黄、大黄、甘草、黄蜡、麻油。

〔功效〕清热解毒,散结消肿,止痛。

〔主治〕用于疮毒红肿疼痛、痈疽发背、丹毒乳痈及无名肿毒。

〔用法〕外用适量,涂敷患处。

〔注意事项〕①痈疽疮疡已溃之创口或阴疽证者忌用;②外敷面积最好超过肿胀范围,且中间留孔,使之透气及使肿势集中;③忌烟酒、辛辣发物;④不可口服。

2. 四黄膏^(其他)

〔组成〕黄连、黄芩、土大黄、黄柏、芙蓉叶、泽兰。

〔功效〕清热解毒,消肿止痛。

〔**主治**〕用于痈肿红热疼痛。

〔**用法**〕外用。用纱布块涂药一层,贴肿块上,用胶布固定,或遵医嘱。

〔**注意事项**〕①本品仅供外用,切忌入口;②孕妇禁用。

3. 复方骆驼蓬子软膏^(其他)

〔**组成**〕骆驼蓬子、天仙子、秋水仙。

〔**功效**〕清泻局部异常黑胆质、黏液质,消肿止痒,散气止痛。

〔**主治**〕用于寒湿所引起的关节酸痛、风湿性关节炎、坐骨神经痛、湿疹、疥癣、疥疮等。

〔**用法**〕外用。取本品适量涂敷患处,1日2次。

〔**注意事项**〕①心脏病、心动过速、青光眼患者及孕妇忌用;②对本品中任何一种成分过敏者禁用;③仅供外用,切忌口服,避免接触眼睛;④如发生呕吐、腹泻等反应,应立即停药;⑤使用中若发生白细胞下降、贫血、手指麻木、倦怠、酸痛等症状,应立即停药;⑥使用剂量不宜过大,每日总量一般在1.0g左右,勿超过1.5g;⑦如对本品出现过敏现象,应立即停药,并向医师咨询。

4. 青鹏软膏^(其他)

〔**组成**〕棘豆、亚大黄、铁棒锤、诃子(去核)、毛诃子、余甘子、安息香、宽筋藤、人工麝香。

〔**功效**〕活血化瘀,消肿止痛。

〔**主治**〕用于风湿性关节炎、类风湿关节炎、骨关节炎、痛风、急性或慢性扭挫伤、肩周炎引起的关节、肌肉肿胀疼痛及皮肤瘙痒、湿疹。

〔**用法**〕外用。涂抹于患处,1日2次。

〔**注意事项**〕请勿口服,放在儿童触及不到之处;破损皮肤禁用;孕妇禁用。

5. 龙珠软膏^(医保目录)

〔**组成**〕人工麝香、硼砂、炉甘石(煅)、硇砂、冰片、人工牛黄、珍珠(制)、琥珀。

〔**功效**〕清热解毒,消肿止痛,去腐生肌。

〔**主治**〕用于疖、痈属热毒蕴结证,也可用于浅Ⅱ度烧伤。

〔**用法**〕外用。取适量膏药涂抹患处或摊于纱布上贴患处,1日1次,溃前涂药宜厚,溃后宜薄。

〔**注意事项**〕①忌食辛辣食物;②本品为外用药,禁止内服;③孕妇慎用;④敷药后局部红肿热痛加重,或伴有恶寒发热时宜到医院就诊;⑤用药后局部出现皮疹等过敏表现者应停用;⑥对本品过敏者禁用,过敏体质者慎用;⑦本品性状发生改变时禁止使用;⑧儿童必须在成人监护下使用;⑨请将本品放在儿童不能接触到的地方;⑩如正在使用其他药品,使用本品前请咨询医师或药师。

四、单验方

1. 赵炳南(北京中医医院)验方——凉血五根汤　组成:白茅根、瓜蒌根、茜草根、紫草根、板蓝根。功效:凉血活血,解毒化斑。用于多形红斑、丹毒初起、紫癜、结节性红斑及一切红斑类皮肤病的初期,偏于下肢者。

2. 雷公藤多苷片。用法:口服,按体重 1~1.5mg/kg,分 3 次饭后服用,或遵医嘱。

3. 川芎嗪注射液。用法:120mg 川芎嗪注射液加入 5% 葡萄糖注射液 250ml 中静脉注射,1 日 1 次,10 次为一疗程。

第十一章　皮肤附属器疾病

痤疮是一种毛囊皮脂腺的慢性炎症性皮肤病,好发于颜面和胸背多脂区,临床主要表现为粉刺、丘疹、脓疱、囊肿、结节,后期会留下萎缩或增生性瘢痕,对患者的外观和心理造成不良影响。痤疮在青少年中的发病率达到80%以上,全球疾病负担研究组估计痤疮的人群发病率可以达到9.4%。

本病属于中医学"粉刺""肺风粉刺"等范畴。

一、诊断要点

临床上根据病情轻重度采用Pillsbury分级法分为3度4级,即轻度(Ⅰ级):仅有粉刺;中度(Ⅱ级):炎性丘疹;中度(Ⅲ级):脓疱;重度(Ⅳ型):结节、囊肿。

(一)症状

1. 临床表现　于青春期起病,皮损好发于颜面、上胸及后背等皮脂腺丰富部位,对称分布。皮损为丘疹、白头或黑头粉刺、脓疱、结节、囊肿和瘢痕,并伴有皮脂溢出,呈慢性经过。

2. 自觉症状　本病一般无自觉症状,炎症明显时可有疼痛,时轻时重。

3. 其他　部分患者至中年期逐渐缓解,但可遗留色素沉着、肥厚性或萎缩性瘢痕。

(二)体征

包括皮损类型(粉刺、丘疹、脓疱、结节、囊肿和瘢痕)、病灶总数、好发部位(颜面、上胸、后背部)、自觉症状(有或无)等。

(三)辅助检查

本病无需常规进行内分泌检查,对体格检查提示有高雄激素表现的患者,可进行游离睾酮、脱氢表雄酮(DHEAs)、黄体生成素和促卵泡激素等实验室检查以辅助诊断。

（四）鉴别诊断

本病应注意与酒渣鼻、颜面播散性粟粒性狼疮、皮脂腺瘤等鉴别。

二、西医治疗要点

（一）一般治疗

患者应限制辛辣甜腻等食物及奶制品摄入，多食蔬菜、水果；避免熬夜、长期接触电脑、暴晒等，注意面部清洁、保湿和减少皮脂分泌，纠正便秘；注意局部清洁和日常护理，忌用手挤压和搔抓。

（二）西药治疗

1. 局部治疗　常用的包括维 A 酸类药物、过氧苯甲酰、外用抗生素、二硫化硒、水杨酸和硫黄制剂。

（1）外用维 A 酸类药物：其作用主要是控制微粉刺的形成，溶解已经产生的粉刺，减少油脂分泌以及使过度角化的表皮正常化。

（2）过氧苯甲酰：是轻中度痤疮的首选用药，可与外用抗生素联用，减少耐药，提高疗效。

（3）外用抗生素：因被广泛用于轻中度的炎性痤疮患者，耐药问题逐渐严重，故不推荐单独使用，建议和过氧化苯甲酰或外用维 A 酸类药物联合应用。

（4）二硫化硒：2.5% 二硫化硒洗剂具有抑制真菌、寄生虫及细菌的作用，可降低皮肤游离脂肪酸含量。

（5）其他：5%~10% 硫黄洗剂和 5%~10% 的水杨酸乳膏或凝胶，具有抑制痤疮丙酸杆菌和轻微剥脱及抗菌作用。

2. 系统治疗　常用系统用药包括异维 A 酸、口服抗生素和激素制剂。

（1）异维 A 酸：是目前唯一可以针对痤疮四大发病因素的药物，也是目前唯一可以长期缓解痤疮的药物，对于面颈部重度痤疮导致严重瘢痕及疾病影响心理健康的患者也是一线用药。

（2）口服抗生素：适用于中重度炎性痤疮或者对之前的外用治疗耐受或受损面积很大的痤疮患者。常用的口服抗生素包括大环内酯类、氟喹诺酮类、四环素类及复方磺胺甲噁唑。

（3）激素制剂：常用的是口服避孕药，用于治疗激素相关性痤疮。

（三）物理治疗

有光动力疗法（PDT）、激光疗法、红蓝光、微针、果酸疗法等。

（四）其他治疗

有化学疗法、粉刺清除术、囊肿内注射等。

三、中成药应用

（一）基本病机

中医认为本病总由内热炽盛,外受风邪所致。初发者多由肺经风热、湿热内蕴,肺胃热邪上熏头面而致,久者痰瘀互结而出现结节、囊肿甚至瘢痕。近年来,由于生活节奏加快,压力增大,肝郁在本病的发病中起到了越来越多的作用。

（二）辨证分型使用中成药

寻常痤疮常用中成药见表33。

表 33　寻常痤疮常用中成药一览表

证型	常用中成药
肺经风热证	栀子金花丸、银翘解毒丸、防风通圣丸
湿热蕴结证	金花消痤丸、消痤丸、一清胶囊
痰瘀互结证	大黄䗪虫丸、血府逐瘀胶囊、桂枝茯苓丸
冲任不调证	丹参酮胶囊、逍遥丸、知柏地黄丸

1. 肺经风热证

〔证候〕**主症**:皮损以黑头(或白头)粉刺和红色丘疹为主,偶见脓疱,可伴有轻度痒痛感;**次症**:或见颜面肤色潮红,口干咽燥,小便黄,大便秘结;**舌脉**:舌尖红,苔薄黄,脉浮数或弦滑。

〔治法〕疏风清肺。

〔方药〕枇杷清肺饮。

〔中成药〕(1)栀子金花丸^(药典)(由栀子、黄连、黄芩、黄柏、大黄、金银花、知母、天花粉组成)。功能主治:清热泻火,凉血解毒。用于肺胃热盛,口舌生疮,牙龈肿痛,目赤眩晕,咽喉肿痛,大便秘结。用法用量:口服,1次9g,1日1次。

(2)银翘解毒丸^(药典)(由金银花、连翘、薄荷、荆芥、淡豆豉、炒牛蒡子、桔梗、淡竹叶、甘草组成)。功能主治:疏风解表,清热解毒。用于发热感冒症见发热头痛,咳嗽口干,咽喉疼痛。用法用量:口服,用芦根汤或温开水送服。1次1丸,1日2~3次。

(3)防风通圣丸^(专家共识)(由防风、荆芥穗、薄荷、麻黄、大黄、芒硝、栀子、滑石、桔梗、石膏、川芎、当归、白芍、黄芩、连翘、甘草、炒白术组成)。功能主治:

解表通里,清热解毒。用于外寒内热,表里俱实,恶寒壮热,头痛咽干,小便短赤,大便秘结,风疹湿疮。用法用量:口服,1次6g,1日2次。

2. 湿热蕴结证

〔证候〕**主症**:皮损以丘疹、脓疱和结节等为主,疼痛明显;**次症**:患者往往体型较胖或喜食辛辣油腻食物,可伴有口臭、便秘、尿黄;**舌脉**:舌质红,苔黄腻,脉滑。

〔治法〕清热利湿。

〔方药〕茵陈蒿汤或泻黄散。

〔**中成药**〕(1)金花消痤丸^(药典)(由金银花、炒黄芩、黄连、炒栀子、酒制大黄、薄荷、桔梗、甘草组成)。功能主治:清热泻火,解毒消肿。用于肺胃热盛所致的粉刺、口舌生疮、胃火牙痛、咽喉肿痛、目赤、便秘、尿黄赤等。用法用量:口服,1次4g,1日3次。

(2)消痤丸^(药典)(由升麻、柴胡、麦冬、野菊花、黄芩、玄参、石膏、石斛、龙胆、大青叶、金银花、竹茹、蒲公英、淡竹叶、夏枯草、紫草组成)。功能主治:清热利湿,解毒散结。用于湿热毒邪聚结肌肤所致的粉刺,症见颜面皮肤光亮油腻,黑头粉刺,脓疱,结节,伴有口苦,口黏,大便干,痤疮见上述证候者。用法用量:口服,1次30粒,1日3次。

(3)一清胶囊^(医保目录)(由黄芩、黄连、大黄组成)。功能主治:清热泻火,化瘀凉血止血。用于火毒血热所致的身热烦躁、目赤口疮、咽喉或牙龈肿痛、大便秘结、吐血、衄血、痔血、咽炎、扁桃体炎、牙龈炎等。用法用量:口服,1次2粒,1日3次。

3. 痰瘀互结证

〔证候〕**主症**:皮损以囊肿和结节为主,色暗红或紫,或有疼痛;**次症**:可伴有纳呆、大便不调;**舌脉**:舌暗红,苔黄或腻,脉滑。

〔治法〕清热利湿,化瘀止痛。

〔方药〕仙方活命饮。

〔**中成药**〕(1)大黄䗪虫丸^(药典)〔由熟大黄、土鳖虫(炒)、水蛭(制)、虻虫(去翅足,炒)、蛴螬(炒)、干漆(煅)、桃仁、苦杏仁(炒)、黄芩、地黄、白芍、甘草组成〕。功能主治:活血破瘀,通经消癥。用于瘀血内停所致的癥瘕、闭经,症见腹部肿块、肌肤甲错、面色暗黑、潮热羸瘦、经闭不行。用法用量:口服,水蜜丸1次3g,小蜜丸1次3~6丸,大蜜丸1次1~2丸,1日1~2次。

(2)血府逐瘀胶囊^(药典)(由炒桃仁、红花、赤芍、川芎、炒枳壳、柴胡、桔梗、当归、地黄、牛膝、甘草组成)。功能主治:活血祛瘀,行气止痛。用于气滞血瘀所致的胸痹,头痛日久,痛如针刺而有定处、内热烦闷、心悸失眠,急躁易怒。用法用量:口服,1次6粒,1日2次。1个月为1个疗程。

(3)桂枝茯苓丸^(药典)(由桂枝、茯苓、牡丹皮、赤芍、桃仁组成)。功能主治:活血,化瘀,消癥。用于妇人瘀血阻络所致的癥块、闭经、痛经、产后恶露不尽;子宫肌瘤、慢性盆腔炎包块、痛经、子宫内膜异位症、卵巢囊肿见上述证候者。用法用量:口服,1次1丸,1日1~2次。

4. 冲任不调证

〔证候〕主症:皮损以粉刺、丘疹为主,或有结节,色暗红;次症:或伴烦躁易怒,胸胁胀痛,月经先后不定期、血块多,经前皮损加重;舌脉:舌质暗或有瘀点,苔黄,脉细弦。

〔治法〕调和冲任,理气活血。

〔方药〕逍遥散或二仙汤合知柏地黄丸。

〔中成药〕(1)丹参酮胶囊^(医保目录)(由丹参组成)。功能主治:抗菌消炎。适用于痤疮、扁桃体炎、疖、痈、外伤感染、烧伤感染、乳腺炎、蜂窝织炎、骨髓炎等。用法用量:口服,1次4粒,1日3~4次,儿童酌减。

(2)逍遥丸^(药典)(由柴胡、当归、白芍、炒白术、茯苓、炙甘草、薄荷组成)。功能主治:疏肝健脾,养血调经。用于肝郁脾虚所致的郁闷不舒、胸胁胀痛、头晕目眩、食欲减退、月经不调。用法用量:口服,水丸1次6~9g,1日1~2次;大蜜丸1次1丸,1日2次。

(3)知柏地黄丸^(指南推荐)(由熟地黄、制山茱萸、山药、牡丹皮、茯苓、泽泻、知母、黄柏组成)。功能主治:滋阴降火。适用于阴虚火旺,潮热盗汗,口干咽痛,耳鸣遗精,小便短赤。用法用量:口服,水蜜丸1次6g,蜜丸1次9g,1日2次;浓缩丸1次8丸,1日3次。

(三)外治法

1. 姜黄消痤搽剂^(医保目录)

〔组成〕姜黄、重楼、杠板归、一枝黄花、土荆芥、绞股蓝、珊瑚姜。

〔功效〕清热解毒,散风祛湿,活血消痤。

〔主治〕用于湿热郁肤所致粉刺(痤疮)的炎性丘疹、脓疱。

〔用法〕外用。用棉签蘸取本品涂患处,1日2~3次。

〔注意事项〕①治疗期间少食动物脂肪及酒、酸、辣等刺激性食物;②本品对有破损的痤疮患者有短暂轻微的刺痛感;③乙醇过敏者慎用。

2. 玫芦消痤膏^(专家共识)

〔组成〕鲜芦荟汁、玫瑰花、苦参、杠板归、冰片、薄荷素油。

〔**功效**〕清热燥湿,杀虫止痒。

〔**主治**〕用于痤疮(炎性丘疹、脓疱)、皮肤瘙痒、湿疹及日晒疮。

〔**用法**〕外用。将患处用温水清洗干净后涂抹适量,1 日 3~4 次。

〔**注意事项**〕①本品为外用药,禁止内服。②忌烟酒、辛辣、油腻及腥发食物。③切勿接触眼睛、口腔等黏膜处。皮肤破溃处禁用。切忌用手挤压患处。④用药期间不宜同时服用温热性药物。⑤儿童、孕妇应在医师指导下使用。⑥如有多量结节、囊肿、脓疱等应去医院就诊。⑦不宜滥用化妆品及外涂药物,必要时应在医师指导下使用。⑧对花粉和芦荟有过敏史者慎用。⑨用药过程中如出现不良反应,应停药,并于医院就诊。⑩对本品过敏者禁用,过敏体质者慎用。⑪药品性状发生改变时禁止使用。⑫儿童必须在成人监护下使用。⑬请将本品放在儿童不能接触到的地方。⑭如正在使用其他药品,使用本品前请咨询医师或药师。

3. 龙珠软膏^(医保目录)

〔**组成**〕人工麝香、硼砂、炉甘石(煅)、硇砂、冰片、人工牛黄、珍珠(制)、琥珀。

〔**功效**〕清热解毒,消肿止痛,去腐生肌。

〔**主治**〕用于疖、痈属热毒蕴结证,也可用于浅Ⅱ度烧伤。

〔**用法**〕外用。取适量膏药涂抹患处或摊于纱布上贴患处,1 日 1 次,溃前涂药宜厚,溃后宜薄。

〔**注意事项**〕①忌食辛辣食物;②本品为外用药,禁止内服;③孕妇慎用;④敷药后局部红肿热痛加重,或伴有恶寒发热时宜到医院就诊;⑤用药后局部出现皮疹等过敏表现者应停用;⑥对本品过敏者禁用,过敏体质者慎用;⑦本品性状发生改变时禁止使用;⑧儿童必须在成人监护下使用;⑨请将本品放在儿童不能接触到的地方;⑩如正在使用其他药品,使用本品前请咨询医师或药师。

4. 积雪苷霜软膏^(医保目录)

〔**组成**〕积雪草总苷。

〔**功效**〕促进创伤愈合,抑制瘢痕。

〔**主治**〕用于治疗外伤、手术创伤、烧伤、瘢痕疙瘩及硬皮病,可用于痤疮后瘢痕及红斑。

〔**用法**〕外用。涂患处,1 日 2~3 次。

〔**注意事项**〕①孕妇及过敏体质者慎用;②药品性状发生改变时禁止使用;③局部涂抹后宜按摩 5 分钟;④儿童应遵医嘱,且必须在成人监护下使用;

⑤请将本品放在儿童不能接触到的地方。

四、单验方

1. 朱仁康（中国中医科学院）验方——化瘀散结丸　组成：当归尾、赤芍、桃仁、红花、三棱、莪术、海藻、昆布、夏枯草、制半夏、橘皮，共研为细末，水泛为丸，口服，1次9g，1日2次。功效：活血化瘀，化痰软坚散结。用于痰瘀型痤疮。

2. 欧阳恒（湖南省中医院）验方——金土冲剂　组成：枇杷叶、桑白皮、黄芩、黄连、生山楂、生石膏、白花蛇舌草、生地黄、牡丹皮、升麻、羌活、益母草、姜黄。功效：清热解毒，凉血活血，健脾祛湿。

3. 钟以泽（四川省中医院）验方——三皮消痤汤　组成：桑白皮12g，地骨皮12g，牡丹皮12g，连翘15g，白花蛇舌草20g，夏枯草20g，刺蒺藜15g，皂角刺15g。功效：清肺热，除湿热，散结消痤。用于治疗痤疮，尤适用于肺经风热证和肺胃湿热证。

4. 土瓜根。用法：土瓜根100g为细散，以浆水和研成膏，每临睡前以浆水洗面后，涂少许。用于痤疮。

第二节　脂溢性皮炎

脂溢性皮炎是发生在皮脂溢出部位的一种慢性丘疹鳞屑性、浅表炎症性皮肤病，好发于头面、躯干等皮脂腺丰富区，成人和新生儿多见，可伴有不同程度的瘙痒。本病发病的病因尚不完全清楚，可能与马拉色菌、脂质、免疫反应、皮肤屏障功能及个体易感性密切相关。流行病学调查研究显示，脂溢性皮炎在成人中的患病率高达1%~3%，男性更为多见。因其多发于患者头面等暴露部位，给患者的容貌、心理及生活质量带来一定的负面影响。

脂溢性皮炎中医称之为"面游风"，依据发病部位的不同，又有"白屑风""纽扣风""眉风癣"之称。

一、诊断要点

脂溢性皮炎根据发病年龄分成人型和婴儿型。根据临床表现不同可分为炎症性和非炎症性，前者为典型红斑及油腻性脱屑伴轻度瘙痒，后者为头皮轻重不等的糠样脱屑,即头皮屑。目前对本病的严重程度分级尚缺乏统一的标准。

（一）症状

1. 临床表现　本病好发于皮脂溢出部位,以头、面、胸及后背等处多见。根据发病部位的不同,其皮损形态及严重程度可有较大的差异。发生于面部时常累及眉弓、眼睑缘、鼻唇沟等区域。头皮损害主要有鳞屑型及结痂型。皮损初起为毛囊性丘疹,逐渐扩大融合成暗红或黄红色斑,被覆油腻鳞屑或痂,可出现渗出、结痂和糜烂并呈湿疹样表现,严重者皮肤呈弥漫性潮红或者显著脱屑,称为脂溢性红皮病。由于瘙痒而搔抓可引起继发感染,外用药物不当严重也可发展为红皮病。

婴儿脂溢性皮炎,常发生在出生后 3~4 周,头皮局部或全部布满厚薄不等的油腻性的灰黄色或黄褐色的痂皮或鳞屑,常可累及眉区、额部、双颊及耳后等部位。全身症状不明显,微痒。如若护理处理得当,患儿一般可在 3~4 周或数月内痊愈,愈后较少复发。若持续不愈,常并发感染或异位性皮炎。

2. 自觉症状　部分患者可伴有不同程度的灼热感和瘙痒。

3. 其他　本病呈慢性经过,可反复发作。新生儿有自愈倾向。

（二）体征

包括患者的发病年龄、皮损部位、颜色、面积大小、鳞屑厚薄、发质情况以及渗出、油腻、瘙痒程度。

（三）辅助检查

实验室检查无特殊改变。若考虑由卵圆形糠秕孢子菌引起时,可选用真菌镜检以指导治疗。必要时可做组织病理学检查以明确诊断。

（四）鉴别诊断

本病需与头部银屑病、玫瑰糠疹、湿疹、体癣、红斑型天疱疮、玫瑰痤疮等疾病相鉴别。

二、西医治疗要点

（一）一般治疗

生活规律,睡眠充足,调节饮食,限制多脂及多糖饮食,多吃水果、蔬菜,忌饮酒和辛辣刺激性食物。避免各种机械性刺激,少用热水、碱性大的肥皂洗浴。

（二）西药治疗

1. 内用治疗　可服用维生素 B_2、维生素 B_6 及复合维生素 B。瘙痒剧烈时可用具有镇静作用的第一代抗组胺药物或不具有镇静作用的第二代抗组胺药。炎症反应明显、皮损面积较大者,可短期口服四环素族抗生素或红霉素,目的在于抗炎而不是杀菌。

2. 局部治疗　以溶解脂肪、角质剥脱、消炎止痒为主。常用药物有硫黄、煤焦油、水杨酸、二硫化硒等。可按不同部位、不同皮损选用不同的制剂。对红斑、鳞屑性皮损面积不大者可选用含弱至中效糖皮质激素霜剂。有糜烂、渗出部位可先予呋喃西林溶液或聚维酮碘,然后选用含有糖皮质激素和抗生素的复方制剂,如复方咪康唑霜。头部皮损可用含酮康唑的香波洗头。

(三) 物理治疗

窄谱中波紫外线照射,可能存在色素再生风险。

三、中成药应用

(一) 基本病机

中医学认为,本病因肌热当风,风邪入侵毛孔,郁久而血燥,致肌肤失养;或因过食肥甘厚味之品,湿热内蕴,外受风邪,致阳明胃经湿热夹风而成。

(二) 辨证分型使用中成药

脂溢性皮炎常用中成药见表34。

表34　脂溢性皮炎常用中成药一览表

证型	常用中成药
风热血燥证	当归苦参丸、消风止痒颗粒
肠胃湿热证	丹参酮胶囊、防风通圣颗粒、芩连片

1. 风热血燥证

〔证候〕主症:多发于头面部,为淡红色斑片,干燥、脱屑、瘙痒,受风加重,或头皮瘙痒,头屑多,毛发干枯脱落;次症:或伴有口干口渴,大便干燥;舌脉:舌质偏红,苔薄白,脉细数。

〔治法〕祛风清热,养血润燥。

〔方药〕消风散合当归饮子加减。

〔中成药〕(1) 当归苦参丸[药典](由当归、苦参组成)。功能主治:活血化瘀、燥湿清热。用于湿热瘀阻所致的粉刺、酒皶,症见颜面、胸背粉刺疙瘩,皮肤红赤发热,或伴脓头、硬结、酒渣鼻、鼻赤。用法用量:口服,1 次 1 丸,1 日 2 次。

(2) 消风止痒颗粒[药典](由防风、蝉蜕、炒苍术、地黄、地骨皮、当归、荆芥、亚麻子、石膏、甘草、木通组成)。功能主治:清热除湿,消风止痒。用于风湿热邪蕴阻肌肤所致的湿疮、风瘙痒、小儿瘾疹,症见皮肤丘疹、水疱、抓痕、血痂,或见梭形或纺锤形水肿性风团、中央出现小水疱、瘙痒剧烈;丘疹样荨麻疹、湿疹及皮肤瘙痒症见上述证候者。用法用量:口服,1岁以内1日1袋;1~4岁1日2袋;5~9岁1日3袋;10~14岁1日4袋;15岁以上1日6袋。分2~3次服用。

2. 胃肠湿热证

〔**证候**〕主症:皮损为潮红斑片,有油腻性痂屑,甚至糜烂、渗出;**次症**:伴口苦、口黏,脘腹痞满,小便短赤,大便臭秽;**舌脉**:舌质红,苔黄腻,脉滑数。

〔**治法**〕健脾除湿,清热止痒。

〔**方药**〕泻黄散合茵陈蒿汤加减。

〔**中成药**〕(1) 丹参酮胶囊[医保目录](由丹参组成)。功能主治:抗菌消炎。适用于痤疮、扁桃体炎、疖、痈、外伤感染、烧伤感染、乳腺炎、蜂窝织炎、骨髓炎等。用法用量:口服,1次4粒,1日3~4次,儿童酌减。

(2) 防风通圣颗粒[药典](由防风、荆芥穗、薄荷、麻黄、大黄、芒硝、栀子、滑石、桔梗、石膏、川芎、当归、白芍、黄芩、连翘、甘草、炒白术组成)。功能主治:解表通里,清热解毒。用于外寒内热,表里俱实,恶寒壮热,头痛咽干,小便短赤,大便秘结,风疹湿疮。用法用量:口服,1次3g,1日2次。

(3) 芩连片[药典](由黄芩、连翘、黄连、黄柏、赤芍、甘草组成)。功能主治:清热解毒,消肿止痛。用于脏腑蕴热,头痛目赤,口鼻生疮,热痢腹痛,湿热带下,疮疖肿痛。用法用量:口服,1次4片,1日2~3次。

(三) 外治法

1. 止痒消炎水[其他]

〔**组成**〕苦参、蛇床子、冰片、麝香草酚、水杨酸、薄荷脑、白鲜皮。

〔**功效**〕止痒,消炎。

〔**主治**〕用于儿童湿疹、尿布疹、奶疹、蚊虫叮咬、痱子引起的皮肤不适及夏季皮炎。

〔**用法**〕外用。涂抹患处,1日数次。

〔**注意事项**〕①偶有皮肤过敏者,可停止使用;②外阴皮肤瘙痒,以清水稀释100倍或遵医嘱使用;③不能入口、鼻、眼、耳。

2. 复方黄柏液涂剂[药典]

〔**组成**〕连翘、黄柏、金银花、蒲公英、蜈蚣。

〔**功效**〕清热解毒,消肿祛腐。

〔**主治**〕用于疮疡溃后,伤口感染,属阳证者。

〔**用法**〕外用。浸泡纱布条外敷于感染伤口内,或破溃的脓疡内。若溃疡较深,可用直径 0.5~1.0cm 的无菌胶管,插入溃疡深部,以注射器抽取本品进行冲洗。用量一般 10~20ml,1 日 1 次。或遵医嘱。

〔**注意事项**〕①本品仅供外用,不可内服;②使用本品前应注意按常规换药法清洁或清创病灶;③开瓶后,不宜久存;④孕妇禁用;⑤本品性状发生改变时禁止使用;⑥对本品过敏者禁用,过敏体质者慎用;⑦忌食辛辣、海鲜、油腻及刺激性食物。

3. 皮肤康洗液^(药典)

〔**组成**〕金银花、蒲公英、马齿苋、土茯苓、大黄、赤芍、蛇床子、白鲜皮、地榆、甘草。

〔**功效**〕清热解毒,除湿止痒。

〔**主治**〕用于湿热阻于皮肤所致湿疹,见有瘙痒、红斑、丘疹、水疱、渗出、糜烂等和湿热下注所致阴痒、白带过多。皮肤湿疹及各类阴道炎见有上述证候者。

〔**用法**〕外用。皮肤湿疹:取适量药液直接涂抹于患处,有糜烂面者可稀释 5 倍量后湿敷,1 日 2 次。妇科病:先用清水冲洗阴道,取适量药液用温开水稀释5~10倍,用阴道冲洗器将药液注入阴道内保留几分钟。或坐浴,每日 2 次。或遵医嘱。

〔**注意事项**〕①孕妇禁用。②阴性疮疡禁用。③皮肤干燥、肥厚伴有裂口者不宜使用。④月经期及患有重度宫颈糜烂者禁用。⑤用药部位出现烧灼感、瘙痒、红肿时应立即停用,并用清水洗净。⑥治疗阴痒(阴道炎)每日应清洁外阴,并忌房事。

4. 冰黄肤乐软膏^(药典)

〔**组成**〕大黄、姜黄、硫黄、黄芩、甘草、冰片、薄荷脑。

〔**功效**〕清热燥湿,活血祛风,止痒消炎。

〔**主治**〕用于湿热蕴结或血热风燥引起的皮肤瘙痒、神经性皮炎、湿疹、足癣及银屑病等瘙痒性皮肤病。

〔**用法**〕外用。取本品适量涂于患处,1 日 3 次。

〔**注意事项**〕治疗期间忌酒等辛辣发物。

5. 玫芦消痤膏^(其他)

〔**组成**〕鲜芦荟汁、玫瑰花、苦参、杠板归、冰片、薄荷素油等。

〔**功效**〕清热燥湿,杀虫止痒。

〔**主治**〕用于痤疮（炎性丘疹、脓疱）、皮肤瘙痒、湿疹及日晒疮。

〔**用法**〕外用。将患处用温水清洗干净后涂抹适量，1 日 3~4 次。

〔**注意事项**〕①本品为外用药，禁止内服。②忌烟酒、辛辣、油腻及腥发食物。③切勿接触眼睛、口腔等黏膜处。皮肤破溃处禁用。切忌用手挤压患处。④用药期间不宜同时服用温热性药物。⑤儿童、孕妇应在医师指导下使用。⑥如有多量结节、囊肿、脓疱等应去医院就诊。⑦不宜滥用化妆品及外涂药物，必要时应在医师指导下使用。⑧对花粉和芦荟有过敏史者慎用。⑨用药过程中如出现不良反应，应停药，并向医院就诊。⑩对本品过敏者禁用，过敏体质者慎用。⑪药品性状发生改变时禁止使用。⑫儿童必须在成人监护下使用。⑬请将本品放在儿童不能接触到的地方。⑭如正在使用其他药品，使用本品前请咨询医师或药师。

6. 肤舒止痒膏^{（其他）}

〔**组成**〕苦参、土茯苓、淫羊藿、人参、天冬、麦冬、玉竹、黑芝麻、冰片。

〔**功效**〕清热燥湿，养血止痒。

〔**主治**〕用于血热风燥所致的皮肤瘙痒。

〔**用法**〕外用。取本品 5~10g，于湿毛巾上抹擦皮肤，揉摩 5~10 分钟，用清水冲净即可，1 日 1 次。

〔**注意事项**〕①本品为外用药，禁止内服。②忌烟酒、辛辣、油腻及腥发食物。③切勿接触眼睛、口腔等黏膜处。皮肤破溃处禁用。④患处不宜用热水烫洗。⑤孕妇慎用。⑥因糖尿病、肾病、肝病、肿瘤等疾病引起的皮肤瘙痒，不属本品适用范围。⑦用药 7 日症状无缓解，应去医院就诊。⑧对本品及乙醇过敏者禁用，过敏体质者慎用。⑨本品性状发生改变时禁止使用。⑩儿童必须在成人监护下使用。⑪请将本品放在儿童不能接触到的地方。⑫如正在使用其他药品，使用本品前请咨询医师或药师。

四、单验方

1. 朱仁康（中国中医科学院）验方

（1）皮炎汤。组成：生地 30g，牡丹皮 10g，赤芍 10g，知母 10g，生石膏 30g，金银花 10g，连翘 10g，竹叶 10g，生甘草 6g。功效：清营凉血，泄热化毒。用于药物性皮炎、接触性皮炎、日光性皮炎等各种皮炎。

（2）脂溢洗方。组成：苍耳子 30g，王不留行 30g，苦参 20g，明矾 10g，冰片 10g。功效：祛风燥湿。用于脂溢性皮炎及脂溢性脱发。

2. 刘红霞（新疆医科大学附属中医医院）验方——银花汤　组成：金银花

211

10g,槐花 10g,黄芩 10g,连翘 30g,皂角刺 10g,夏枯草 10g,生薏苡仁 30g,生白术 10g,丹参 10g,牡丹皮 10g,生山楂 30g,菊花 6g。功效:内清湿热,外解风热。用于面部皮肤病,如寻常性痤疮、脂溢性皮炎、酒渣鼻及酒糟样皮炎。

3. 生薏苡仁粥。用法:每日以生薏苡仁 100g 煮粥食用代早餐,坚持 3 个月。

 ## 第三节 酒渣鼻

酒渣鼻亦称玫瑰痤疮,是一种主要发生于面部中央的以红斑和毛细血管扩张为特点的慢性皮肤病。损害为颜面部中央呈持续性红斑和毛细血管扩张,伴丘疹、脓疱、鼻赘。多发于中年人,男女均可发病。

本病中医学同样叫“酒渣鼻”,也称“鼻赤”。

一、诊断要点

根据本病多发生于颜面中部、各期典型症状、好发于中年人、无明显自觉症状、经过缓慢,诊断不难。

(一)临床表现及分型

1. 红斑型 颜面中部特别是鼻尖部出现红斑,开始为暂时性,时起时消,寒冷、饮食、进食辛辣刺激性食物及精神兴奋时红斑更为明显,以后红斑持久不退,并伴有毛细血管扩张,呈细丝状,分布如树枝。

2. 丘疹脓疱型 在红斑与毛细血管扩张基础上,反复出现痤疮样毛囊样丘疹,脓疱。损害较深较大时形成疖肿、囊肿、深在的炎症性结节。鼻部、面颊部毛囊口扩大,可在数年内此起彼伏,时轻时重。

3. 鼻赘期 仅见于少数患者,多发生 40 岁以上男性。由于长期充血,反复感染,鼻部结缔组织增生,皮脂腺异常增大,鼻端肥大,呈暗红色或紫红色。鼻部有增大结节,表面凹凸不平,形成赘瘤状称为鼻赘。

4. 其他 除皮肤表现外,眼往往受累。临床表现为眼睑炎、结膜炎,偶可引起角膜炎和巩膜炎,患者可出现眼部干燥、异物感、流泪、畏光、视力模糊等,眼部受累症状与酒渣鼻症状严重程度无平行关系。

(二)体征

皮损类型以红斑、毛细血管扩张和有炎症的毛囊丘疹及脓疱等为主。

（三）辅助检查

本病可做毛囊蠕形螨检查。

（四）鉴别诊断

本病应注意与痤疮、脂溢性皮炎、口周皮炎等鉴别。

二、西医治疗要点

（一）一般治疗

由于病因及发病机制尚不清楚，治疗多为对症性，尽量避免加重本病的因素，调整内分泌，纠正胃肠道功能紊乱，禁烟、咖啡、辛辣刺激性食物，勿暴饮暴食，保持大便通畅，避免使用刺激皮肤的碱性肥皂、乙醇、洗洁剂、染色剂、收敛剂等，以及避免暴晒、过冷过热刺激。生活规律，避免精神紧张。

（二）西药治疗

1. 系统治疗　可选用甲硝唑、四环素、克拉霉素、多西环素或米诺环素等抗生素。对抗生素治疗无效者，可小剂量口服异维A酸。对绝经期严重酒渣鼻患者，用雌激素治疗也有一定疗效。口服羟氯喹可抗炎、抗免疫及紫外线的损伤，但需定期进行眼底检查。对于难治性阵发性潮红和持久性红斑明显者，可考虑使用β肾上腺素受体阻断剂，需注意可能发生低血压和心动过缓。对于长期精神紧张、焦虑过度患者对症使用抗焦虑类药物。

2. 局部治疗　可选用5%~10%硫黄洗剂克林霉素凝胶、过氧苯甲酰凝胶、夫西地酸乳膏、莫匹罗星软膏等，也可选用甲硝唑凝胶、替硝唑凝胶、低浓度维A酸制剂及壬二酸、烟酰胺、乙酰磺胺钠、钙调磷酸酶抑制剂等。起到杀菌消炎，促使红斑丘疹、脓疱消退，维持用药可减少复发。

（三）物理和手术治疗

毛细血管扩张者LED光（红光、黄光）、强脉冲光、染料激光、Nd:YAG激光治疗有一定效果，但高敏状态皮肤慎用。鼻赘期酌情考虑手术切割治疗，以达到美容效果。

三、中成药应用

（一）基本病机

中医认为本病好发于口上鼻准部，是肺胃脏腑要窍开口部位，故其病症脏腑定位于肺与胃。由于血热熏肺或因嗜酒或喜食辛辣厚味，助升胃火，肺胃积热，上蒸颜面，而生红斑、丘疹、脓疱。《外科大成》云："酒渣鼻者，先由肺经血热内蒸，次遇风寒外束，血瘀凝结而成，故先紫而后黑也。"

（二）辨证分型使用中成药

酒渣鼻常用中成药见表35。

表35 酒渣鼻常用中成药一览表

证型	常用中成药
肺胃热盛证	当归苦参丸、连翘解毒丸、清肺抑火丸、防风通圣丸
热毒蕴肤证	凉膈丸、当归苦参丸
气滞血瘀证	通窍活血丸、血府逐瘀胶囊

1. 肺胃热盛证

〔证候〕主症：皮损多见于红斑型。红斑多发于鼻尖或两翼，压之退色；次症：常嗜酒，便秘，饮食不节，口干口渴；舌脉：舌红，苔薄黄，脉弦滑。

〔治法〕清泄肺胃积热。

〔方药〕枇杷清肺饮。

〔中成药〕（1）当归苦参丸[药典]（由当归、苦参组成）。功能主治：活血化瘀，燥湿清热。用于湿热瘀阻所致的粉刺、酒渣，症见颜面、胸背粉刺疙瘩，皮肤红赤发热，或伴脓头、硬结、酒渣鼻、鼻赤。用法用量：口服，1次1丸，1日2次。

（2）连翘解毒丸[其他]（由木通、牛蒡子、甘草、荆芥、连翘、金银花、防风组成）。功能主治：清热解毒。用于痈肿初起。用法用量：每服15g，开水送下。

（3）清肺抑火丸[药典]（由黄芩、栀子、知母、浙贝母、黄柏、苦参、桔梗、前胡、天花粉、大黄组成）。功能主治：清泻肺胃实热，清肺止咳、化痰通便。用于痰热阻肺所致的肺热咳嗽、痰黄黏稠，口干咽痛，大便干燥，小便赤黄。用法用量：口服。水丸1次6g，大蜜丸1次1丸，1日2~3次。

（4）防风通圣丸[专家共识]（由防风、荆芥穗、薄荷、麻黄、大黄、芒硝、栀子、滑石、桔梗、石膏、川芎、当归、白芍、黄芩、连翘、甘草、炒白术组成）。功能主治：解表通里，清热解毒。用于外寒内热，表里俱实，恶寒壮热，头痛咽干，小便短赤，大便秘结，风疹湿疮。用法用量：口服，1次6g，1日2次。

2. 热毒蕴肤证

〔证候〕主症：在红斑上出现痤疮样丘疹、脓疱，毛细血管扩张明显，局部灼热；次症：伴口干，便秘；舌脉：舌红绛，苔黄。

〔治法〕凉血清热解毒。

〔方药〕凉血四物汤合黄连解毒汤。

〔**中成药**〕（1）凉膈丸^{（其他）}（由连翘、栀子、黄芩、薄荷、大黄、芒硝、甘草、淡竹叶、石膏组成）。功能主治：清上泄下，泻火通便。用于上、中二焦邪热亢盛，口舌生疮，面赤唇焦，咽痛鼻衄，便秘尿赤，胸膈烦热等。用法用量：口服，每次6g，1日2次。

（2）当归苦参丸^{（药典）}（由当归、苦参组成）。功能主治：活血化瘀，燥湿清热。用于湿热瘀阻所致的粉刺、酒渣，症见颜面、胸背粉刺疙瘩，皮肤红赤发热，或伴脓头、硬结、酒渣鼻、鼻赤。用法用量：口服，1次1丸，1日2次。

3. 气滞血瘀证

〔**证候**〕**主症**：鼻部组织增生，呈结节状；**次症**：毛孔扩大；**舌脉**：舌略红，脉沉或弦。

〔**治法**〕活血化瘀散结。

〔**方药**〕通窍活血汤。

〔**中成药**〕（1）通窍活血丸^{（其他）}（由桃仁、葱白、大枣、川芎、红花、赤芍、生姜组成）。功能主治：活血化瘀，通窍活络。用于血瘀所致的斑秃、酒渣鼻、荨麻疹、白癜风、油风等。用法用量：口服。1次1袋（6g），1日2次。

（2）血府逐瘀胶囊^{（药典）}（由桃仁、红花、赤芍、川芎、炒枳壳、柴胡、桔梗、当归、地黄、牛膝、甘草组成）。功能主治：活血化瘀，行气止痛。用于气滞血瘀所致胸痹、头痛日久，痛如针刺而有定处，内热烦闷，心悸失眠，急躁易怒。用法用量：口服。1次6粒，1日2次。1个月为1个疗程。

（三）外治法

1. 颠倒散^{（其他）}

〔**组成**〕水飞硫黄、大黄粉等。

〔**功效**〕凉血活血，解毒杀虫。

〔**主治**〕用于酒渣鼻丘疹脓疱型、肺风粉刺等。

〔**用法**〕外用。以凉水调敷，1日2~3次。

2. 四黄膏^{（其他）}

〔**组成**〕黄连、大黄、黄柏、黄芩等。

〔**功效**〕清热解毒，清肿止痛。

〔**主治**〕用于痈肿红热疼痛。

〔**用法**〕外用。加凡士林均匀搅拌成20%软膏后涂抹适量，1日3次。

3. 酒渣鼻软膏^{（其他）}

〔**组成**〕轻粉、苦杏仁、樟脑、大枫子仁、核桃仁、蓖麻子仁、羊毛脂、凡士林。

〔**功效**〕清热活血，清肿止痛。

〔**主治**〕用于各型酒渣鼻。

〔**用法**〕外用。每次适量,外搽患处,1日3次。

四、单验方

艾儒棣(成都中医药大学附属医院)验方

(1)二味拔毒散。组成:雄黄、白矾、浓茶水。雄黄与白矾比例为1∶1,用浓茶水调敷。功效:解毒,杀虫,燥湿,止痒。

(2)清肺饮。组成:枇杷叶、黄芩、栀子、薏苡仁、漏芦。功效:疏风清热。主治肺胃热盛证酒渣鼻。

(3)楂曲平胃散。组成:生山楂、神曲、苍术、厚朴、陈皮、大枣、生姜、甘草。功效:清热除湿,杀虫止痒。主治脾胃湿热证酒渣鼻。

第四节 斑秃

斑秃是一种突然发生的局限性毛发缺失疾病,以特征性的圆形、卵圆形非瘢痕性斑块为特点,可自行缓解或加重,发生于任何年龄,主要累及青少年,无明显性别差异。其病因尚不完全清楚,目前普遍认为,斑秃是一种具有遗传素质和环境激发因素的自身免疫性疾病。斑秃在人群中的发病率为0.1%~0.2%,1.7%~2%的人群在一生中会经历斑秃。该病是临床上较为常见的损容性疾病,虽不致命、致残,但对患者的生活质量及精神心理造成了很大的影响。随着人们生活水平的提高及对美的向往,现今医学界对该病的研究也越来越受到重视。

斑秃中医称之为"油风",又名"鬼剃头"。

一、诊断要点

临床上,按照病情的发展状况可将斑秃分为活动期、静止期及恢复期。根据其形态及预后又可分为八型:单灶性斑秃、多灶性斑秃、网状斑秃、匐匍性斑秃、马蹄形斑秃、全秃、普秃以及弥漫性斑秃。

(一)症状

1. 临床表现　本病可发于任何年龄,以青壮年多见。首发可见于任何部位,但多见于头部。典型表现为突然出现的圆形或椭圆形、直径1~10cm、数目

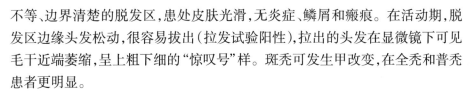

不等、边界清楚的脱发区,患处皮肤光滑,无炎症、鳞屑和瘢痕。在活动期,脱发区边缘头发松动,很容易拔出(拉发试验阳性),拉出的头发在显微镜下可见毛干近端萎缩,呈上粗下细的"惊叹号"样。斑秃可发生甲改变,在全秃和普秃患者更明显。

2. 自觉症状　一般无自觉症状,可在无意中被他人发现;少数病例在发病初期患处可有轻度疼痛、痒或其他异常感觉。

3. 其他　部分患者有家族史,病情呈慢性经过,可持续数月至数年;有自愈倾向,多数能再生,但也能复发,脱发越广泛,再发概率越大而再生概率越小。

（二）体征

主要包括脱发的部位、形状、数量、面积大小、病情分期、拉发试验、甲改变以及患处皮肤和新生毛发发质情况。

（三）辅助检查

本病根据临床表现不难做出诊断,可以做毛发镜的检测,必要时可进行以下辅助检查:免疫功能检测、头发微量元素检测、内分泌检测、头部皮肤微循环检测及病理检查等。

（四）鉴别诊断

主要与布罗克(Brocq)假斑秃、脱发性毛囊炎、梅毒性脱发、瘢痕性脱发、白癣、拔毛癣、头皮局限性皮肌炎、先天性秃发及雄激素性脱发等进行鉴别。

二、西医治疗要点

（一）一般治疗

一般治疗主要以去除可能的诱发因素,注意劳逸结合为主。帮助患者树立治疗信心,解除紧张情绪。向患者解释病程及预后,绝大多数斑秃可在6~12个月内自然痊愈。对秃发范围广或全秃、普秃患者,宜戴假发以减轻心理负担。

（二）西药治疗

1. 局部治疗

（1）糖皮质激素类药物:其外用方法有外涂和局部注射2种。外用糖皮质激素软膏已广泛用于治疗儿童斑秃或脱发面积<50%的成人斑秃,毛囊炎是其最常见的不良反应。

（2）米诺地尔:其外用浓度为2%~5%,主要用于局限性斑秃。其不良反应有多毛和局部刺激,停药后可自行缓解。

（3）地蒽酚：主要用于治疗病程长的成人或儿童斑秃患者，其不良反应包括毛囊炎、接触性皮炎、局部淋巴结肿大等。

（4）外用接触致敏剂：在斑秃皮损上使用致敏剂，从而诱发人工性接触性皮炎，后者可使局部毛发再生。其中二苯环丙烯酮可作为全秃的首选治疗方法，不良反应包括局部皮炎、继发性白癜风、色素改变。

2. 系统治疗

（1）糖皮质激素：主要包括口服和静脉给药。由于糖皮质激素治疗带来的不良反应较多，临床用药应谨慎，仅适用于一般治疗无效的全秃、普秃或进展迅速的斑秃。

（2）复方甘草酸苷：是一种双向的免疫调节剂，具有抗感染、调节免疫、抗变态反应、类固醇样作用。其不良反应较糖皮质激素类药物少。

（3）环孢素：口服可见毛发再生明显，外用无效。该药使用剂量过大时易产生肾脏毒性及神经毒性，故不适于斑秃的长期治疗。

（三）物理治疗

有 308 准分子激光、窄谱中波紫外线照射、光动力疗法及总阵激光、红光治疗、液氮冷冻等。

（四）其他疗法

如经多种方法治疗无效，可考虑毛发移植。

三、中成药应用

（一）基本病机

中医认为，本病的发生与肝、肾及气血有关。肝藏血，发为血之余；肾藏精，其华在发。因腠理不固，风邪乘虚而入，郁久化燥，或生风化热，或肝肾不足，精血亏损，或情志不遂，气滞血瘀等均可导致发失所养，毛发脱落。

（二）辨证分型使用中成药

斑秃常用中成药见表 36。

表 36 斑秃常用中成药一览表

证型	常用中成药
血热生风证	丹栀逍遥丸
气滞血瘀证	逍遥丸、血府逐瘀胶囊、丹参片
血虚风燥证	养血生发胶囊、润燥止痒胶囊、二至丸

续表

证型	常用中成药
气血两虚证	人参首乌胶囊、八珍益母丸、归脾丸
肝肾不足证	七宝美髯丸、斑秃丸、精乌胶囊

1. 血热生风证

〔**证候**〕**主症**:病情发展迅速,头发突然成片脱落,多数脱发前头皮忽觉烘热或瘙痒;**次症**:或伴有口干,心情烦躁,情绪不安,晚间失眠多梦,唇色鲜红;**舌脉**:舌红,苔薄,脉弦或数。

〔**治法**〕清热凉血,祛风生发。

〔**方药**〕凉血四物汤加减。

〔**中成药**〕丹栀逍遥丸^(药典)[由柴胡(酒制)、当归、白芍(酒炒)、栀子(炒焦)、牡丹皮、白术(土炒)、茯苓、甘草(蜜炙)、薄荷组成]。功能主治:疏肝解郁,清热调经。用于肝郁化火,胸胁胀痛,烦闷急躁,颊赤口干,食欲不振或有潮热,以及妇女月经先期,经行不畅,胸乳与少腹胀痛。用法用量:口服。一次 6~9g,1 日 2 次。

2. 气滞血瘀证

〔**证候**〕**主症**:病程较长,多数患者发病前有情绪抑郁或激动,毛发逐渐脱落;**次症**:常伴有胸闷,头皮发麻、甚至肿胀,或见面色晦暗,或女性月经失调。**舌脉**:舌红,有瘀点、瘀斑,脉涩滞或沉细。

〔**治法**〕活血化瘀,祛风通络。

〔**方药**〕通窍活血汤加减。

〔**中成药**〕(1)逍遥丸^(药典)(由柴胡、当归、白芍、炒白术、茯苓、炙甘草、薄荷组成)。功能主治:疏肝健脾,养血调经。用于肝郁脾虚所致的郁闷不舒、胸胁胀痛、头晕目眩、食欲减退、月经不调。用法用量:口服,水丸 1 次 6~9g,1 日 1~2 次;大蜜丸 1 次 1 丸,1 日 2 次。

(2)血府逐瘀胶囊^(药典)(由桃仁、红花、赤芍、川芎、炒枳壳、柴胡、桔梗、当归、地黄、牛膝、甘草组成)。功能主治:活血祛瘀,行气止痛。用于气滞血瘀所致的胸痹,头痛日久,痛如针刺而有定处,内热烦闷,心悸失眠,急躁易怒。用法用量:口服,1 次 6 粒,1 日 2 次。1 个月为 1 个疗程。

(3)丹参片^(医保目录)(主要成分为丹参)。功能主治:活血化瘀,清心除烦。用于冠心病引起的心绞痛及心神不宁。用法用量:口服,1 次 3~4 片,1 日 3 次。

3. 血虚风燥证

〔证候〕**主症**：病程缓慢，头屑较多，头皮瘙痒，头发细软；**次症**：或伴有头部烘热，失眠多梦；**舌脉**：舌质淡，苔薄白，脉缓无力或浮细。

〔治法〕养血润燥，祛风止痒。

〔方药〕当归饮子或四物消风散加减。

〔**中成药**〕(1)养血生发胶囊^(药典)（由熟地黄、制何首乌、当归、川芎、白芍、菟丝子、天麻、木瓜、羌活组成）。功能主治：养血祛风，益肾填精。用于血虚风盛、肾精不足所致的脱发，症见毛发松动或呈稀疏状脱落，毛发干燥或油腻、头皮瘙痒；斑秃、全秃、脂溢性脱发与病后、产后脱发见上述证候者。用法用量：口服，1次4粒，1日2次。

(2)润燥止痒胶囊^(医保目录)（由何首乌、制何首乌、生地黄、桑叶、苦参、红活麻组成）。功能主治：养血滋阴，祛风止痒，润肠通便。用于血虚风燥所致的皮肤瘙痒、痤疮、便秘。用法用量：口服，1次4粒，1日3次。2周为一疗程。

(3)二至丸^(药典)（由蒸女贞子、墨旱莲组成）。功能主治：补益肝肾，滋阴止血。用于肝肾阴虚，眩晕耳鸣，咽干鼻燥，腰膝酸痛，月经量多。用法用量：口服，1次9g，1日2次。

4. 气血两虚证

〔证候〕**主症**：女性产后或久病重病之后，头发呈斑块状脱落，逐渐加重，可互相融合，呈片状脱落，头皮松软光亮，轻拔即发落；**次症**：或伴有头昏目眩，心悸气短，倦怠乏力，心悸气短，多梦健忘，唇甲色白；**舌脉**：舌质淡，苔薄白，脉细弱。

〔治法〕益气补血，补虚生发。

〔方药〕八珍汤加减。

〔**中成药**〕(1)人参首乌胶囊^(药典)（由红参、制何首乌组成）。功能主治：益气养血。用于气血虚弱，须发早白，神经衰弱，健忘失眠，食欲不振，疲劳过度等。用法用量：口服，1次1~2粒，1日3次，饭前服用。

(2)八珍益母丸^(医保目录)（由益母草、党参、炒白术、茯苓、甘草、当归、酒白芍、川芎、熟地黄组成）。功能主治：益气养血，活血调经。用于气血两虚兼有血瘀所致的月经不调，症见月经周期错后，行经量少，精神不振，肢体乏力。用法用量：口服，1次6g，1日2次。

(3)归脾丸^(药典)（由党参、炒白术、炙黄芪、炙甘草、茯苓、制远志、炒酸枣仁、龙眼肉、当归、木香、大枣组成）。功能主治：益气健脾，养血安神。用于心脾两虚，气短心悸，失眠多梦，头昏头晕倦怠乏力，食欲不振，崩漏便血。用法用量:口服,1 次 8~10 丸,1 日 3 次。

5. 肝肾不足证

〔**证候**〕主症:脱发病程日久,或新生毛发发根不固,反复脱落,毛发干枯色黄或细软易断,或平素头发焦黄或花白,重者头发全部脱落,甚至毳毛、眉毛、睫毛、胡须、腋毛及阴毛均脱落,形成普秃;**次症**:或伴有面色不华,头昏目眩,腰膝酸软,耳鸣,失眠;**舌脉**:舌淡,苔薄,脉沉细。

〔**治法**〕补益肝肾,填精生发。

〔**方药**〕七宝美髯丹加减。

〔**中成药**〕(1) 七宝美髯丸^(药典)[由制何首乌、茯苓、酒牛膝、当归、酒枸杞子、炒菟丝子、补骨脂(黑芝麻炒)组成]。功能主治:滋补肝肾。用于肝肾不足,须发早白,遗精早泄,头眩耳鸣,腰膝酸软等。用法用量:淡盐汤或温开水送服,1 次 1 丸,1 日 2 次。

(2) 斑秃丸^(医保目录)(由生地黄、熟地黄、制何首乌、当归、丹参、炒白芍、五味子、羌活、木瓜组成)。功能主治:补益肝肾,养血生发。用于肝肾不足、血虚风盛所致的油风,症见毛发成片脱落,多伴有头晕失眠,目眩耳鸣,腰膝酸软;斑秃见上述证候者。用法用量:口服,1 次 5g(约 1/2 瓶盖),1 日 3 次。

(3) 精乌胶囊^(药典)(由制何首乌、制黄精、酒女贞子、墨旱莲组成)。功能主治:补肝肾,益精血。用于肝肾亏虚所致的失眠多梦,耳鸣健忘,头发脱落及须发早白。用法用量:口服,1 次 6g,1 日 2 次。

(三) 外治法

1. 六味防脱生发酊^(其他)

〔**组成**〕大黄、苦参、何首乌、当归、黄芪、薄荷。

〔**功效**〕养血活血,祛风生发。

〔**主治**〕对于气血失和、化燥生风引起的头屑增多、瘙痒症有一定的缓解作用。

〔**用法**〕①外洗法:洗头后取本品 20ml,稀释后直接淋在头皮及发部,并轻轻拍打 2~3 分钟后擦干,不再冲洗,2~3 日 1 次。②外擦法:先用热毛巾将局部擦洗干净,然后将药液轻轻涂于患处,最后用手指在涂药液处轻轻叩击5~10 分钟,1 日 1~2 次。

〔**注意事项**〕①对乙醇过敏者禁用;②忌烟酒及辛辣物。

2. 参归生发酊^(其他)

〔**组成**〕人参、当归、冬虫夏草、骨碎补、丹参、红花、侧柏叶、丁香、何首乌。

〔**功效**〕养血活血,固表祛风。

〔**主治**〕用于脂溢性皮炎脱发、斑秃、普秃。

〔**用法**〕外用。涂搽脱发处,1 次 3~6ml,1 日 3 次。久置后若有少量沉淀,可摇匀使用。

3. 生发搽剂^(药典)

〔**组成**〕闹羊花、补骨脂、生姜。

〔**功效**〕温经通脉。

〔**主治**〕用于经络阻隔、气血不畅所致的油风,症见头部毛发成片脱落,头皮光亮,无痛痒;斑秃见上述证候者。

〔**用法**〕外用。涂擦患处,1 日 2~3 次。

〔**注意事项**〕①局部皮肤破损处禁用;②切忌口服及入眼;③发生过敏反应立即停用;④不可大剂量或长期使用。

4. 维药头发油^(其他)

〔**组成**〕大青叶、黑种草子、余甘子、沙枣树胶等。

〔**功效**〕温暖头皮、生发、止痒、止屑、护发。

〔**主治**〕用于头痒、头屑增多、脱发。

〔**用法**〕外用。用药前将生姜汁涂擦脱发部位,至使头皮发红为止,再涂擦头发油至头皮吸收,1 日数次。

〔**注意事项**〕①本品为外用药,禁止内服。②用毕洗手,切勿接触眼睛、口腔等黏膜处。皮肤破溃处禁用。③忌辛辣、生冷、油腻食物。④避免情志不畅、思虑过度、烦劳过度。⑤儿童、孕妇、哺乳期妇女及年老体弱者应在医师指导下使用。⑥用药后皮肤过敏者应停止使用,症状严重者应去医院就诊。

5. 复方斯亚旦生发酊^(其他)

〔**组成**〕黑种草子、石榴籽、桃仁等。

〔**功效**〕育发,润发,固发。

〔**主治**〕用于秃发、斑秃、脂溢性脱发及其他不明原因的脱发。

〔**用法**〕外用。用前清洁患部,按摩 2~3 分钟,喷涂适量,1 日 3 次。

〔**注意事项**〕①本品为外用药,禁止内服。②用毕洗手,切勿接触眼睛、口腔等黏膜处。皮肤破溃处禁用。③忌辛辣、生冷、油腻食物。④避免情志不畅、思虑过度、烦劳过度。⑤儿童、孕妇、哺乳期妇女及年老体弱者应在医师指导下使用。⑥用药后皮肤过敏者应停止使用,症状严重者应去医院就诊。⑦用药 4 周症状无缓解,应去医院就诊。⑧对本品及乙醇过敏者禁用,过敏体质者慎用。⑨本品性状发生改变时禁止使用。⑩儿童必须在成人监护下使用。⑪请将本品放在儿童不能接触到的地方。⑫如正在使用其他药品,使用本品前请咨询医师或药师。

四、单验方

1. 沈家骥(云南省中医中药研究院)验方——斑秃基本方　组成:红参 10g,黄芪15g,鹿角胶10g,女贞子15g,墨旱莲10g,侧柏叶10g,羌活10g,升麻 10g,刺蒺藜10g,枸杞子15g,大枣15g,天麻10g,桑椹10g,当归10g,首乌15g, 黑芝麻15g,甘草10g。功效:调补肝肾,佐以益气养血,活血祛风。用于斑秃 肝肾不足证。

2. 程益春(山东省中医院)验方——桑柏汤　组成:桑叶12g,侧柏叶 30g,生地黄15g,牡丹皮9g,当归9g,川芎9g,枸杞子12g,制首乌15g,金银花 30g,大青叶12g,土茯苓30g。功效:调血祛风,化湿解毒。用于斑秃。

3. 桑树皮。用法:将桑树皮200g加1 000ml水,熬成500ml浓药汤,用药 液来涂抹头皮,最后用清水冲洗干净,不久掉发的地方就会长出新的头发。

4. 老姜。用法:将老姜数片浸入高粱酒内2~3日,即以姜常擦患处,可刺 激患处早生毛发。

5. 鲜侧柏叶。用法:将鲜侧柏叶32g放入100ml的75%乙醇中浸泡7日 备用。用时用棉花球蘸药液少许,局部擦拭,每日3次,坚持使用。一般2~3 个月可获疗效。

第五节　雄激素性脱发

雄激素性脱发是一种雄激素依赖的遗传性疾病,是临床最常见的脱发类 型,表现为头发密度进行性减少。男性的雄激素性脱发又叫男性型脱发,女性 的雄激素性脱发又叫女性型脱发。

本病属于中医学"蛀发癣""虫蛀脱发"等范畴。

一、诊断要点

本病可有家族史,根据典型临床表现即可作出诊断。

(一) 症状

男性型脱发主要见于20~30岁男性,从前额两侧开始头发密度下降,头发 纤细、稀疏,逐渐向头顶延伸,额部发际向后退缩,前额变高,前额发际线呈 M

形。或从头顶部头发开始脱落。也有头顶部和前额同时脱落。脱发渐进性发展,额部与头顶部脱发可互相融合,严重时仅枕部及两颞残留头发。脱发区皮肤光滑,可见纤细的毳毛,皮肤无萎缩。可伴有头皮油脂分泌增加。一般无自觉症状。

女性型脱发一般较轻,多表现为头顶部头发逐渐稀疏,一般不累及颞额部。顶部脱发呈弥漫性,如"圣诞树"样。脱发的进程一般缓慢,程度因人而异,但极少发生顶部全秃。

（二）体征

包括皮损的分布、边界、类型、形状、面积等。

（三）辅助检查

常用的辅助检查包括全头照相、拉发试验和毛发镜检查等。年轻女性患者可进行性激素检查和卵巢超声检查,以排除多囊卵巢综合征,有弥漫性脱发时,可进行铁蛋白和甲状腺刺激激素等检查,以排除因贫血和甲状腺功能异常导致的脱发。

（四）鉴别诊断

本病应注意与其他原因引起的继发性脱发鉴别,如营养不良、药物、内分泌疾病及缺铁性贫血等。

二、西医治疗要点

（一）西药治疗

1. 系统治疗　非那雄胺是一种选择性 II 型 5α- 还原酶抑制剂,能抑制睾酮向二氢睾酮转化,降低血清和头皮中二氢睾酮的水平,是美国 FDA 批准的唯一一种用于治疗男性型脱发的口服药物。疗程需要 1 年以上。伴有高雄激素血症的女性型脱发患者以抗雄激素治疗为主,如口服醋酸环丙孕酮、螺内酯。

2. 局部治疗　米诺地尔是美国 FDA 批准的唯一一种用于治疗雄激素性脱发的外用药物,男性和女性均可应用。

（二）毛发移植

是治疗严重的雄激素性脱发的另一种选择。

三、中成药应用

（一）基本病机

本病主要由血热偏盛,导致风燥,进而耗伤阴血,阴血不能上潮巅顶,濡养毛根,毛根干涸,故发焦脱落;或者因脾胃湿热,脾虚运化无力,加之嗜食肥甘饮食,更能伤胃损脾,致使湿热上蒸巅顶,侵蚀发根,头发则出现黏腻而脱。

(二)辨证分型使用中成药

雄激素性脱发常用中成药见表37。

表37 雄激素性脱发常用中成药一览表

证型	常用中成药
脾胃湿热证	除脂生发片、荣发胶囊
阴虚血热运证	养血生发胶囊、荣发胶囊

1. 脾胃湿热证

〔证候〕**主症**:平素喜食肥甘厚味,头发潮湿,状如油擦,甚则数根头发彼此粘连在一起;**次症**:鳞屑油腻,呈橘黄色,粘着头皮,头皮瘙痒;**舌脉**:舌质红,苔黄腻,脉细数。

〔治法〕健脾祛湿,和营生发。

〔方药〕萆薢渗湿汤。

〔中成药〕(1)除脂生发片[医保目录](由当归、牡丹皮、川芎、白鲜皮、蝉蜕、地黄、苦参、地肤子、防风、制何首乌、荆芥、麸炒僵蚕、蜈蚣组成)。功能主治:滋阴,养血,祛风,活络,止痒,除油脂。用于脂溢性脱发,头皮瘙痒,落屑,油脂分泌过多症。用法用量:口服。1次6~8片,1日3次。儿童酌减。

(2)荣发胶囊[药典](由熟地黄、制何首乌、地黄、山茱萸、墨旱莲、山药、侧柏叶、人参、党参、茯苓、牡丹皮、泽泻、知母、地骨皮、银柴胡组成)。功能主治:滋补肝肾,养阴清热,益气养血。用于肝肾不足,气血亏虚,血热风燥引起的干性脂溢性脱发及斑秃。用法用量:口服,1次3~5粒,1日3次。

2. 阴虚血热证

〔证候〕**主症**:头发干燥,略有焦黄稀疏脱落,抓之则有白屑叠起;**次症**:或自觉头部瘙痒,有时烘热;**舌脉**:舌质红,苔薄黄,脉细数。

〔治法〕凉血消风,润燥生发。

〔方药〕凉血消风散。

〔中成药〕(1)养血生发胶囊[药典](由熟地黄、制何首乌、当归、川芎、白芍、菟丝子、天麻、木瓜、羌活组成)。功能主治:养血祛风,益肾填精。用于血虚风盛,肾精不足所致的脱发,症见毛发松动或呈稀疏状脱落、毛发干燥或油腻、头皮瘙痒;斑秃、全秃、脂溢性脱发与病后、产后脱发见上述证候者。用法用量:

口服。1次4粒,1日2次。

（2）荣发胶囊^(药典)（由熟地黄、制何首乌、地黄、山茱萸、墨旱莲、山药、侧柏叶、人参、党参、茯苓、牡丹皮、泽泻、知母、地骨皮、银柴胡组成）。功能主治:滋补肝肾,养阴清热,益气养血。用于肝肾不足,气血亏虚,血热风燥引起的干性脂溢性脱发及斑秃。用法用量:口服,1次3~5粒,1日3次。

（三）外治法

生发搽剂^(药典)

〔**组成**〕闹羊花、补骨脂、生姜。

〔**功效**〕温经通脉。

〔**主治**〕用于经络阻隔、气血不畅所致的油风,症见头部毛发成片脱落、头皮光亮、无痛痒;斑秃见上述证候者。

〔**用法**〕外用。涂擦患处,1日2~3次。

〔**注意事项**〕①局部皮肤破损处不宜使用;②切忌口服及误入眼内;③发生过敏反应时应停用。

四、单验方

1. 黄如栋（湖南省医药学校）验方——萌发酊　组成:浮萍10g,青蒿5g,蔓荆子5g,桑叶5g,侧柏叶10g,墨旱莲10g,生何首乌20g。功效:凉血养血,清热祛湿,祛风止痒。主治脂溢性脱发。

2. 南国荣（河北医科大学第二医院）验方——四神生发液　组成:丹参、骨碎补、代赭石、血余炭等10余种中药。功效:养血生发,用于治疗脂溢性脱发。

3. 赵炳南（北京中医医院）验方——祛湿健发汤　组成:炒白术15g,泽泻10g,猪苓15g,萆薢15g,车前子10g,川芎10g,赤石脂12g,白鲜皮15g,桑椹10g,干生地12g,熟地黄12g,夜交藤15g。功效:健脾祛湿,乌须健发。

4. 王建湘（湖南省中医院）验方——滋阴生发汤　组成:蒲公英10g,苍术10g,白术10g,茯苓10g,制首乌15g,女贞子15g,墨旱莲15g,茵陈蒿10g,桑白皮10g,灵芝6g,山楂10g,枸杞子20g,藁本10g,甘草6g,大枣3枚。功效:健脾祛湿,滋阴生发。

5. 魏跃钢（江苏省中医院）验方——六味地黄丸加味　组成:生地黄15g,熟地黄15g,山药15g,山茱萸10g,泽泻10g,茯苓10g,墨旱莲15g,女贞子15g,首乌15g,丹参15g,炙甘草5g。功效:补益肝肾。用于雄激素性脱发之肝肾亏损证。

6. 取生木鳖片浸数日,入锅煮透取汤,将发剃去用汤洗。洗后预备取蜈蚣3条,浸菜油内三四日,以油搽头,至愈乃止。或取草乌切片,研粉,醋调,日涂3次,数日愈。(《外科全生集》)

7. 透骨草60g(鲜者加倍),加水2 000~2 500ml,煎煮20分钟后,待汤汁温度适宜时外洗头发,1日1次,连洗7日为1个疗程。

第十二章　色素性皮肤病

第一节　白癜风

白癜风是一种原发性的、局限性或泛发性的皮肤黏膜色素脱失症。皮损表现为边界清楚的,出现在皮肤、黏膜或毛发的乳白色斑片或白发。全世界白癜风的患病率为0.5%~4%,我国人群患病率为0.1%~2.7%,以青少年最为多见。本病易诊难治,虽多无明显的自觉症状,但影响美观,患者心理负担较重。

本病属于中医学"白癜""白驳风"等范畴。

一、诊断要点

根据皮损的临床表现可分为节段型、非节段型、混合型和未定类型,其中非节段型又可分为散发型、泛发型、面颈型、肢端型和黏膜型等亚型。其病期可分为进展期和稳定期。

(一)症状

1. 临床表现　任何年龄均可发病,无明显性别差异。本病可发于全身任何部位,但以暴露及摩擦损伤部位多见,掌跖、黏膜及视网膜亦可累及。病变皮损可孤立存在或对称分布,部分沿神经节段单侧分布,少数患者泛发全身。皮损表现为数目不等、大小不一、形状不定的色素脱失斑。

2. 自觉症状　大多数患者无任何自觉症状,极少数初发时局部可有轻度瘙痒或不适感,病情发展、皮损扩大后不再出现此症状。

3. 其他　病程慢性迁延,有时可自行好转或消退。在病程进展期可出现同形反应;稳定期皮损停止发展,边缘可出现色素增加。部分患者春末夏初病情发展加重,冬季缓解。

(二)体征

包括皮损的分布、边界、类型、面积等。

(三)辅助检查

伍德灯(Wood灯)、皮肤镜或皮肤CT可帮助确诊及鉴别诊断。血清自身抗体、免疫功能、甲状腺功能、补体检查排除合并其他内分泌和自身免疫性疾病,累及视网膜者可做眼底检查。

（四）鉴别诊断

本病应注意与贫血痣、无色素性痣、获得性色素减退症、炎症后色素减退、花斑癣、单纯糠疹、黏膜白斑及特发性滴状色素减少症等鉴别。

二、西医治疗要点

（一）一般治疗

白癜风是难治性疾病,疗程长,早期治疗效果较好。故应尽早积极治疗,长期坚持,最好采用综合疗法,且1个疗程至少3个月。进行期慎用刺激性药物,勿损伤皮肤防止同形反应,避免机械性摩擦,衣服宜宽大舒适;注意劳逸结合、心情舒畅、积极配合治疗;补充维生素B、维生素E、叶酸、钙、硒及抗氧化剂等可能有帮助。

（二）西医治疗

1. 激素治疗

（1）局部外用激素:适用于白斑累及面积<3%体表面积的进展期皮损。激素避免用于眼周。

（2）系统用激素:口服或肌内注射激素可以使进展期白癜风尽快趋于稳定。

2. 光化学疗法　补骨脂素是光敏物质,内服或外用后经长波紫外线（UVA）或日光照射可增加黑素细胞密度及酪氨酸酶活性,使黑素合成与转运增加。常用8-甲氧补骨脂素（8-MOP）或三甲基补骨脂素（TMP）。

3. 光疗

（1）局部光疗:可使用NB-UVB,根据不同部位选取不同的初始治疗剂量;或308nm单频准分子激光,是目前治疗白癜风疗效最佳、不良反应最少的光疗方法。

（2）全身NB-UVB治疗:用于皮损散发或泛发全身的非节段型或混合型白癜风。

（3）光疗联合治疗:光疗联合疗法效果优于单一疗法。

4. 移植治疗　适用于稳定期白癜风患者（稳定6个月以上）,尤其适用于节段型白癜风患者。

5. 钙调神经磷酸酶抑制剂　包括他克莫司软膏及吡美莫司乳膏,治疗应持续3~6个月,间歇应用可更长。

6. 其他疗法 如维生素 D₃ 衍生物、脱色疗法、遮盖疗法及基因治疗等。

三、中成药应用

(一) 基本病机

中医认为本病总由气血失和、脉络瘀阻所致,发病总由外感六淫、内伤七情、脏腑功能失调所致。初起多为风邪外袭,气血不和;情志内伤,肝郁气滞;故白斑发展迅速。日久常有脾胃虚弱、肝肾不足、经络瘀阻,故白斑色淡或边有色素沉着。

(二) 辨证分型使用中成药

白癜风常用中成药见表 38。

表 38 白癜风常用中成药一览表

证型	常用中成药
气血不和证	浮萍丸、白驳丸、桃红清血丸
肝郁气滞证	白癜风胶囊(丸)、逍遥丸、柴胡舒肝丸
脾胃虚弱证	人参健脾丸、参苓白术丸、十一味参芪片
经络瘀阻证	白灵片、驱白巴布斯片、复方驱虫斑鸠菊丸
肝肾不足证	白蚀丸、乌龙散、丹芪和血片

1. 气血不和证

〔**证候**〕主症:皮肤白斑呈乳白或粉红色,境界欠清,多见于面部及暴露部位,发病急、发展较快;次症:或伴有瘙痒或灼热或疼痛;舌脉:舌淡红,苔白或薄黄,脉弦或浮数。

〔**治法**〕疏风通络,调和气血。

〔**方药**〕四物消风饮或加减。

〔**中成药**〕(1) 浮萍丸^(专家共识)(由紫背浮萍组成)。功能主治:祛风解毒。用于风邪侵袭皮肤,气血失和所致白驳风,初起自面及颈项出现白色斑点,并不痛痒,甚则延及遍身者。用法用量:口服,1 次 1 丸,1 日 2 次。

(2) 白驳丸^(其他)(由栀炒蒺藜、防风、首乌藤、鸡血藤、当归、红花、赤芍、盐补骨脂、黑豆、陈皮组成)。功能主治:养血活血,通经络,祛白斑。用于白癜风。用法用量:口服,1 次 6g,1 日 2 次。

(3) 桃红清血丸^(其他)(由炒蒺藜、紫草、降香、拳参、白薇、炒桃仁、红花、制何首乌、甘草、炒苍术、龙胆、白药子、海螵蛸组成)。功能主治:调和气血,化瘀消斑。用于气血不和、经络瘀滞所致的白癜风。用法用量：口服，1 次 2.5g(15 丸)，1 日 2 次。

2. 肝郁气滞证

〔**证候**〕**主症**：皮肤白斑大小常随情绪的波动而加重；**次症**：或伴有情志抑郁、喜叹息或心烦易怒，胸胁或少腹胀闷窜痛，妇女或有乳房胀痛、痛经、月经不调；**舌脉**：舌淡红，苔薄白，脉弦。

〔**治法**〕疏肝解郁，行气活血。

〔**方药**〕柴胡疏肝散加减。

〔**中成药**〕(1) 白癜风胶囊(丸)(其他)(由补骨脂、黄芪、红花、川芎、当归、香附、桃仁、丹参、乌梢蛇、紫草、白鲜皮、山药、干姜、龙胆、蒺藜组成)。功能主治：益气行滞，祛风解毒。用于经络阻隔、气血不畅所致的白癜风。用法用量：胶囊剂口服，1 次 3~4 粒，1 日 2 次；丸剂口服，1 次 6 丸，1 日 2 次。或遵医嘱。

(2) 逍遥丸^(药典)(由柴胡、当归、白芍、炒白术、茯苓、炙甘草、薄荷组成)。功能主治：疏肝健脾，养血调经。用于肝郁脾虚所致的郁闷不舒、胸胁胀痛、头晕目眩、食欲减退、月经不调。用法用量：口服，水丸 1 次 6~9g，1 日 1~2 次；大蜜丸 1 次 1 丸，1 日 2 次。

(3) 柴胡舒肝丸^(药典)(由柴胡、炒青皮、防风、木香、乌药、姜半夏、紫苏梗、炒山楂、炒槟榔、炒六神曲、酒炒大黄、当归、醋三棱、制莪术、黄芩、薄荷、茯苓、炒枳壳、豆蔻、酒炒白芍、甘草、醋香附、陈皮、桔梗、姜厚朴组成)。功能主治：疏肝理气，消胀止痛。用于肝气不舒，胸胁痞闷，食滞不清，呕吐酸水等。用法用量：口服，1 次 1 丸，1 日 2 次。

3. 脾胃虚弱证

〔**证候**〕**主症**：皮肤白斑晦暗，境界欠清；**次症**：或伴有神疲乏力，面黄，纳呆，口淡无味，腹胀，腹泻或便溏；**舌脉**：舌淡，少苔，脉细。

〔**治法**〕健脾益气，和胃消斑。

〔**方药**〕人参健脾丸加减。

〔**中成药**〕(1) 人参健脾丸^(专家共识)(由人参、炒白术、茯苓、山药、陈皮、木香、砂仁、炙黄芪、当归、炒酸枣仁、制远志组成)。功能主治：健脾益气，和胃止泻。用于脾胃虚弱所致的饮食不化、脘闷嘈杂、恶心呕吐、腹痛便溏、不思饮食、体弱倦怠。用法用量：口服，1 次 12g，1 日 2 次。

(2) 参苓白术丸^(药典)(由人参、茯苓、炒白术、山药、炒白扁豆、莲子、炒薏苡仁、砂仁、桔梗、甘草组成)。功能主治：补脾胃，益肺气。用于脾胃虚弱，食少便溏，气短咳嗽，肢倦乏力。用法用量：口服，1 次 6g，1 日 3 次。

（3）十一味参芪片^(医保目录)（由人参、黄芪、天麻、当归、熟地黄、泽泻、决明子、菟丝子、鹿角、枸杞子、细辛组成）。功能主治：补气养血，健脾益肾。用于脾气虚所致的体弱、四肢无力。用法用量：口服，1次4片，1日3次。

4. 经络瘀阻证

〔**证候**〕**主症**：皮肤白斑边界清楚，常有白斑边缘色素加深，部位固定；**次症**：或伴有面色发暗，唇甲青紫；**舌脉**：舌质紫暗或有瘀斑，舌下静脉迂曲，苔薄，脉弦涩或细涩。

〔**治法**〕理气活血，祛风通络。

〔**方药**〕通窍活血汤加减。

〔**中成药**〕（1）白灵片^(专家共识)（由当归、三七、红花、牡丹皮、桃仁、防风、苍术、白芷、马齿苋、赤芍、黄芪组成）。功能主治：活血化瘀，祛风通络。用于经络阻隔、气血不和所致的白癜风，症见白斑散在不对称、边界较清楚、皮色苍白。用法用量：口服，1次4片，1日3次。儿童酌减。

（2）驱白巴布斯片^(专家共识)（由补骨脂、驱虫斑鸠菊、高良姜、盒果藤、白花丹组成）。功能主治：通脉，理血。用于白癜风（白热斯）经络瘀阻证。用法用量：口服，1次3~5片，1日3次。

（3）复方驱虫斑鸠菊丸^(专家共识)（由驱虫斑鸠菊、阿纳其根、干姜、盒果藤根组成）。功能主治：熟化和清除异常黏液质，温肤着色；舒经活络，活血化瘀，祛风除湿，促进黑色素的合成，恢复白斑处的皮肤颜色。适用于白癜风。用法用量：口服，1次4~6g，1日3次。

5. 肝肾不足证

〔**证候**〕**主症**：皮肤白斑日久，色瓷白或乳白，形状不规则，边界清楚，白斑内毛发多有变白；**次症**：或伴有失眠多梦，头晕目眩，腰膝酸软；**舌脉**：舌质红，少苔，脉细或沉细数。

〔**治法**〕滋补肝肾，养血活血。

〔**方药**〕左归丸合二至丸加减。

〔**中成药**〕（1）白蚀丸^(专家共识)（由紫草、灵芝、降香、盐补骨脂、丹参、红花、制何首乌、海螵蛸、牡丹皮、黄药子、泡苍术、甘草、蒺藜、龙胆组成）。功能主治：补益肝肾，活血祛瘀，养血祛风。适用于白癜风肝肾不足、血虚风盛证等。用法用量：口服，1次2.5g（约20丸），10岁以下小儿服量减半，1日3次。

（2）乌龙散^(其他)（由黄芪、当归、赤芍、川芎、蒺藜、苍术、红花、地龙、桃仁、柴胡、桂枝、紫草、白薇、重楼、龙胆、降香、墨旱莲、何首乌、海螵蛸、白药子、甘草组成）。功能主治：调和营卫，活血祛风，健脾益肾。用于营卫失调、瘀血阻络、脾肾不足所致的白癜风。用法用量:温水冲服,1次1袋,1日2次。

（3）丹芪和血片^(其他)(由补骨脂、制何首乌、麦冬、党参、黄芪、炒白术、茯苓、炒苍术、重楼、香附、丹参、防风、墨旱莲、紫草、炒蒺藜、甘草组成)。功能主治:调和气血,滋补肝肾。适用于气血不足、肝肾亏虚所致的白癜风。用法用量:口服,1次5片,1日2~3次。儿童酌减。

（三）外治法

1. 复方卡力孜然酊^(专家共识)

〔**组成**〕驱虫斑鸠菊、补骨脂、何首乌、当归、防风、蛇床子、白鲜皮、乌梅、白芥子、丁香等。

〔**功效**〕活血温肤,清除沉着于局部的未成熟异常黏液质。

〔**主治**〕用于白热斯(白癜风)。

〔**用法**〕外用。1日3次,每次涂药后要求继续揉搓至白斑发红为止,擦药30分钟后可行局部日光照射15~30分钟。

〔**注意事项**〕①将患处揉搓后涂药,涂药后务必继续揉搓至白斑发红为止;②本品为外用制剂,禁止口服,勿用于皮肤破损处及正常皮肤上;③用药后若出现水肿性红斑、水疱等症状时,应停药,待症状消退后继续用药;④过敏体质者慎用;⑤避免长时间日光暴晒。

2. 外搽白灵酊^(专家共识)

〔**组成**〕当归尾、苏木、夹竹桃、白芷、白矾、马齿苋、红花、没药等。

〔**功效**〕活血化瘀,增加光敏作用。

〔**主治**〕用于白癜风。

〔**用法**〕外用。用药物涂擦患处,1日3次,3个月为1个疗程,同时服用白灵片。

〔**注意事项**〕①对外搽白灵酊过敏者禁用,过敏体质者慎用,涂布部位如有明显灼烧感或瘙痒、局部红肿等情况,应停止用药,洗净,必要时向医师咨询;②孕妇慎用;③儿童用药需在家长监督下进行。

3. 补骨脂酊^(其他)

〔**组成**〕补骨脂。

〔**功效**〕调气和血,活血通络,润肤止痒,生发。

〔**主治**〕用于脱发及白癜风。

〔**用法**〕外用。用棉球蘸药涂于患处,并摩擦5~15分钟。

〔**注意事项**〕本品仅供外用,切忌入口。

4. 祛白酊^(其他)

〔**组成**〕人参、黄芪、制首乌、生地黄、女贞子、白鲜皮、地枫皮、千年健。

〔**功效**〕祛风通络,调和气血。

〔**主治**〕用于气血失和、风邪袭表所致的白癜风。

〔**用法**〕外用。涂擦患处,1日2次。擦药半小时后进行日光照射,每日累积日晒2小时,3个月为一疗程。

〔**注意事项**〕①本品为外用药,禁止内服;②乙醇过敏、皮肤破损者慎用。

四、单验方

1. 王莒生(北京中医医院)验方——滋补肝肾方 组成:生黄芪、女贞子、鸡血藤、白蒺藜、补骨脂、黑芝麻、何首乌、熟地黄、生地黄、茯苓、炒白术、赤芍、白芍、川芎、当归、白芷、防风、甘草等。功效:滋补肝肾,调和气血,祛风通络。用于白癜风。

2. 白芷。用法:将白芷100g研为粗末,加入70%乙醇500ml,浸泡10日,过滤,加入氮酮50ml备用。用棉签涂药液于患部,每日2次,涂药后适度日晒患部。个别顽固病例,另取白芷6g研末,1日分2次冲服。用于白癜风。

第二节 黄褐斑

黄褐斑是一种面部获得性色素增加性皮肤病,多发生于频繁暴露于紫外线下肤色较深的女性面部,皮疹常对称分布,发展缓慢,可持续多年。黄褐斑在部分地区人群自然患病率达9.7%,成年女性与男性之比约为9∶1,成年女性中患病率更可高达28.2%,尤其在育龄组女性患者较多。黄褐斑虽无明显不适,但有碍美观,给患者情绪、心理方面带来负面影响,严重者可影响工作与生活。

本病属于中医学"黧黑斑""肝斑"等范畴。

一、诊断要点

黄褐斑按皮损发生的部位可分为4型:蝶形型、面上部型、面下部型、泛发型;按病因可分为特发型和继发型;根据伍德灯下色素深浅可将其分为表皮型、真皮型、混合型及不确定型4型。

（一）症状

1. 临床表现　好发于青中年女性，男性也可发生。皮损常对称发生于颜面，尤以两颊、鼻、唇及颏处多见；皮损为黄褐色或深褐色斑片，大小不一、边缘清楚，形状各异，孤立散在或融合成片，受紫外线照晒后颜色加深，常在春夏季加重，秋冬季减轻。

2. 自觉症状　无明显自觉症状。

3. 其他　病程不定，病情呈慢性经过，可持续数月或数年。

（二）体征

包括皮损的易发部位、分布、边界、类型、颜色、面积等。

（三）辅助检查

Wood 灯及玻片压诊色斑可见到几种不同变化以进行分类；皮肤共聚焦显微镜检查有助于选择不同的治疗方案；皮肤镜检查可帮助判断有无患处的血管改变。

黄褐斑一般无需辅助检查。组织学检查黄褐斑损害处，可见黑素细胞的黑素形成活跃，表现为基底细胞层内黑素小体增多，但黑素细胞的数目并无改变；真皮上部有较多的噬色素细胞及游离色素颗粒，有时可见血管周围少数淋巴细胞浸润。

（四）鉴别诊断

本病应注意与雀斑、雀斑样痣、颧部褐青色痣、里尔黑变病、肾上腺皮质功能减退症（Addison 病）、西瓦特（Civatte）皮肤异色病、太田痣、色素性化妆品皮炎、光化性扁平苔藓等鉴别。

二、西医治疗要点

（一）一般治疗

黄褐斑病因比较复杂，应尽可能寻找可能的病因并分别给予处理。防晒是防治黄褐斑必不可少的措施，应用广谱（UVA 和 UVB）遮光剂可改善病情，同时还应注意皮肤保湿和屏障功能的修复。治疗伴随的相关慢性疾病。妊娠期间适当补充富含维生素 C 与维生素 E 的食物。注意保持乐观的情绪。

（二）西药治疗

1. 局部药物治疗

（1）氢醌及其糖苷衍生物：被认为是黄褐斑的一线治疗药物。常用浓度是 2%~5%，浓度越高脱色效果越强，但皮肤刺激也越大。

（2）壬二酸：临床上常用 15%~20% 的乳膏。个别患者会在外用部位发生轻度接触性皮炎。

（3）果酸化学剥脱术：果酸是治疗黄褐斑一个有效的辅助方法，其浓度<35%。此方法具有一定的皮肤刺激性，可导致炎症后色素沉着，尤其是深肤色的患者应慎重。

（4）其他：外用左旋维 C、熊果苷、曲酸、水杨酸、乙醇酸、谷胱甘肽、木质素过氧化物酶、氨甲环酸等均能抑制表皮黑素合成，均可作为外用制剂。

2. 全身药物治疗

（1）维生素 C 和维生素 E：维生素 C 能阻止多巴氧化为多巴醌，抑制黑素合成，维生素 E 具有较强的抗脂质过氧化作用，两者联合应用疗效更强。

（2）谷胱甘肽：谷胱甘肽常与维生素 C 联用，均可口服或静脉注射。

（3）氨甲环酸：可竞争性结合酪氨酸酶的底物结合位点，从而抑制黑素合成，还具有抑制血管形成、减轻红斑的作用。

（三）物理治疗

Q 开关激光、点阵激光、强脉冲光治疗及化学剥脱术、超声 / 射频导入等。

三、中成药应用

（一）基本病机

一般认为本病与肝、脾、肾功能失调有密切关系，认为气滞血瘀、气血不足不能上荣于面是其发病的重要环节。所以中医的治疗大多数从肝、脾、肾三脏及冲任二脉、血瘀等进行辨证治疗。

（二）辨证分型使用中成药

黄褐斑常用中成药见表 39。

表 39　黄褐斑常用中成药一览表

证型	常用中成药
肝郁气滞证	舒肝颗粒、红花逍遥颗粒
脾失健运证	人参健脾丸、参苓白术丸、健脾疏肝丸
肝肾不足证	六味地黄丸、知柏地黄丸、金匮肾气丸
气滞血瘀证	化瘀祛斑胶囊、大黄蟅虫丸、桂枝茯苓丸、气血和胶囊

1. 肝郁气滞证

〔证候〕主症：面部皮肤多呈深褐色，弥漫分布，平素心情抑郁或急躁，皮损程度与情志变化有关，经前皮损颜色加深；次症：或伴有胸胁乳房胀痛，口苦咽干,或面部烘热,烦躁易怒,月经不调;**舌脉:**舌质红苔黄,脉弦或弦细。

〔**治法**〕疏肝理气,活血消斑。

〔**方药**〕逍遥散加减。

〔**中成药**〕(1)舒肝颗粒^(医保目录)(由柴胡、当归、白芍、香附、白术、茯苓、牡丹皮、栀子、甘草、薄荷组成)。功能主治:疏肝理气,散郁调经。用于肝气不舒的两胁疼痛,胸腹胀闷,月经不调,头痛目眩,心烦意乱,口苦咽干,以及肝郁气滞所致的面部鼾黑斑(黄褐斑)。用法用量:口服,1 次 1 袋(3g),1 日 2 次,用温开水或姜汤送服。

(2)红花逍遥颗粒^(医保目录)(由当归、白芍、白术、茯苓、红花、皂角刺、竹叶、柴胡、薄荷、甘草组成)。功能主治:疏肝理气活血。用于肝气不舒所致的胸胁胀痛、头晕目眩、食欲减退、月经不调、乳房胀痛或伴见颜面黄褐斑等。用法用量:口服,1 次 2~4 粒,1 日 3 次。

2. 脾失健运证

〔**证候**〕**主症:**斑片灰褐,状如尘土附着,边界不清,见于鼻翼、前额、口周,面色萎黄;**次症:**或伴有倦怠乏力,纳差腹胀,大便稀薄,或痰涎较多,胸膈痞闷,或恶心呕吐,或月经后期,经色浅淡,带下轻薄;**舌脉:**舌淡胖,有齿痕,苔白而腻,脉濡细或弱。

〔**治法**〕健脾益气,祛湿消斑。

〔**方药**〕参苓白术散合补中益气汤加减。

〔**中成药**〕(1)人参健脾丸^(专家共识)(由人参、炒白术、茯苓、山药、陈皮、木香、砂仁、炙黄芪、当归、炒酸枣仁、制远志组成)。功能主治:健脾益气,和胃止泻。用于脾胃虚弱所致的饮食不化、脘闷嘈杂、恶心呕吐、腹痛便溏、不思饮食、体弱倦怠。用法用量:口服,1 次 12g,1 日 2 次。

(2)参苓白术丸^(专家共识)(由人参、茯苓、炒白术、山药、炒白扁豆、莲子、炒薏苡仁、砂仁、桔梗、甘草组成)。功能主治:补脾胃,益肺气。用于脾胃虚弱,食少便溏,气短咳嗽,肢倦乏力。用法用量:口服,1 次 6g,1 日 3 次。

(3)健脾疏肝丸^(专家共识)(由党参、山药、赤芍、郁金、苍术、薏苡仁、香橼、香附、当归、砂仁、陈皮组成)。功能主治:健脾和胃,疏肝理气。用于肝郁脾虚证,见胸胁胀满,纳呆脘闷,大便溏软,及轻、中度慢性肝炎见上述症状者。用法用量:口服,1 次 1~2 丸,1 日 2~3 次。

3. 肝肾不足证

〔**证候**〕**主症:**面部色斑黑褐,面色晦暗;**次症:**常有慢性疾病,或伴有腰膝酸软,头晕耳鸣,失眠健忘,烦热盗汗,手足心热,或伴有形寒肢冷,五更泄泻;

舌脉:舌淡或红,苔少,脉沉细。

〔**治法**〕补益肝肾,滋阴降火。

〔**方药**〕六味地黄丸合右归丸加减。

〔**中成药**〕(1)六味地黄丸^(药典)[由熟地黄、山茱萸(酒制)、牡丹皮、山药、茯苓、泽泻组成]。功能主治:滋阴补肾。用于肾阴亏损,头晕耳鸣,腰膝酸软,骨蒸潮热,盗汗遗精,消渴。用法用量:口服。水蜜丸 1 次 6g,小蜜丸 1 次 9g,大蜜丸 1 次 1 丸,1 日 2 次。

(2)知柏地黄丸^(专家共识)(由熟地黄、制山茱萸、山药、牡丹皮、茯苓、泽泻、知母、黄柏组成)。功能主治:滋阴降火。适用于阴虚火旺,潮热盗汗,口干咽痛,耳鸣遗精,小便短赤。用法用量:口服,水蜜丸 1 次 6g,蜜丸 1 次 9g,1 日 2 次;浓缩丸 1 次 8 丸,1 日 3 次。

(3)金匮肾气丸^(药典)(由地黄、山药、酒制山茱萸、茯苓、牡丹皮、泽泻、桂枝、制附子、牛膝、盐车前子组成)。功能主治:温补肾阳,行气化水。用于肾虚水肿,腰膝酸软,小便不利,畏寒肢冷。用法用量:口服。水蜜丸 1 次 4~5g(20~25 粒),大蜜丸 1 次 1 丸,1 日 2 次。

4. 气滞血瘀证

〔**证候**〕**主症:**斑色灰褐或黑褐,面色晦暗;**次症:**或伴有口唇、舌体、指甲青紫发暗,胸胁胀痛,痛经,月经色紫暗或有血块;**舌脉:**舌质紫暗或有瘀斑,脉涩或弦。

〔**治法**〕理气活血,化瘀消斑。

〔**方药**〕血府逐瘀汤加减。

〔**中成药**〕(1)化瘀祛斑胶囊^(药典)(由柴胡、薄荷、黄芩、当归、红花、赤芍组成)。功能主治:疏风清热,活血化瘀。用于黄褐斑、酒渣鼻、粉刺属风热瘀阻者。用法用量:口服,1 次 5 粒,1 日 2 次。

(2)大黄䗪虫丸^(药典)[由熟大黄、土鳖虫(炒)、水蛭(制)、虻虫(去翅足,炒)、蛴螬(炒)、干漆(煅)、桃仁、苦杏仁(炒)、黄芩、地黄、白芍、甘草组成]。功能主治:活血破瘀,通经消癥。用于瘀血内停所致的癥瘕、闭经,症见腹部肿块、肌肤甲错、面色暗黑、潮热羸瘦、经闭不行。用法用量:口服,水蜜丸 1 次 3g,小蜜丸 1 次 3~6 丸,大蜜丸 1 次 1~2 丸,1 日 1~2 次。

(3)桂枝茯苓丸^(药典)(由桂枝、茯苓、牡丹皮、赤芍、桃仁组成)。功能主治:活血,化瘀,消癥。用于妇人瘀血阻络所致的癥块、闭经、痛经、产后恶露不尽;子宫肌瘤、慢性盆腔炎包块、痛经、子宫内膜异位症、卵巢囊肿见上述证候者。用法用量:口服,1 次 1 丸,1 日 1~2 次。

（4）气血和胶囊^(其他)（由当归、赤芍、川芎、桃仁、红花、桔梗、牛膝、枳壳、柴胡、香附、乌药、丹参、延胡索、升麻、甘草组成）。功能主治：疏肝理气，活血止痛。用于妇女月经过少，经期后错，行经不畅，经色暗红有血块，小腹或少腹疼痛，经前乳房胀痛，或伴有黄褐斑等面部色素沉着。用法用量：口服，1 次 4 粒，1 日 3 次。

（三）外治法

1. 丝白祛斑软膏^(其他)

〔**组成**〕血竭、三七、珍珠粉、杏仁、桃仁、牵牛子、白芷、制白附子、丝瓜络、当归、生薏苡仁、白僵蚕、白蔹、黄芩、川芎等。

〔**功效**〕活血化瘀，祛风消斑。

〔**主治**〕用于气血瘀滞、肌肤失养所致的黄褐斑。

〔**用法**〕外用。涂于面部及患处。1 日 2 次，配合按摩 3~5 分钟。

〔**注意事项**〕①外用药，禁止内服；②忌忧思恼怒，保证充足睡眠，避免日光暴晒；③涂用期间不宜同时使用化妆品和其他外用药；④伴有妇科、内科等疾病者，应去医院就诊；⑤青春期少女、更年期妇女应在医师指导下使用；⑥用药 2 周症状无缓解，应去医院就诊；⑦对本品过敏者禁用，过敏体质者慎用；⑧本品性状发生改变时禁止使用。

2. 斑克霜^(其他)

〔**组成**〕田七、川芎、桃红、黄芩、白芷、珍珠等。

〔**功效**〕活血化瘀，消滞祛风，增白润肤。并能阻挡和吸收紫外线，有防晒作用，同时具有抑制酪氨酸酶活性、减少黑素合成的功效。

〔**主治**〕用于黄褐斑。

〔**用法**〕外用。面部用温水洗净，擦干后涂搽。

〔**注意事项**〕①外用药，禁止内服。②忌忧思恼怒，保证充足睡眠，避免日光暴晒。伴有月经不调者，应调治月经。③涂用期间不宜同时使用化妆品和其他外用药。④伴有妇科、内科等疾病者，应去医院就诊。⑤青春期少女、更年期妇女应在医师指导下使用。⑥用药 2 周症状无缓解，应去医院就诊。⑦对本品过敏者禁用，过敏体质者慎用。⑧本品性状发生改变时禁止使用。

3. 参苓祛斑涂膜^(其他)

〔**组成**〕黄芪、人参、益母草、白芷、珍珠粉、茯苓、制白附子、柿叶、当归、桃仁、丹参。

〔**功效**〕养颜润肤，化瘀祛斑。对于气血不足、经脉违和所致的黄褐斑有辅助治疗的作用。

〔**主治**〕用于黄褐斑。

〔**用法**〕外用。清水洗面,热敷 5 分钟,将药液涂于患处,使成一薄层,敷着 30 分钟以上。轻轻顺着皮纹揭去药膜,再以清水洗面。隔日 1 次,15 次为一疗程。

〔**注意事项**〕①皮肤破损处禁用;②禁止内服,勿入眼鼻口内。

4. 养荣祛斑膏^(其他)

〔**组成**〕珍珠、柿叶。

〔**功效**〕消斑润肤。

〔**主治**〕用于面部黄褐斑、轻度雀斑、过敏性刺痒的辅助治疗。

〔**用法**〕外用。面部用温水洗净,擦干后涂搽,1 日 1~2 次。

〔**注意事项**〕①本品为外用药,禁止内服。②忌忧思恼怒,保证充足睡眠。伴有月经不调者,应调治月经。③涂用期间不宜同时使用化妆品和其他外用药。④伴有妇科、内科等疾病者,应去医院就诊。⑤避免日光暴晒,否则面部褐斑加重。⑥对本品过敏者禁用,过敏体质者慎用。

5. 参棘软膏^(其他)

〔**组成**〕人参茎叶总皂苷、沙棘油。

〔**功效**〕益气,活血。

〔**主治**〕用于改善气虚血瘀所致的黄褐斑,兼见倦怠乏力、面色少华。

〔**用法**〕外用。涂于患处,1 日 1~2 次。

〔**注意事项**〕①禁止内服;②忌忧思恼怒,保证充足睡眠,避免日光暴晒;③涂用期间不宜同时使用化妆品和其他外用药;④伴有妇科、内科等疾病者,应去医院就诊;⑤青春期少女、更年期妇女应在医师指导下使用;⑥涂用 2 周无明显效果应向专科医师咨询;⑦对本品过敏者禁用,过敏体质者慎用;⑧本品性状发生改变时禁止使用。

四、单验方

1. 张文高(山东中医药大学)验方——桃红柴附四物汤 组成:桃仁 12g,红花 12g,熟地 18g,当归 12g,白芍 12g,川芎 18g,柴胡 12g,香附 9g,益母草 15g,丹参 30g,玫瑰花 9g。功效:理气活血,养血调经。用于黄褐斑。

2. 杨鉴冰(陕西中医药大学附属医院)验方——凉血祛斑汤 组成:生地 12g,赤芍 15g,白芍 15g,白芷 10g,防风 10g,紫草 10g,桃仁 15g,黄精 10g,红花 20g,柴胡 9g,香附 10g,丹参 15g,木蝴蝶 9g,白鲜皮 15g,当归 15g。功效:养血疏肝,凉血化瘀,活血消斑。用于黄褐斑。

3. 玉容散方(《医宗金鉴》)　组成：白牵牛、团粉、白蔹、白细辛、甘松、白鸽粪、白及、白莲蕊、白芷、白术、白僵蚕、白茯苓各 30g，荆芥、独活、羌活各 15g，白附子、鹰条白、白扁豆各 30g，防风 15g、白丁香 30g。用法：共研细末。每用少许，放手心内，以水调浓，擦搓面上，良久，再以水洗面，早、晚各用一次。功效：消斑润肤。用于黄褐斑。

4. 密陀僧。用法：将密陀僧 20g 研为极细末，每晚取少许，用人乳调之敷于患处。用于黄褐斑。

5. 嫩柿树叶。用法：将柿树叶 50g 晒干研细末，与等量凡士林调匀。每日睡前搽于患处，早起洗去。连用半月至 1 个月。用于黄褐斑。

第十三章 遗传性皮肤病

> ## 鱼鳞病

鱼鳞病是一组以皮肤干燥粗糙,并伴有蛇皮状或鱼鳞状鳞屑为特征的角化障碍性遗传性皮肤病。本病多在儿童时发病,主要表现为四肢伸侧或躯干部皮肤干燥、粗糙,伴有菱形或多角形鳞屑,外观如鱼鳞状或蛇皮状。寒冷、干燥季节加重,温暖、潮湿季节缓解。易复发。多系遗传因素致表皮细胞增殖和分化异常,导致细胞增殖增加和(或)细胞脱落减少。

本病属于中医学"蛇身""蛇皮"病范畴。

一、诊断要点

根据遗传方式、形态学和组织学的不同,本病分为寻常性鱼鳞病、性连锁鱼鳞病、板层状鱼鳞病、先天性大疱性鱼鳞病样红皮病和先天性非大疱性鱼鳞病样红皮病 5 型。

(一)症状

1. 临床表现

(1)寻常性鱼鳞病:本型最常见,系常染色体显性遗传。幼年起病,皮损冬重夏轻。好发于四肢伸侧及背部,屈侧及褶皱处甚少累及。通常无自觉症状。典型皮损是淡褐色至深褐色菱形或多角形鳞屑,鳞屑中央固着,周边微翘起,如鱼鳞状。常伴有掌趾角化和毛周角化。轻者仅表现为冬季皮肤干燥,表面有细碎的糠秕样鳞屑。

(2)性连锁鱼鳞病:较少见,系性连锁隐性遗传。一般出生时和生后不久即发病,皮损可泛发或局限,面部两侧、颈、头皮受累最严重。躯干腹侧亦可累及。表现与寻常性鱼鳞病相似,但病情较重,皮肤干燥粗糙伴有黑棕色鳞屑,不随年龄而改善。一般无掌趾角化过度,可伴有角膜点状混浊、隐睾等。

(3)板层状鱼鳞病:系常染色体隐性遗传。生后即全身覆有一层广泛的火棉胶样膜,2 周后该膜脱落,代之棕灰色四方形鳞屑(板层状),遍及整个体表犹如铠甲，以肢体屈侧、皱褶部位和外阴为重。1/3 患者可有眼睑、唇外翻，面部皮肤外观紧绷，常伴掌跖角化、皲裂。

（4）先天性大疱性鱼鳞病样红皮病：又称表皮松解性角化过度鱼鳞病，系常染色体显性遗传。出生时或出生后不久出现大疱，随后全身可见角化性、疣状或嵴状的厚层鳞屑，主要累及屈侧，皮肤皱褶处更明显，呈"豪猪"样外观，常继发感染，严重时可伴发败血症、电解质紊乱而导致死亡。

（5）先天性非大疱性鱼鳞病样红皮病：系常染色体隐性遗传。出生时全身皮肤紧张、潮红，覆有细碎鳞屑。面部可累及，可见睑外翻，皮损大多数在青春期后趋于好转。常伴有掌跖角化，部分可伴有斑秃和甲营养不良。

2. 自觉症状　本病一般无自觉症状。

3. 其他　本病寒冷干燥季节加重，温暖潮湿季节缓解。易复发。

（二）体征

包括皮损表现、好发部位等。

（三）辅助检查

一般根据临床表现，诊断和分型无困难，不需实验室检查。

（四）鉴别诊断

本病需与淋巴瘤、多发性骨髓瘤、结节病、麻风和甲状腺等疾病引起的获得性鱼鳞病相鉴别。

二、西医治疗要点

（一）一般治疗

避免用碱性皂液、热水洗擦和外用刺激性强的药物，有条件者可常洗矿泉浴；平时外涂绵羊油和润肌膏，可使皮肤柔软，减少鳞屑；注意保暖，避免寒冷刺激；忌食辛辣食物，宜食用清淡之物，多吃水果、新鲜蔬菜。

（二）西药治疗

1. 局部治疗　治疗以外用药为主，以温和、保湿、轻度剥脱为原则。

（1）10%~20% 尿素霜或 40%~60% 丙二醇溶液可增加皮肤水合度。含神经酰胺或胆固醇的产品也能使皮肤保持湿润。

（2）0.1% 维 A 酸软膏或水杨酸、钙泊三醇软膏等可改善角化，减少鳞屑，与糖皮质激素连用可增加疗效。

（3）对于性连锁鱼鳞病，外用 10% 胆固醇霜可取得较好疗效。

（4）如有感染，可外用抗生素软膏。

2. 系统治疗

（1）大剂量维生素 A 注射或内服（1 日 20 万~30 万 U）。

（2）维生素 E 1 日 300~600mg，分 3 次服（维生素 E 与维生素 A 同服可适当减少维生素 A 的用量，以减轻副反应）。

（3）对重症患者可内服 0.1% 阿维 A 酸，1 日 0.5mg/kg。

三、中成药应用

（一）基本病机

中医认为凡先天禀赋不足、肾精衰弱者，肌肤多失于精血濡养而肌肤甲错，精血不能荣润，日久化燥生风，或精血不足而外受风邪，致血虚风燥而发病。或因禀赋素弱，气血循行不畅，经脉瘀阻，新血不得以生，乃至肌肤失养，而成鳞甲之状。

（二）辨证分型使用中成药

鱼鳞病常用中成药见表 40。

表 40　鱼鳞病常用中成药一览表

证型	常用中成药
血虚风燥证	润肤丸、鱼鳞病片、十全大补丸
瘀血阻滞证	大黄䗪虫丸、复方丹参片、八宝五胆药墨

1. 血虚风燥证

〔证候〕主症：常有家族史，幼年发病，皮肤干燥粗糙，状如蛇皮，上覆污褐色或淡褐色鳞片，肌肤甲错，易于皲裂，或并发手足胼胝，自觉瘙痒，冬重夏轻；次症：身体瘦弱，面色无华，疲乏头昏；舌脉：舌质淡而苔薄，脉弦细。

〔治法〕养血活血，润燥息风。

〔方药〕养血润肤饮加减。大便干燥者，加肉苁蓉、火麻仁；血虚甚者，加阿胶（烊化）、何首乌；面色萎黄、体质瘦弱者，加服十全大补丸。

〔中成药〕（1）润肤丸^{（其他）}（由桃仁、红花、熟地黄、独活、防风、防己、牡丹皮、川芎、全归、羌活、生地黄、白鲜皮组成）。功能主治：活血润肤，散风止痒。用于牛皮癣（白疕风），鱼鳞癣（蛇皮癣），皮肤淀粉样变（松皮癣），毛发红糠疹，脂溢性湿疹，皲裂性湿疹（鹅掌风）。用法用量：口服，1 次 9g，1 日 2 次。

（2）鱼鳞病片^{（药典）}（由白鲜皮、威灵仙、地黄、苍术、防风、蝉蜕、火麻仁、麻黄、红花、桂枝、当归、川芎、甘草、苦参、地肤子组成）。功能主治：养血，祛风，通络。用于鱼鳞病。对鱼鳞病皮肤干燥、粗糙瘙痒、僵硬及鳞屑等症有医治效果。用法用量:口服。1 次 6~8 片,1 日 3 次,饭后半小时服。儿童酌减。半年为一个疗程。

(3)十全大补丸^(药典)(由党参、炒白术、茯苓、炙甘草、当归、川芎、酒白芍、熟地黄、炙黄芪、肉桂、蜂蜜组成)。功能主治:用于气血两虚,面色苍白,气短心悸,头晕自汗,体倦乏力,四肢不温,月经量多。用法用量:口服。水蜜丸 1 次 6g,小蜜丸 1 次 9g,大蜜丸 1 次 1 丸,1 日 2~3 次。

2. 瘀血阻滞证

〔证候〕**主症:**自幼发病,常有家族史,皮肤呈弥漫性角化,头皮、面颈、膝肘状似鱼鳞蛇皮,肌肤干燥、粗糙、皲裂;**次症:**伴见面色污尘或暗褐,两目暗黑;**舌脉:**舌质紫暗无华,有瘀点或瘀斑,脉涩滞。

〔治法〕活血化瘀,润燥养肤。

〔方药〕血府逐瘀汤加减。舌暗瘀斑甚者,加水蛭、虻虫;血虚者,加鸡血藤、丹参、阿胶(烊化)。

〔中成药〕(1)大黄䗪虫丸^(药典)[由熟大黄、土鳖虫(炒)、水蛭(制)、虻虫(去翅足,炒)、蛴螬(炒)、干漆(煅)、桃仁、苦杏仁(炒)、黄芩、地黄、白芍、甘草组成]。功能主治:活血破瘀,通经消癥。用于瘀血内停所致的癥瘕、闭经,症见腹部肿块,肌肤甲错,面色暗黑,潮热羸瘦,经闭不行。用法用量:口服。水蜜丸 1 次 3g,小蜜丸 1 次 3~6 丸,大蜜丸 1 次 1~2 丸,1 日 1~2 次。注意:孕妇禁用;皮肤过敏者停服。

(2)复方丹参片^(医保目录)(由丹参、三七、冰片组成)。功能主治:活血化瘀,理气止痛。用于气滞血瘀所致的胸痹,症见胸闷、心前区刺痛;冠心病心绞痛见上述证候者。用法用量:口服。1 次 3 片,1 日 3 次。

(3)八宝五胆药墨^(其他)(由水牛角浓缩粉、羚羊角、麝香、冰片、珍珠、蟾酥、牛黄、朱砂、牛胆、熊胆、蛇胆、猪胆、川芎、青鱼胆、藕节、红花、小蓟、大蓟、白茅根、夏枯草、牡丹皮、丁香组成)。功能主治:消炎解毒,活血止痛,凉血止血,消肿软坚,防腐收敛。用于口腔咽喉顽疾、银屑病、鱼鳞病、带状疱疹、神经性皮炎、顽癣、皮炎、湿疹、慢性荨麻疹、痤疮、酒渣鼻、无名肿毒、吐血、咳血、鼻衄、便血、赤血痢下、痈疽疮疡等。用法用量:捣碎后用开水冲服,1 次 0.5g,1 日 2 次。儿童酌减。外用取适量,加水磨汁涂患处。

(三)外治法

1. 参归润燥搽剂^(其他)

〔**组成**〕制何首乌、核桃仁、人参、党参、当归、川芎、三七、桃仁(去皮)、红花、赤芍、桂枝、大黄(制)、麦冬、知母、乌梅、防风、苦参、白鲜皮、丁香、菊花、牛蒡子(炒)、虎杖、连翘、僵蚕(麸炒)、侧柏叶、半枝莲、苍术(麸炒)、麝香、白芷、山柰、木香。

〔**功效**〕滋补肝肾,健脾益气,活血通络,祛风润燥。

〔**主治**〕适用于先天不足,肝肾阴虚,肌肤甲错的鱼鳞病。

〔**用法**〕外用。洗浴后涂擦患处,1日1次,用药前将药液摇匀。

〔**注意事项**〕①本品为外用药,切勿入口;②孕妇禁用。

2. 润肌膏^(其他)

〔**组成**〕当归、紫草、地榆、大黄、地黄、麻油、黄蜡等。

〔**功效**〕凉血养血,润肤生肌。

〔**主治**〕治手足皲涩、皮肤裂开疼痛、不能迎风者。

〔**用法**〕外用。擦于患部,1日1~3次。

〔**注意事项**〕①忌食辛辣食物;②本品为外用药,禁止内服;③用药后局部出现皮疹等过敏表现者应停用;④对本品过敏者禁用,过敏体质者慎用;⑤本品性状发生改变时禁止使用;⑥儿童必须在成人监护下使用;⑦请将本品放在儿童不能接触到的地方;⑧如正在使用其他药品,使用本品前请咨询医师或药师。

3. 生肌玉红膏^(药典)

〔**组成**〕白芷、紫草、血竭、轻粉、当归、虫白蜡、麻油、甘草等。

〔**功效**〕活血祛腐,解毒镇痛,润肤生肌。

〔**主治**〕主治痈疽疮疡溃烂,腐肉不脱,新肌难生者。用于蛇皮癣瘀血阻滞证。

〔**用法**〕外用。将患处用温水清洗干净后涂抹适量,1日1~2次。

4. 当归膏^(其他)

〔**组成**〕当归、香油、黄蜡。

〔**功效**〕生肌止痛,养血活血润燥。

〔**主治**〕用于烫火伤、蛇皮癣。

〔**用法**〕外用。涂于患处,1日1~3次。

四、单验方

1. 王玉玺(黑龙江中医药大学附属第一医院)验方　组成:黄芪30g,当归15g,白术15g,陈皮15g,党参15g,升麻6g,熟地黄15g,川芎10g,赤芍15g,炙甘草6g,牛膝15g。功效:补益脾胃,益气和血,化瘀通络。主治脾胃气虚型蛇皮癣（鱼鳞病）。

2. 孟林（南京市中医院）验方——鱼鳞欣汤　组成：生黄芪 30g，黑芝麻 40g，丹参 10g，白术 10g，川芎 10g，桂枝 10g，蝉蜕 10g，甘草 10g，当归 20g，熟地黄 20g，枸杞子 20g，何首乌 20g，白鲜皮 20g，红参 10g，红花 15g。功效：滋阴养血，祛风润燥，补肾、脾、肺。主治鱼鳞病。

第十四章 营养与代谢障碍性皮肤病

第一节 维生素 A 缺乏症

维生素 A 缺乏症又称蟾皮病,是一种维生素 A 缺乏所致的营养障碍性疾病,表现为皮肤干燥和粗糙,四肢伸侧圆锥形毛囊角化性丘疹、夜盲、角膜干燥和软化等,目前此病在我国已罕见。维生素 A 是维持一切上皮组织健全所必需的物质,其中以眼、呼吸道、消化道,尿道及生殖系统等上皮影响最显著。维生素 A 缺乏时,上皮干燥、增生及角化。维生素 A 促进生长发育,当其缺乏时致生殖功能衰退,骨骼生长不良,生长发育受阻。到目前为止,维生素 A 与上皮角化及生长发育的关系尚不清楚。此外,维生素 A 是构成视觉细胞内感光物质的成分,维生素 A 缺乏时,对弱光敏感度降低,暗适应障碍,重症者产生夜盲。

本病属于中医学"蟾皮病""雀目"等范畴。

一、诊断要点

主要诊断依据患者有营养不良,四肢伸侧有毛囊性角化丘疹,同时合并暗适应障碍或夜盲,结膜干燥,角膜软化,结合暗适应检查与血浆维生素 A 水平测定而确诊。

(一)症状

1. 临床表现　开始时仅感皮肤干燥,易脱屑,有痒感,渐至上皮角化增生,汗液减少,角化物充塞毛囊形成毛囊丘疹。检查触摸皮肤时有粗砂样感觉,以四肢伸面、肩部为多见,可发展至颈、背部甚至面部,毛囊角化引起毛发干燥、失去光泽、易脱落,指趾甲变脆易折、多纹等。

2. 自觉症状　本病一般无自觉症状。

3. 其他　眼部表现、生长发育障碍、贫血等。

(二)体征

包括皮损类型、病灶总数、好发部位、自觉症状等。

（三）辅助检查

暗适应试验异常，中心视野生理盲点面积扩大。角膜上皮细胞学检查，见角质上皮细胞。血浆维生素 A 水平低于 0.35μmol/L（正常 0.7~1.4μmol/L）。

（四）鉴别诊断

本病应注意与毛囊角化性疾病，如小棘苔藓、毛周角化症、毛发红糠疹等鉴别。

二、西医治疗要点

（一）一般治疗

去除有关发病因素，给予富有维生素 A 的食物，如胡萝卜、黄色水果、菠菜、豌豆苗、鱼肝油、动物内脏、牛奶、红心甘薯等。

（二）西药治疗

给予治疗剂量维生素 A，若口服吸收不良，可改肌内注射，使用时应注意长期大量应用维生素 A 可产生维生素 A 过多症。如有合并其他维生素缺乏，应做相应补充。

三、中成药应用

（一）基本病机

中医认为本病多因脾胃虚弱，气血不足，运化失司，血虚不能濡养肌肤所致。

（二）辨证分型使用中成药

维生素 A 缺乏症常用中成药见表 41。

表 41　维生素 A 缺乏症常用中成药一览表

证型	常用中成药
脾胃虚弱证	保和丸、人参健脾丸

脾胃虚弱证

〔**证候**〕主症：四肢伸侧及躯干部皮肤小刺丛生，皮肤干燥脱屑，严重时可有肌肤甲错；次症：常伴眼干，两目暗黑；舌脉：舌质紫暗，有瘀点，苔白，脉沉或缓。

〔**治法**〕健脾和胃，养血润肤，滋补肝肾。

〔**方药**〕八珍汤。

〔**中成药**〕(1) 保和丸^(药典)(由焦山楂、炒六神曲、制半夏、茯苓、陈皮、连翘、炒莱菔子、炒麦芽组成)。功能主治:消食,导滞,和胃。用于食积停滞,脘腹胀满,嗳腐吞酸,不欲饮食。用法用量:口服,水丸 1 次 6~9g,大蜜丸 1 次 1~2 丸,1 日 2 次。儿童酌减。

(2) 人参健脾丸^(药典)(由人参、炒白术、茯苓、山药、陈皮、木香、砂仁、炙黄芪、当归、炒酸枣仁、制远志组成)。功能主治:健脾益气,和胃止泻。用于脾胃虚弱所致的饮食不化、脘闷嘈杂、恶心呕吐、腹痛便溏、不思饮食、体弱倦怠。用法用量:口服。1 次 12g,1 日 2 次。

(三) 外治法

白杨膏^(其他)

〔**组成**〕生肌白玉膏(尿浸石膏 90%,制炉甘石 10%。以药粉 3 份,麻油、黄凡士林 10 份)100g,水杨酸 5g 等。

〔**功效**〕祛风活血,清热利湿。

〔**主治**〕用于治皮肤病皲裂干燥脱屑等。

〔**用法**〕外用。调匀外搽,1 日 2~3 次。

第二节 原发性皮肤淀粉样变

原发性皮肤淀粉样变是指淀粉样蛋白沉积于正常皮肤而不累及其他器官的一种慢性疾病。本病好发于青壮年男性,临床上分型以苔藓状、斑状、结节状及皮肤异色样淀粉样变为主。

本病属于中医学"松皮癣""顽癣"等范畴。

一、诊断要点

根据典型的皮损、好发部位、剧烈瘙痒,结合刚果红试验阳性及特征性组织病理改变,本病不难确诊。

(一) 症状

1. 临床表现　本病好发于青壮年男性,临床上分型以苔藓状、斑状、结节状及皮肤异色样淀粉样变为主。好发部位与临床类型有关。如苔藓状淀粉样变是最常见的类型,多见于小腿伸侧;斑状淀粉样变,以背部肩胛间区褐色网状色素斑、表面粗糙不平呈疣状(似肥厚性扁平苔藓)为特点;结节状皮肤淀粉样变,也称淀粉样瘤,多见于耳后、面部,皮损为黄色或正常皮色的结节,此型罕见;皮肤异色样型淀粉样变,好发于四肢,苔藓样丘疹,皮肤萎缩,毛细血管扩张,色素沉着及减退,多伴有光敏感,患者身体矮小,掌跖角化,多系常染色体隐性遗传。

2. 自觉症状 自觉瘙痒剧烈。

3. 其他 本病呈慢性经过,迁延不愈,中间可自行消退,但仍可复发。

(二)体征

皮损多对称分布初起为粟粒大褐色斑点,逐渐增至绿豆大的半球形丘疹,顶端圆形,呈浅褐色,质坚硬,表面有蜡样光泽,分布密集成片而不融合,常呈串珠状排列。皮损经长期搔抓,丘疹可融合成苔藓样变。

(三)辅助检查

本病可进行刚果红试验、免疫检查以辅助诊断。

(四)鉴别诊断

本病应注意与局限性神经性皮炎、肥厚性扁平苔藓、结节性痒疹及皮肤异色症等鉴别。

二、西医治疗要点

(一)一般治疗

治疗原则:本病以局部对症治疗为主,酌情给予口服抗组胺药和抗角化治疗。

(二)西药治疗

1. 局部治疗

(1)局部外用皮质类固醇制剂,尤以封包效果为佳。

(2)液氮冷冻治疗,可缓解症状。

(3)局限性小片皮损,采用曲安西龙混悬液加 2% 普鲁卡因于皮损内注射,1 周 1 次,5~10 次为一疗程。

2. 全身治疗

(1)抗组胺药及抗角化药:对于瘙痒明显者,可口服抗组胺类药物,如去氯羟嗪、西替利嗪口服。对于皮损肥厚者,可给予维 A 酸类药口服。

(2)静脉封闭:对皮损广泛、瘙痒剧烈者,可选用普鲁卡因静脉封闭,1 日 1 次,10 次为一疗程。

(3)抗光敏药:对光敏感者,可口服氯喹 0.25g,1 日 1 次,以起到止痒、日光保护作用。

三、中成药应用

（一）基本病机

中医认为本病是因患者先天气血不足,内蕴湿热,复感风热之邪,风热结聚,使气血运行失调,客于肌肤凝滞而成;或因情志内伤饮食不节,郁久化热、化燥伤阴,阴血双亏,肤失濡养而引起。

（二）辨证分型使用中成药

原发性皮肤淀粉样变常用中成药见表42。

表 42　原发性皮肤淀粉样变常用中成药一览表

证型	常用中成药
风湿结聚证	乌蛇止痒丸、大黄䗪虫丸、青大将丸
阴血亏虚证	何首乌片、金菌灵胶囊

1. 风湿结聚证

〔**证候**〕**主症**:小腿伸侧皮疹肥厚粗糙,干燥,密集成片而不融合;**次症**:可见抓痕,少量渗液及结痂,自觉瘙痒或麻木;**舌脉**:舌质淡红,苔薄白,脉濡数。

〔**治法**〕祛风利湿,活血软坚。

〔**方药**〕羌活胜湿汤合四物汤。

〔**中成药**〕(1) 乌蛇止痒丸^(药典)〔由乌梢蛇(白酒炙)、防风、蛇床子、苦参、关黄柏、苍术(泡)、红参须、牡丹皮、蛇胆汁、人工牛黄、当归组成〕。功能主治:养血祛风,燥湿止痒。用于风湿热邪蕴于肌肤所致的瘾疹、风瘙痒,症见皮肤风团色红、时隐时现、瘙痒难忍,或皮肤瘙痒不止、皮肤干燥、无原发皮疹;慢性荨麻疹、皮肤瘙痒症见上述证候者。用法用量:口服,1 次 2.5g,1 日 3 次。

(2) 大黄䗪虫丸^(药典)〔由熟大黄、土鳖虫(炒)、水蛭(制)、虻虫(去翅足,炒)、蛴螬(炒)、干漆(煅)、桃仁、苦杏仁(炒)、黄芩、地黄、白芍、甘草组成〕。功能主治:活血破瘀,通经消癥。用于瘀血内停所致的癥瘕、闭经,症见腹部肿块、肌肤甲错、面色暗黑、潮热羸瘦、经闭不行。用法用量:口服,大蜜丸 1 次 1~2 丸,小蜜丸 1 次 3~6 丸,水蜜丸 1 次 3g,1 日 1~2 次。

(3) 青大将丸^(其他)(由乌梢蛇组成),功能主治:祛风湿,通经络。用于风湿痹痛、湿疹顽癣等。用法用量:口服,水蜜丸 1 次 3g,小蜜丸 1 次 3~6 丸,大蜜丸 1 次 1~2 丸,1 日 1~2 次。

2. 阴血亏虚证

〔**证候**〕**主症**:皮疹呈泛发倾向;**次症**:瘙痒难忍,久病不愈;**舌脉**:舌质淡红,少苔或无苔,脉细数。

〔**治法**〕养血润肤,滋阴止痒。

〔**方药**〕大补阴丸合当归补血汤。

〔**中成药**〕(1) 首乌片^(药典)(由何首乌、熟地黄、黑芝麻、菟丝子、牛膝、女贞子、墨旱莲、桑叶、补骨脂、豨莶草、金银花、桑椹、金樱子等组成)。功能主治:养血,补肝,益肾。用于斑秃、顽癣、神经性皮炎、白癜风等。用法用量:口服,1次 5~8 片,1 日 2 次。

(2) 金菌灵胶囊^(其他)(由金针菇的菌丝体经加工制成的胶囊剂组成)。功能主治:调补气血,扶正固本。用于胃炎、慢性肝炎、顽癣及癌症患者的辅助治疗等。用法用量:口服,1 次 4 粒,1 日 2 次。

(三) 外治法

1. 土大黄膏^(其他)

〔**组成**〕土大黄根、硫黄、生矾、点红花椒等。

〔**功效**〕散风祛湿,活血止痒。

〔**主治**〕用于干湿顽癣,不论新久,但皮肤顽厚,串走不定,唯痒不痛者。

〔**用法**〕外用。新癣抓损擦之,多年顽癣加醋和擦,如日久药干,以醋调搽。1 日 2~3 次。

2. 香蜡膏^(其他)

〔**组成**〕香油、黄蜡等。

〔**功效**〕润肤生肌。

〔**主治**〕用于顽癣、皮肤瘙痒等。

〔**用法**〕外用。涂于纱布上外敷,或制成油纱布经高压消毒备用。

四、单验方

白毛夏枯草 50g,配伍花椒 10g,麻油、精盐适量捣拌后外擦即可。用于顽癣。

第十五章　性传播疾病

淋病是淋病奈瑟菌(简称淋球菌)引起的以泌尿生殖系统化脓性感染为主要表现的性传播疾病。淋病潜伏期短、传染性强,可导致多种并发症和后遗症。其发病率居我国性传播疾病第二位。淋病多发生于性生活较活跃的青年男女。

本病属于中医学"淋证""淋浊""花柳毒淋"等范畴。

一、诊断要点

淋病包括男性急性淋病、男性慢性淋病、女性急性淋病、女性慢性淋病、妊娠合并淋病、播散型淋病、淋病后综合征等。

（一）临床表现

1. 无合并症的淋病

（1）男性淋病:①男性急性淋病:潜伏期一般为 2~10 天,平均 3~5 天。开始尿道口灼痒、红肿及外翻。排尿时灼痛,伴尿频,尿道口有少量黏液性分泌物。3~4 天后,尿道黏膜上皮发生多数局灶性坏死,产生大量脓性分泌物,排尿时刺痛,龟头及包皮红肿显著。尿道中可见淋丝或血液,晨起时尿道口可结脓痂。伴轻重不等的全身症状。②男性慢性淋病:一般多无明显症状,当机体免疫力降低时,即又出现尿道炎症状,但较急性期炎症轻,尿道分泌物少而稀薄,仅于晨间在尿道口有脓痂黏附,即"糊口"现象。由于尿道长期存在炎症,尿道壁纤维组织增生而形成瘢痕,前尿道形成多处瘢痕时,使分泌物不能通畅排出,炎症易向后尿道、前列腺及精囊扩延,并发前列腺炎、精囊炎,甚至逆行向附睾蔓延,引起附睾炎。

（2）女性淋病:①女性急性淋病:感染后开始症状轻微或无症状,一般经 3~5 天的潜伏期后,相继出现尿道炎、宫颈炎、尿道旁腺炎、前庭大腺炎及直肠炎等,其中以宫颈炎最常见。70% 的女性淋病患者存在尿道感染。淋菌性宫颈炎常见,多与尿道炎同时出现。②女性慢性淋病:急性淋病如未充分治疗可

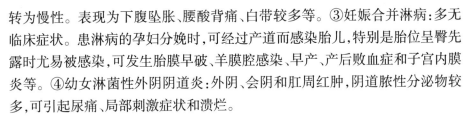

转为慢性。表现为下腹坠胀、腰酸背痛、白带较多等。③妊娠合并淋病：多无临床症状。患淋病的孕妇分娩时，可经过产道而感染胎儿，特别是胎位呈臀先露时尤易被感染，可发生胎膜早破、羊膜腔感染、早产、产后败血症和子宫内膜炎等。④幼女淋菌性外阴阴道炎：外阴、会阴和肛周红肿，阴道脓性分泌物较多，可引起尿痛、局部刺激症状和溃烂。

2. 有合并症的淋病

（1）男性淋病的合并症：①前列腺炎和精囊炎；②附睾炎与尿道球腺炎；③淋菌性包皮龟头炎；④腺性尿道炎、潴留囊肿、淋巴管炎、淋巴结炎及包皮腺脓疡等。

（2）女性淋病的合并症：①淋菌性前庭大腺炎；②淋菌性尿道旁腺炎；③淋菌性肛周炎；④淋菌性盆腔炎性疾病等。

3. 泌尿生殖器外的淋病

（1）淋菌性结膜炎：此病少见。可发生于新生儿和成人，结膜充血、水肿，有脓性分泌物，严重者可致角膜溃疡和失明。

（2）淋菌性咽炎：多无症状，有症状者可表现为咽喉部红肿、脓性分泌物。

（3）淋菌性直肠炎：多为肛门瘙痒和烧灼感，排便疼痛，排出黏液和脓性分泌物，直肠充血、水肿，有脓性分泌物、糜烂、小溃疡及裂隙。

4. 播散性淋病 即播散性淋球菌感染，罕见。出现低中度发热，体温多在39℃以下，可伴乏力、食欲下降等其他症状。可出现心血管、神经系统受累的表现。

（二）辅助检查

直接涂片法、培养法。涂片法检查革兰氏阴性双球菌简便易行，如果患者有症状，加上涂片阳性，则可做出初步诊断。培养法特异性、敏感性高，主要用作淋病的进一步诊断（如症状像淋病而涂片检查为阴性者），以及用来做药物敏感性试验。

（三）鉴别诊断

淋菌性尿道炎应与沙眼衣原体性尿道炎相鉴别。女性淋菌性宫颈炎应与沙眼衣原体性宫颈炎鉴别。由于淋菌性宫颈炎可出现阴道分泌物异常等症状，因此还应该与阴道滴虫病、外阴阴道念珠菌病和细菌性阴道病鉴别。

二、西医治疗要点

（一）一般治疗

应遵循及时、足量、规则用药的原则，根据不同的病情采用不同的治疗方案。未治愈前禁止侣性行为,性伴侣应同时进行检查和治疗。注意休息,有合并症者须维持水、电解质、碳水化合物的平衡。注意阴部局部卫生。

（二）西药治疗

1. 无并发症淋病 ①淋菌性尿道炎、子宫颈炎、直肠炎推荐方案:头孢曲松 250mg,单次肌内注射;或大观霉素 2g（宫颈炎 4g）,单次肌内注射;如果衣原体感染不能排除,加抗沙眼衣原体感染药物。替代方案:头孢噻肟 1g,单次肌内注射;或其他第 3 代头孢菌素类,如已证明其疗效较好,亦可选作替代药物。如果衣原体感染不能排除,加抗沙眼衣原体感染药物。②儿童淋病:体重 >45kg 者按成人方案治疗,体重 <45kg 者按以下方案治疗。推荐方案:头孢曲松 25~50mg/kg（最大不超过成人剂量）,单次肌内注射;或大观霉素 40mg/kg（最大剂量 2g）,单次肌内注射。如果衣原体感染不能排除,加抗沙眼衣原体感染药物。

2. 有并发症淋病

（1）淋菌性附睾炎、前列腺炎、精囊炎推荐方案:头孢曲松 250mg,1 日 1 次肌内注射,共 10 日;或大观霉素 2g,1 日 1 次肌内注射,共 10 日。如果衣原体感染不能排除,加抗沙眼衣原体感染药物。替代方案:头孢噻肟 1g,1 日 1 次肌内注射,共 10 日。如果衣原体感染不能排除,加抗沙眼衣原体感染药物。

（2）淋菌性盆腔炎门诊治疗方案:头孢曲松 250mg,1 日 1 次肌内注射,共 10 日;加口服多西环素 100mg,1 日 2 次,共 14 日;加口服甲硝唑 400mg,1 日 2 次,共 14 日。住院治疗推荐方案 A:头孢替坦 2g,静脉滴注,每 12 小时 1 次;或头孢西丁 2g,静脉滴注,每 6 小时 1 次,加多西环素 100mg,静脉滴注或口服,每 12 小时 1 次。注意:如果患者能够耐受,多西环素尽可能口服。在患者情况允许的情况下,头孢替坦或头孢西丁的治疗不应 <1 周。对治疗 72 小时内临床症状改善者,在治疗 1 周时酌情考虑停止肠道外治疗,并继以口服多西环素 100mg,1 日 2 次,加口服甲硝唑 500mg,1 日 2 次,总疗程 14 日。住院治疗推荐方案 B:克林霉素 900mg,静脉滴注,每 8 小时 1 次,加庆大霉素负荷量（2mg/kg）,静脉滴注或肌内注射,随后给予维持量（1.5mg/kg）,每 8 小时 1 次,也可 1 日 1 次给药。注意:患者临床症状改善后 24 小时可停止肠道外治疗,继以口服多西环素 100mg,1 日 2 次;或克林霉素 450mg,1 日 4 次,连续 14 日为 1 个疗程。多西环素静脉给药疼痛明显,与口服途径相比没有任何优越性;孕期或哺乳期妇女禁用四环素、多西环素。妊娠不足 3 个月应避免使用甲硝唑。

3. 其他部位淋病

（1）淋菌性眼结膜炎推荐方案：新生儿：头孢曲松 25~50mg/kg（总量不超过 125mg），静脉或肌内注射，1 日 1 次，连续 3 日。儿童：体重 >45kg 者按成人方案治疗，体重 <45kg 的儿童：头孢曲松 50mg/kg（最大剂量 1g），单次肌内注射或静脉滴注。成人：头孢曲松 1g，单次肌内注射。或大观霉素 2g，1 日 1 次肌内注射，共 3 日。应同时应用生理氯化钠溶液冲洗眼部，每小时 1 次。新生儿不宜应用大观霉素。新生儿的母亲应进行检查，如患有淋病，同时治疗。新生儿应住院治疗，并检查有无播散性感染。

（2）淋菌性咽炎推荐方案：头孢曲松 250mg，单次肌内注射；或头孢噻肟 1g，单次肌内注射。如果衣原体感染不能排除，加抗沙眼衣原体感染药物。注意：因大观霉素对淋菌性咽炎的疗效欠佳，不推荐使用。

4. 播散性淋病

（1）新生儿播散性淋病推荐方案：头孢曲松 25~50mg/kg，1 日 1 次静脉滴注或肌内注射，共 7~10 日；如有脑膜炎疗程为 14 日。

（2）儿童播散性淋病：体重 >45kg 者按成人方案治疗，体重 <45kg 的儿童按如下方案治疗：①淋菌性关节炎：头孢曲松 50mg/kg，1 日 1 次肌内注射或静脉滴注，共 7~10 日；②脑膜炎或心内膜炎：头孢曲松 25mg/kg，肌内注射或静脉滴注，1 日 2 次，共 14 日（脑膜炎），或 28 日（心内膜炎）。

（3）成人播散性淋病：推荐住院治疗。需检查有无心内膜炎或脑膜炎。如果衣原体感染不能排除，应加抗沙眼衣原体感染药物。推荐方案：头孢曲松 1g，1 日 1 次肌内注射或静脉滴注，共 ≥10 日。替代方案：大观霉素 2g，肌内注射，1 日 2 次，共 ≥10 日。淋菌性关节炎者，除髋关节外，不宜施行开放性引流，但可以反复抽吸，禁止关节腔内注射抗生素。淋菌性脑膜炎经上述治疗的疗程约 2 周，心内膜炎疗程 >4 周。

5. 妊娠期感染推荐方案　头孢曲松 250mg，单次肌内注射；或大观霉素 4g，单次肌内注射。如果衣原体感染不能排除，加抗沙眼衣原体感染药物，禁用四环素类和喹诺酮类药物。

三、中成药应用

（一）基本病机

本病多由不洁性交，感染湿热邪毒而引起。湿热秽浊之气由下焦前阴窍口入侵，阻滞及膀胱及肝经，局部气血运行不畅，湿热熏蒸，精败肉腐，气化失司而成本病；病久及肾，导致肾虚阴亏，瘀结于内，由实转虚，形成虚证或虚实夹杂之证。

（二）辨证分型使用中成药

淋病常用中成药见表43。

表43 淋病常用中成药一览表

证型	常用中成药
湿热毒蕴证	龙胆泻肝丸、妇科分清丸、四妙丸
阴虚毒恋证	知柏地黄丸、六味地黄丸

1. 湿热毒蕴证

〔**证候**〕**主症**：尿道口红肿，尿液混浊如脂，尿道口溢脓，尿急、尿频、尿痛、尿道灼热；**次症**：严重者尿道黏膜水肿，附近淋巴结红肿疼痛，女性宫颈充血、刺痛，并有脓性分泌物，或有前庭大腺红肿热痛等；可伴有发热等全身症状；**舌脉**：舌红，苔黄腻，脉滑数。

〔**治法**〕清热利湿，解毒化浊。

〔**方药**〕龙胆泻肝汤。

〔**中成药**〕（1）龙胆泻肝丸^(药典)（由龙胆、柴胡、黄芩、炒栀子、泽泻、川木通、盐车前子、酒当归、地黄、炙甘草组成）。功能主治：清肝胆，利湿热。用于肝胆湿热所致的头晕目赤，耳鸣耳聋，耳部疼痛，胁痛口苦，尿赤涩痛，湿热带下。用法用量：口服，大蜜丸1次1~2丸；水丸1次3~6g，1日2次。

（2）妇科分清丸^(药典)（由当归、白芍、川芎、地黄、栀子、黄连、石韦、海金沙、甘草、木通、滑石组成）。功能主治：清热利湿，活血止痛。用于湿热瘀阻下焦所致妇女热淋证，症见尿频、尿急、尿少涩痛、尿赤混浊。用法用量：口服，1次9g，1日2次。

（3）四妙丸^(药典)（由苍术、牛膝、盐黄柏、薏苡仁组成）。功能主治：清热利湿。用于湿热下注所致的痹病，症见足膝红肿，筋骨疼痛。用法用量：口服，1次6g，1日2次。

2. 阴虚毒恋证

〔**证候**〕**主症**：小便不畅、短涩、淋沥不尽，女性带下多，腰酸腿软，五心烦热，食少纳差；**次症**：或尿道口见少许黏液，酒后或疲劳易复发；**舌脉**：舌红，苔少，脉细数。

〔**治法**〕滋阴降火，利湿祛浊。

〔**方药**〕知柏地黄丸。

〔**中成药**〕（1）知柏地黄丸^(药典)（由熟地黄、制山茱萸、山药、牡丹皮、茯苓、泽泻、知母、黄柏组成）。功能主治:滋阴降火。适用于阴虚火旺,潮热盗汗,口干咽痛,耳鸣遗精,小便短赤。用法用量:口服,水蜜丸 1 次 6g,蜜丸 1 次 9g,1日 2 次;浓缩丸 1 次 8 丸,1 日 3 次。

（2）六味地黄丸^(药典)〔由熟地黄、山茱萸（酒制）、牡丹皮、山药、茯苓、泽泻组成〕。功能主治:滋阴补肾。用于肾阴亏损,头晕耳鸣,腰膝酸软,骨蒸潮热,盗汗遗精,消渴。用法用量:口服。水蜜丸 1 次 6g,小蜜丸 1 次 9g,大蜜丸 1次 1 丸,1 日 2 次。

（三）外治法

1. 复方黄柏液涂剂^(药典)

〔**组成**〕连翘、黄柏、金银花、蒲公英、蜈蚣。

〔**功效**〕清热解毒,消肿祛腐。

〔**主治**〕用于疮疡溃后,伤口感染,属阳证者。

〔**用法**〕外用。浸泡纱布条外敷于感染伤口内,或破溃的脓疡内。若溃疡较深,可用直径 0.5~1.0cm 的无菌胶管,插入溃疡深部,以注射器抽取本品进行冲洗。用量一般 10~20ml,1 日 1 次。或遵医嘱。

〔**注意事项**〕①本品仅供外用,不可内服;②使用本品前应注意按常规换药法清洁或清创病灶;③开瓶后,不宜久存;④孕妇禁用;⑤本品性状发生改变时禁止使用;⑥对本品过敏者禁用,过敏体质者慎用;⑦忌食辛辣、海鲜、油腻及刺激性食物。

2. 川百止痒洗剂^(其他)

〔**组成**〕苦参、西河柳、蛇床子、马齿苋、荆芥、白鲜皮、百部、蜂房、桃枝、柳枝、槐枝、川芎、蒺藜、地肤子、白芷、艾叶。

〔**功效**〕疏风止痒,燥湿解毒。

〔**主治**〕适用于风邪外来,湿毒内蕴,腠理失和所致的皮肤、阴部瘙痒症。

〔**用法**〕外用,可直接涂于患处或经稀释 4 倍后洗浴患处,每日 1~2 次。

〔**注意事项**〕①本品为外用药,禁止内服。②忌烟酒、辛辣、油腻及腥发食物。③切勿接触眼睛、口腔等黏膜处。皮肤破溃处禁用。④使用本品时,请勿用其他去污剂,以免影响疗效。忌用热水烫洗。⑤本品如有沉淀,不影响使用效果,摇匀后使用。⑥孕妇慎用。因糖尿病、肾病、肝病、肿瘤等疾病引起的皮肤瘙痒,不属本品适用范围。⑦用药 7 日症状无缓解,应去医院就诊。⑧对本品过敏者禁用,过敏体质者慎用。⑨本品性状发生改变时禁止使用。⑩如正在使用其他药品,使用本品前请咨询医师或药师。

3. 黄苦洗液^(其他)

〔**组成**〕黄柏、苦参、黄连、海桐皮。

〔**功效**〕清热除湿,杀虫止痒。

〔**主治**〕用于缓解湿热下注所致带下异常、外阴瘙痒、灼热疼痛。

〔**用法**〕外用,1 日 2 次。取温开水稀释 10 倍坐浴。

〔**注意事项**〕①本品为外用药,禁止内服。②忌食辛辣、生冷、油腻食物。③切勿接触眼睛、口腔等黏膜处。皮肤破溃处禁用。④治疗期间忌房事,配偶如有感染应同时治疗。⑤未婚或绝经后患者,应在医师指导下使用。⑥外阴白色病变、糖尿病所致的瘙痒不宜使用。⑦带下伴血性分泌物,或伴有尿频、尿急、尿痛者,应去医院就诊。⑧本品使用时应充分摇匀。⑨对本品过敏者禁用,过敏体质者慎用。⑩本品性状发生改变时禁止使用。⑪如正在使用其他药品,使用本品前请咨询医师或药师。

四、单验方

1. 方行维(上海市名老中医)验方——奇效淋浊丸 组成:滑石 300g,甘草 50g,石韦 100g,面粉 50g,鲜猪胆汁糊丸如黄豆大,每日早、晚各 10 粒,白开水送服。功效:清利下焦,解毒通淋。

2. 向玉善(四川省南充市南部县星泰诊所)验方——滋肾除湿败毒汤 组成:熟地黄、山茱萸、山药、牡丹皮、黄芩、栀子、白芍、黄柏、瞿麦、萹蓄、薏苡仁、白花蛇舌草、蒲公英、滑石,水煎服,1 日 1 剂,分 3 次口服。功效:滋肾除湿,清热解毒。

第二节 非淋菌性尿道炎

非淋菌性尿道炎(non-gonococcal urethritis)是指由淋菌以外的其他病原体,主要是沙眼衣原体和支原体等引起的一种性传播疾病。在临床上有尿道炎的表现,但在分泌物中查不到淋球菌,细菌培养也无淋球菌生长。女性患者常合并子宫颈炎等生殖道炎症。本病目前在欧美国家已超过淋病而跃居性传播疾病的首位,在我国发病率亦增高,成为最常见的性传播疾病之一。

本病属于中医学"淋证""尿浊"等范畴。

一、诊断要点

（一）临床表现

非淋菌性尿道炎多发生在性生活较活跃人群,主要经性接触感染,男性和女性均可发生,新生儿可经产道分娩时感染,潜伏期为1~3周。

1. **典型症状** 尿道刺痒,伴有尿急、尿痛及排尿困难,但症状较淋菌性尿道炎轻。

2. **无症状或排少量黏性分泌物** 在较长时间不排尿或清晨首次排尿前,尿道口可泌出少量黏液性分泌物,有时仅表现为痂膜封口或内裤污秽。有相当一部分人可无任何症状。

3. **泌尿生殖系炎症** 男性患者可发生附睾炎、前列腺炎等。女性患者不如男性典型,很多患者可无症状,一般可发生尿道炎、黏液脓性宫颈炎、急性盆腔炎症性疾病及不育症等。

（二）辅助检查

取分泌物进行革兰氏染色排除淋病的可能,当高倍视野下可见到10~15个中性粒细胞,同时无革兰氏阴性双球菌时,可疑诊为非淋菌性尿道炎;免疫荧光法或酶免疫法检查沙眼衣原体或培养法检查解脲支原体,阳性者可以诊断。

（三）鉴别诊断

本病主要与淋病进行鉴别,此外尚需排除白念珠菌和滴虫的感染。

二、西医治疗要点

（一）一般治疗

原则上应做到早期诊断、早期治疗、规则用药、治疗方案个体化。未治愈前禁止性行为,性伴侣应同时进行检查和治疗。

（二）西医治疗

1. **抗生素治疗** ①四环素类药物:常用的药物有多西环素、米诺环素、四环素。②大环内酯类药物:对于四环素类药物治疗无效者,可选用大环内酯类药物,常用的药物有阿奇霉素和克拉霉素。③氟喹诺酮类药物:常用的有氧氟沙星、左氧氟沙星、莫西沙星等。

2. **常用治疗方案** 选择喹诺酮类、大环内酯类或四环素类抗生素口服,妊娠期女性患者或儿童患者选择红霉素或阿奇霉素,疗程7~10日(阿奇霉素多采用1g一次性顿服)。不同用量参考:左氧氟沙星200mg,1日2次;莫西沙星 400mg,1 日 1 次;罗红霉素 150mg,1 日 2 次;红霉素 500mg,1 日 2 次;多西环素 100mg,1 日 2 次;米诺环素 100mg,1 日 2 次。儿童用量为:红霉素 20~30mg/(kg·d),分 2~3 次口服,阿奇霉素 10mg/(kg·d)。

三、中成药应用

(一)基本病机

中医认为本病多因不洁性交或间接感受秽浊之邪,酿成湿热,下注膀胱,熏灼尿道而成;或肝郁气滞,日久郁而化火,下侵膀胱,使气化不行,水道不利而为淋;也可因房劳伤肾或久病伤脾胃,脾肾亏虚,气化失常,不能摄纳脂膏而淋浊。

(二)辨证分型使用中成药

非淋菌性尿道炎常用中成药见表 44。

表 44　非淋菌性尿道炎常用中成药一览表

证型	常用中成药
湿热下注证	八正合剂、银花泌炎灵片、舒泌通胶囊、三金片、分清五淋丸
肝郁气滞证	逍遥丸、柴胡舒肝丸、朴沉化郁丸
肾阴亏虚证	六味地黄丸、知柏地黄丸、
脾肾亏虚证	无比山药丸、脾肾双补丸、十一味参芪胶囊

1. 湿热下注证

〔**证候**〕**主症**:尿道口溢黏液性或脓性分泌物,尿痛;**次症**:尿道外口微红肿,小便频数、短赤、灼热刺痛感、急迫不爽、口苦;**舌脉**:舌红苔腻,脉滑数。

〔**治法**〕清热利湿,通淋解毒。

〔**方药**〕八正散加减。

〔**中成药**〕(1)八正合剂^(药典)〔由瞿麦、车前子(炒)、萹蓄、大黄、滑石、川木通、栀子、灯心草、甘草组成〕。功能主治:清热,利尿,通淋。用于湿热下注,小便短赤,淋沥涩痛,口燥咽干。用法用量:口服,1 次 15~20ml,1 日 3 次,用时摇匀。

(2)银花泌炎灵片^(药典)(由金银花、半枝莲、瞿麦、萹蓄、石韦、川木通、车前子、淡竹叶、桑寄生、灯心草组成)。功能主治:清热解毒,利湿通淋。用于急性肾盂肾炎,急性膀胱炎,下焦湿热证,症见发热恶寒,尿频急,尿道刺痛或尿血,腰痛等。用法用量:口服,1 次 8 片,1 日 4 次。2 周为一个疗程,可连服 3 个疗程,或遵医嘱。

（3）舒泌通胶囊^(医保目录)（由川木通、钩藤、野菊花、金钱草组成）。功能主治：清热解毒，利尿通淋，软坚散结。用于湿热蕴结所致癃闭，小便量少，热赤不爽者。用法用量：口服，1 次 2~4 粒，1 日 3 次。

（4）三金片^(药典)（由金樱根、菝葜、羊开口、金沙藤、积雪草组成）。功能主治：清热解毒，利湿通淋，益肾。用于下焦湿热所致的热淋、小便短赤、淋沥涩痛、尿急频数；急性或慢性肾盂肾炎、膀胱炎、尿路感染见上述证候者。用法用量：口服。小片 1 次 5 片，大片 1 次 3 片，1 日 3~4 次。

（5）分清五淋丸^(药典)（由木通、盐炒车前子、黄芩、茯苓、猪苓、黄柏、大黄、萹蓄、瞿麦、知母、泽泻、栀子、甘草、滑石组成）。功能主治：清热泻火，利尿通淋。用于湿热下注所致的淋证，症见小便黄赤、尿频尿急、尿道灼热涩痛。用法用量：口服。1 次 6g，1 日 2~3 次。

2. 肝郁气滞证

〔证候〕主症：小便涩痛，排尿不畅或不净感；次症：小腹或胁肋胀满，情志抑郁，或多烦善怒。舌脉：苔薄或薄黄，舌红，脉弦。

〔治法〕清肝解郁，利气通淋。

〔方药〕沉香散加减。

〔中成药〕（1）逍遥丸^(药典)（由柴胡、当归、白芍、炒白术、茯苓、炙甘草、薄荷组成）。功能主治：疏肝健脾，养血调经。用于肝郁脾虚所致的郁闷不舒、胸胁胀痛、头晕目眩、食欲减退、月经不调。用法用量：口服，水丸 1 次 6~9g，1 日 1~2 次；大蜜丸 1 次 1 丸，1 日 2 次。

（2）柴胡舒肝丸^(药典)（由柴胡、炒青皮、防风、木香、乌药、姜半夏、紫苏梗、炒山楂、炒槟榔、炒六神曲、酒炒大黄、当归、醋三棱、制莪术、黄芩、薄荷、茯苓、炒枳壳、豆蔻、酒炒白芍、甘草、醋香附、陈皮、桔梗、姜厚朴组成）。功能主治：疏肝理气，消胀止痛。用于肝气不舒，胸胁痞闷，食滞不清，呕吐酸水等。用法用量：口服，1 次 1 丸，1 日 2 次。

（3）朴沉化郁丸^(药典)（由醋香附、醋延胡索、麸炒枳壳、檀香、木香、片姜黄、柴胡、姜厚朴、丁香、沉香、高良姜、醋青皮、陈皮、甘草、豆蔻、醋莪术、砂仁、肉桂组成）。功能主治：疏肝解郁，开胃消食。用于肝气郁滞、肝胃不和所致的胃脘刺痛、胸腹胀满、恶心呕吐、停食停水、气滞闷郁。用法用量：口服。1 次 1 丸，1 日 2 次。

3. 肾阴亏虚证

〔证候〕主症：排尿不畅，尿道刺痒不适，尿管内干涩感，日久不愈，反复发作;**次症**:腰膝酸软,失眠多梦,口干心烦;**舌脉**:舌淡,少苔,脉细滑。

〔**治法**〕滋阴清热。

〔**方药**〕六味地黄丸加减。

〔**中成药**〕(1)六味地黄丸^(药典)[由熟地黄、山茱萸(酒制)、牡丹皮、山药、茯苓、泽泻组成]。功能主治:滋阴补肾。用于肾阴亏损,头晕耳鸣,腰膝酸软,骨蒸潮热,盗汗遗精,消渴。用法用量:口服。水蜜丸1次6g,小蜜丸1次9g,大蜜丸1次1丸,1日2次。

(2)知柏地黄丸^(药典)(由熟地黄、制山茱萸、山药、牡丹皮、茯苓、泽泻、知母、黄柏组成)。功能主治:滋阴降火。适用于阴虚火旺,潮热盗汗,口干咽痛,耳鸣遗精,小便短赤。用法用量:口服,水蜜丸1次6g,蜜丸1次9g,1日2次;浓缩丸1次8丸,1日3次。

4. 脾肾亏虚证

〔**证候**〕**主症**:小便不甚赤涩,但淋沥不已,时作时止,遇劳即发,尿道口常有清稀分泌物;**次症**:或自觉尿管流液不适,腰膝酸软,便溏纳呆,面色少华,精神困惫;**舌脉**:舌质淡,苔白,脉细弱。

〔**治法**〕健脾益肾,通淋化浊。

〔**方药**〕无比山药丸加减。

〔**中成药**〕(1)无比山药丸^(其他)(由山药、熟地黄、杜仲、肉苁蓉、山茱萸、茯苓、菟丝子、巴戟天、泽泻、牛膝、五味子、赤石脂等组成)。功能主治:健脾补肾。用于脾肾两虚,食少肌瘦,腰膝酸软,目眩耳鸣。用法用量:口服,1次9g,1日2次。

(2)脾肾双补丸^(其他)[由党参、熟地黄、山茱萸(酒蒸)、泽泻(盐制)、茯苓、牡丹皮、山药(麸炒)、炙黄芪、炙甘草、当归、川芎、白芍(炒)、莲子(去心)、枸杞子、白术(土炒)、肉桂、麦冬、薏苡仁、芡实、牛膝、陈皮、白扁豆、五味子(酒蒸)、蜂蜜组成]。功能主治:健脾开胃,补益肝肾。用于脾肾双亏,气阴两虚,面黄肌瘦,食欲不振。用法用量:口服,1次1丸,1日2次。

(3)十一味参芪胶囊^(药典)(由人参、黄芪、天麻、当归、熟地黄、泽泻、决明子、菟丝子、鹿角、枸杞子、细辛组成)。功能主治:补脾益气,用于脾气虚所致的体弱、四肢无力。用法用量:口服,1次5粒,1日3次。

(三)外治法

1. 洁尔阴洗液^(医保目录)

〔**组成**〕蛇床子、艾叶、独活、石菖蒲、苍术、薄荷、黄柏、黄芩、苦参、地肤子、茵陈、土荆皮、栀子、金银花。

〔**功效**〕清热燥湿,杀虫止痒。

〔**主治**〕妇女湿热带下。症见阴部瘙痒红肿,带下量多,色黄或如豆渣状,口苦口干,尿黄便结。适用于霉菌性、滴虫性阴道炎见上述症状者。

〔**用法**〕外用。用 10% 浓度洗液(即取本品 10ml 加温开水至 100ml 混匀),擦洗外阴,用冲洗器将 10% 的洁尔阴洗液送至阴道深部冲洗阴道,1 日 1 次,7日为 1 疗程。

〔**注意事项**〕①本品为外用药,禁止内服。②忌食辛辣、生冷、油腻食物。③切勿接触眼睛、口腔等黏膜处。皮肤破溃处禁用。④治疗期间忌房事,配偶如有感染应同时治疗。⑤未婚或绝经后患者,应在医师指导下使用。⑥外阴白色病变、糖尿病所致的瘙痒不宜使用。⑦带下伴血性分泌物,或伴有尿频、尿急、尿痛者,应去医院就诊。⑧若使用中出现刺痛,皮肤潮红加重,暂停使用。⑨带下量多用药 7 日、湿疹及体股癣用药 2 周症状无缓解,应去医院就诊。⑩严格按说明书要求使用,不可随意提高浓度;外阴、肛门等处勿直接用原液涂擦。⑪对本品过敏者禁用,过敏体质者慎用。⑫本品性状发生改变时禁止使用。

2. 皮肤康洗液^(药典)

〔**组成**〕金银花、蒲公英、马齿苋、土茯苓、大黄、赤芍、蛇床子、白鲜皮、地榆、甘草。

〔**功效**〕清热解毒,除湿止痒。

〔**主治**〕用于湿热阻于皮肤所致湿疹,见有瘙痒、红斑、丘疹、水疱、渗出、糜烂等和湿热下注所致阴痒、白带过多。皮肤湿疹及各类阴道炎见有上述证候者。

〔**用法**〕外用。皮肤湿疹:取适量药液直接涂抹于患处,有糜烂面者可稀释 5 倍量后湿敷,1 日 2 次。妇科病:先用清水冲洗阴道,取适量药液用温开水稀释 5~10 倍,用阴道冲洗器将药液注入阴道内保留几分钟。或坐浴,每日 2 次。或遵医嘱。

〔**注意事项**〕①孕妇禁用。②阴性疮疡禁用。③皮肤干燥、肥厚伴有裂口者不宜使用。④月经期及患有重度宫颈糜烂者禁用。⑤用药部位出现烧灼感、瘙痒、红肿时应立即停用,并用清水洗净。⑥治疗阴痒(阴道炎)每日应清洁外阴,并忌房事。

四、单验方

1. 朱良春(南通市中医院)验方——清淋合剂 组成:生地榆、生槐角、大青叶、半枝莲、白花蛇舌草、白槿花、飞滑石、甘草。功效:清热泻火,凉血止血,渗利湿毒。治疗急性或慢性尿路感染急性发作。

2. 广金钱草。用法:泡水服。清热利尿,通淋排石。用于湿热下注所致的热淋、石淋。

第三节 生殖器疱疹

生殖器疱疹是由单纯疱疹病毒(HSV)引起的性传播疾病,主要是 HSV-2型,少数为 HSV-1 型,是常见的性病之一。生殖器疱疹可反复发作,对患者的健康和心理影响较大,还可通过胎盘及产道感染新生儿,导致新生儿先天性感染,因此该病也是较为严重的公共卫生问题之一,应引起重视,对其进行有效的防治。

本病属于中医学"阴部热疮"范畴。

一、诊断要点

临床可分为初发生殖器疱疹和复发性生殖器疱疹,其中初发生殖器疱疹又分为原发性生殖器疱疹和非原发性生殖器疱疹。

(一)临床表现

1. 初发生殖器疱疹 初发生殖器疱疹分为原发性生殖器疱疹和非原发性生殖器疱疹。前者为第 1 次感染 HSV 而出现症状者为原发性生殖器疱疹。其病情相对严重。而部分患者既往有过 HSV-1 感染(主要为口唇或颜面疱疹)又再次感染 HSV-2 而出现生殖器疱疹的初次发作,为非原发性生殖器疱疹,其病情相对较轻。

(1)潜伏期 3~14 天。

(2)外生殖器或肛门周围有群簇或散在的小水疱,2~4 天后破溃形成糜烂或溃疡,自觉疼痛。

(3)腹股沟淋巴结常肿大,有压痛。

(4)患者可出现发热、头痛、乏力等全身症状。

(5)病程 2~3 周。

2. 复发性生殖器疱疹 原发皮损消退后皮疹反复发作,复发性生殖器疱疹较原发性全身症状及皮损轻,病程较短。

（1）起疹前局部有烧灼感,针刺感或感觉异常。

（2）外生殖器或肛门周围群簇小水疱,很快破溃形成糜烂或浅溃疡,自觉症状较轻。

（3）病程 7~10 天。

（二）辅助检查

可进行病毒培养、细胞学检查巴氏染色、抗原抗体检测、核酸检测等。

（三）鉴别诊断

本病主要与外阴生殖器部位其他水疱溃疡性疾病相鉴别,如外阴带状疱疹、急性女阴溃疡、接触性皮炎、固定性药疹、脓皮病、念珠菌病、白塞综合征等。

二、西医治疗要点

（一）一般治疗

（1）主要是保持局部清洁、干燥。可每天用等渗生理盐水清洗,疼痛者可口服止痛药,给予精神安慰。

（2）并发细菌感染者,可外用抗生素药膏。

（3）局部疼痛明显者,可外用 5% 盐酸利多卡因软膏或口服止痛药。

（4）心理支持,说明疾病的性质、复发的原因和如何治疗及处理,增强与疾病斗争的信心,必要时给予社会心理咨询。

（二）西医治疗

1. 抗病毒治疗　推荐采用的治疗方案包括:阿昔洛韦 200mg,口服,每日 5 次;或阿昔洛韦 400mg,口服,每日 3 次;或伐昔洛韦 300mg,口服,每日 2 次;或泛昔洛韦 250mg,口服,每日 3 次。如果是初发生殖器疱疹,疗程为 7~10 日;复发性生殖器疱疹疗程为 5 日。频发复发者则需以较低的剂量服用较长时间的疗程。

2. 免疫刺激或免疫调节增强剂,如干扰素、转移因子、胎盘球蛋白、聚肌胞、胸腺肽等。

3. 局部治疗　根据皮损特点选用抗病毒、抗感染、收敛的药物,并对症选用合适的剂型。

三、中成药应用

（一）基本病机

中医认为本病多因不洁性交,感受湿热秽浊之邪,湿热侵及肝经,下注阴部,热炽湿盛,湿热郁蒸而外发疱疹。或素体阴虚,或房劳过度,损伤阴精,加之湿热久恋,日久热盛伤阴,正气不足,邪气缠绵,导致正虚热盛而病情反复发作,经久难愈。

（二）辨证分型使用中成药

生殖器疱疹常用中成药见表45。

表 45　生殖器疱疹常用中成药一览表

证型	常用中成药
肝经湿热证	龙胆泻肝丸、四妙丸
正虚邪恋证	知柏地黄丸、六味地黄丸、归脾丸

1. 肝经湿热证

〔**证候**〕**主症**:生殖器部位出现红斑、群集小疱、糜烂或溃疡,甚至出现脓疱、灼热、轻痒或疼痛;**次症**:伴口干口苦,小便黄,大便秘结,或腹股沟淋巴结肿痛;**舌脉**:舌质红,苔黄腻,脉弦数。

〔**治法**〕清热利湿,化浊解毒。

〔**方药**〕龙胆泻肝汤加减。

〔**中成药**〕（1）龙胆泻肝丸^{（专家共识）}（由龙胆、柴胡、黄芩、炒栀子、泽泻、川木通、盐车前子、酒当归、生地黄、炙甘草组成）。功能主治:清肝胆,利湿热。用于肝胆湿热,头晕目赤,耳鸣耳聋,耳部疼痛,胁痛口苦,尿赤涩痛,湿热带下。用法用量:口服,水丸 1 次 3~6g,大蜜丸 1 次 1~2 丸,1 日 2 次。

（2）四妙丸^{（药典）}（由苍术、牛膝、盐黄柏、薏苡仁组成）,功能主治:清热利湿。用于湿热下注所致的痹病,症见足膝红肿,筋骨疼痛。用法用量:口服,1 次 6g,1 日 2 次。

2. 正虚邪恋证

〔**证候**〕**主症**:外生殖器反复出现潮红、水疱、糜烂、溃疡、灼痛,日久不愈,遇劳复发或加重,腰膝酸软,手足心热,口干心烦,失眠多梦;**次症**:或抑郁焦虑,忧心忡忡,食少困倦,大便溏烂;**舌脉**:舌红少苔或舌淡苔白,脉弦细数。

〔**治法**〕滋补肝肾,益气健脾利湿,扶正祛邪。

〔**方药**〕知柏地黄丸加减。

〔**中成药**〕（1）知柏地黄丸^{（药典）}（由熟地黄、制山茱萸、山药、牡丹皮、茯苓、泽泻、知母、黄柏组成）。功能主治:滋阴降火。适用于阴虚火旺,潮热盗汗,口干咽痛,耳鸣遗精,小便短赤。用法用量:口服,水蜜丸 1 次 6g,蜜丸 1 次 9g,1

日 2 次;浓缩丸 1 次 8 丸,1 日 3 次。

（2）六味地黄丸^(药典)［由熟地黄、山茱萸（酒制）、牡丹皮、山药、茯苓、泽泻组成］。功能主治:滋阴补肾。用于肾阴亏损,头晕耳鸣,腰膝酸软,骨蒸潮热,盗汗遗精,消渴。用法用量:口服,水蜜丸 1 次 6g,小蜜丸 1 次 9g,大蜜丸 1 次 1 丸,1 日 2 次。

（3）归脾丸^(药典)（由党参、炒白术、炙黄芪、炙甘草、茯苓、制远志、炒酸枣仁、龙眼肉、当归、木香、大枣组成）。功能主治:益气健脾,养血安神。用于心脾两虚,气短心悸,失眠多梦,头昏头晕,肢倦乏力,食欲不振,崩漏便血。用法用量:用温开水或生姜汤送服,水蜜丸 1 次 6g,小蜜丸 1 次 9g,大蜜丸 1 次 1 丸,1 日 3 次。

（三）外治法

1. 三黄洗剂^(其他)

〔**组成**〕大黄、黄柏、黄芩、苦参。

〔**功效**〕清热燥湿,收涩止痒。

〔**主治**〕急性皮肤病、皮炎、湿疹、疖病。蚊虫叮咬,伴有红肿和少量渗液的。

〔**用法**〕外用。用 10~15g,加入蒸馏水 100ml,医用苯酚 1ml,摇匀,以棉签蘸搽患处,1 日多次。

〔**注意事项**〕本品为外用药,不可入口。

2. 炉甘石洗剂^(其他)

〔**组成**〕炉甘石、氧化锌、甘油等。

〔**功效**〕收敛,保护,止痒。

〔**主治**〕用于急性瘙痒性皮肤病。

〔**用法**〕局部外用。用时摇匀。取适量涂于患处,1 日 2~3 次。

〔**注意事项**〕①避免接触眼睛和其他黏膜（如口、鼻等）;②用药部位如有烧灼感、红肿等情况应停药,并将局部药物洗净,必要时向医生咨询;③本品不宜用于有渗液的皮肤;④用时摇匀;⑤对本品过敏者禁用,本品性状发生改变时禁用。

3. 川百止痒洗剂^(其他)

〔**组成**〕苦参、西河柳、蛇床子、马齿苋、荆芥、白鲜皮、百部、蜂房、桃枝、柳枝、槐枝、川芎、蒺藜、地肤子、白芷、艾叶。

〔**功效**〕疏风止痒,燥湿解毒。

〔**主治**〕适用于风邪外来,湿毒内蕴,腠理失和所致的皮肤、阴部瘙痒症。

〔**用法**〕外用,可直接涂于患处或经稀释 4 倍后洗浴患处,1 日 1~2 次。

〔**注意事项**〕①本品为外用药,禁止内服。②忌烟酒、辛辣、油腻及腥发食物。③切勿接触眼睛、口腔等黏膜处。皮肤破溃处禁用。④使用本品时,请勿用其他去污剂,以免影响疗效。忌用热水烫洗。⑤本品如有沉淀,不影响使用效果,摇匀后使用。⑥孕妇慎用。因糖尿病、肾病、肝病、肿瘤等疾病引起的皮肤瘙痒,不属本品适用范围。⑦用药 7 日症状无缓解,应去医院就诊。⑧对本品过敏者禁用,过敏体质者慎用。⑨本品性状发生改变时禁止使用。⑩如正在使用其他药品,使用本品前请咨询医师或药师。

4. 复方黄柏液涂剂^(药典)

〔**组成**〕连翘、黄柏、金银花、蒲公英、蜈蚣。

〔**功效**〕清热解毒,消肿祛腐。

〔**主治**〕用于疮疡溃后,伤口感染,属阳证者。

〔**用法**〕外用。浸泡纱布条外敷于感染伤口内,或破溃的脓疡内。若溃疡较深,可用直径 0.5~1.0cm 的无菌胶管,插入溃疡深部,以注射器抽取本品进行冲洗。用量一般 10~20ml,1 日 1 次。或遵医嘱。

〔**注意事项**〕①本品仅供外用,不可内服;②使用本品前应注意按常规换药法清洁或清创病灶;③开瓶后,不宜久存;④孕妇禁用;⑤本品性状发生改变时禁止使用;⑥对本品过敏者禁用,过敏体质者慎用;⑦忌食辛辣、海鲜、油腻及刺激性食物。

5. 氧化锌油^(其他)

〔**组成**〕氧化锌。

〔**功效**〕收敛保护。

〔**主治**〕用于急性或亚急性皮炎、湿疹、痱子及轻度、小面积的皮肤溃疡。

〔**用法**〕外用。1 日 2 次,用时调匀,涂搽患处。

〔**注意事项**〕①避免接触眼睛和其他黏膜(如口、鼻等);②用药部位如有烧灼感、红肿等情况应停药,并将局部药物洗净,必要时向医生咨询;③对本品过敏者禁用;本品性状发生改变时禁用。

6. 丹皮酚软膏^(专家共识)

〔**组成**〕丹皮酚、丁香油。

〔**功效**〕消炎止痒。

〔**主治**〕用于各种湿疹、皮炎、皮肤瘙痒、蚊臭虫叮咬等各种皮肤疾患,对过敏性鼻炎和防治感冒也有一定效果。

〔**用法**〕外用。涂敷患处,1 日 2~3 次。防治感冒可涂鼻下上唇处,鼻炎涂鼻腔内。

〔注意事项〕①本品为外用药,禁止内服。②孕妇及过敏体质者慎用。③产品性状发生改变时禁止使用。④患处忌同时使用油脂类物质及护肤品。⑤部位如有烧灼感、瘙痒、红肿等应停止用药,以清水洗净,必要时向医师咨询。⑥因糖尿病、肾病、肝病、肿瘤等疾病引起的皮肤瘙痒,不属本品适用范围。⑦孕妇慎用,儿童、哺乳期妇女、老年患者应在医师指导下使用。⑧用药7日症状无缓解,应去医院就诊。⑨本品性状发生改变时禁止使用。⑩儿童必须在成人监护下使用。⑪请将本品放在儿童不能接触到的地方。⑫如正在使用其他药品,使用本品前请咨询医师或药师。

四、单验方

1. 陈达灿(广东省中医院)验方——玉屏风散加味　组成:黄芪、白术、茯苓各20g,防风10g,虎杖、牡丹皮各15g,蒲公英、山药、太子参、珍珠母各30g,甘草5g。功效:补脾益气,清热利湿。用于生殖器疱疹。

2. 杜锡贤(山东中医药大学附属医院)验方——黄芪扶正饮　组成:黄芪20g,金银花20g,土茯苓15g,白花蛇舌草15g,薏苡仁30g,板蓝根30g,马齿苋15g,紫草15g,黄柏9g,白术15g,苍术15g,当归10g,红花10g,甘草10g。功效:益气解毒,清热利湿,扶正祛邪。用于复发性生殖器疱疹。

3. 范瑞强(广东省中医院)验方——泻火祛湿养阴方　组成:板蓝根20g,虎杖15g,茵陈25g,蒲公英25g,白花蛇舌草25g,苍术10g,黄柏10g,生地黄15g,玄参15g,泽泻15g,土茯苓20g,甘草5g。功效:清肝利湿解毒。用于复发性生殖器疱疹。症见外阴群集小水疱,基底周边潮红,或水疱溃破形成糜烂面,灼热痒痛或会阴、大腿内侧引痛不适,口干口苦,大便干结、小便黄赤,舌红苔黄腻脉弦数。

4. 龚丽萍(江西中医药大学附属医院)验方——抗复剂　组成:生黄芪50g,当归10g,枸杞子10g,熟地黄15g,金银花20g,板蓝根30g,夏枯草30g,黄柏10g,白鲜皮15g,全蝎3g。功效:清肝利湿解毒,养肝益肾。用于复发性生殖器疱疹。

5. 半枝莲。用法:适量,捣烂敷于患处。用于生殖器疱疹。

6. 马齿苋。用法:适量,捣成茸状,敷于患处,1日换药1次。用于生殖器疱疹。

7. 无花果叶。用法:新鲜无花果叶数片,洗净捣烂,加食醋适量,调匀成稀泥状,敷于患处,干则更换。用于生殖器疱疹。

第四节　艾滋病

艾滋病全称为获得性免疫缺陷综合征(acquired immunodeficiency syndrome，AIDS)，是由人类免疫缺陷病毒(human immunodeficiency virus，HIV)感染引起的以严重免疫缺陷为主要特征的传染病。其特点是 HIV 能特异性侵犯 CD4$^+$ 为主的人淋巴细胞，引起机体细胞免疫系统严重缺陷，导致各种机会性顽固感染、恶性肿瘤的发生，并对机体各系统尤其是神经系统造成致命的损害。艾滋病的传播速度快、病死率高，目前尚无有效的治愈方法，并成为人类主要的致死性传染病之一。

本病属于中医学"疫疠""虚劳""癥瘕"等范畴。

一、诊断要点

从感染 HIV 到发展为艾滋病，可大致分为急性 HIV 感染、无症状 HIV 感染和艾滋病三个阶段。

(一) 临床表现

发病以青壮年较多，发病年龄 80% 在 18~45 岁，即性生活较活跃的年龄段。在感染艾滋病后往往患有一些罕见的疾病如肺孢子菌肺炎、弓形虫病、非典型性分枝杆菌与真菌感染等。

HIV 感染后，最开始的数年至 10 余年可无任何临床表现。一旦发展为艾滋病，患者就可以出现各种临床表现。一般初期的症状如同普通感冒、流感样，可有全身疲劳无力、食欲减退、发热等，随着病情的加重，症状日渐增多，如皮肤、黏膜出现白念珠菌感染，出现单纯疱疹、带状疱疹、紫斑、血疱、淤血斑等；以后渐渐侵犯内脏器官，出现原因不明的持续性发热，可长达 3~4 个月；还可出现咳嗽、气促、呼吸困难、持续性腹泻、便血、肝脾肿大、并发恶性肿瘤等。临床症状复杂多变，但每个患者并非上述所有症状全都出现。侵犯肺部时常出现呼吸困难、胸痛、咳嗽等；侵犯胃肠可引起持续性腹泻、腹痛、消瘦无力等；还可侵犯神经系统和心血管系统。

(二) 辅助检查

包括 HIV 检测、患者免疫功能检测(无论病情是否稳定，均需监测 CD4$^+$ T 淋巴细胞计数和 HIV-RNA)及相关病原微生物检测等。

（三）鉴别诊断

本病应与原发性和继发性免疫缺陷病、传染性单核细胞增多症、血液病之肺部真菌感染和中枢神经病变等鉴别。

二、西医治疗要点

（一）一般治疗

对 HIV 感染者或获得性免疫缺陷综合征患者均无需隔离治疗。对无症状 HIV 感染者，仍可保持正常的工作和生活。应根据具体病情进行抗病毒治疗，并密切监测病情的变化。对艾滋病前期或已发展为艾滋病的患者，应根据病情注意休息，给予高热量、富含维生素饮食。不能进食者，应静脉输液补充营养。加强支持疗法，包括输血及营养支持疗法，维持水及电解质平衡。

（二）西医治疗

1. 抗病毒治疗　抗 HIV 药物主要有三类：①核苷类反转录酶抑制剂，如齐多夫定、拉米夫定等；②非核苷类反转录酶抑制剂，如奈韦拉平、台拉维定等；③蛋白酶抑制剂，如沙奎那韦、英地那韦等。目前常采用 2 种反转录酶抑制剂加 1 种蛋白酶抑制剂的联合化疗方案。

2. 免疫调节剂　常用有干扰素（IFN）、白细胞介素、粒细胞巨噬细胞集落刺激因子（GM-CSF）等，均可调节机体免疫功能。

3. 条件致病性感染治疗　肺孢子菌肺炎，首选复方磺胺甲噁唑，另常用喷他脒、氨苯砜等。

4. 肿瘤治疗　卡波西（Kaposi）肉瘤可试用 α- 干扰素等免疫调节剂，同时采用放射治疗、化学治疗。

三、中成药应用

（一）基本病机

中医认为本病总因疫毒侵袭，正气虚亏所致；基本病机为疫毒入侵，内舍脏腑，五脏皆虚，脏腑功能失调，化生乏源，气血俱亏，导致五脏气血、阴阳兼虚，呈现全身虚劳之证。

（二）辨证分型使用中成药

艾滋病常用中成药见表 46。

表 46　艾滋病常用中成药一览表

证型	常用中成药
肺卫受邪证	银翘解毒丸、双黄连口服液、抗病毒口服液、小柴胡片
肺肾阴虚证	扶正养阴丸、百合固金丸
脾胃虚弱证	人参健脾丸、参苓白术丸
脾肾亏虚证	十一味参芪片、金匮肾气丸、龟鹿补肾丸、桂附地黄丸
气虚血瘀证	唐草片、内消瘰疬丸
窍闭痰蒙证	安宫牛黄丸、紫雪散、局方至宝散、苏合香丸

1. 肺卫受邪证

〔**证候**〕见于急性感染期。**症见**：发热，微畏寒，微咳，身痛，乏力，咽痛；**舌脉**：舌质淡红，苔薄白或薄黄，脉浮。

〔**治法**〕宣肺祛风，清热解毒。

〔**方药**〕银翘散加减。

〔**中成药**〕（1）银翘解毒丸^{（药典）}（由金银花、连翘、薄荷、荆芥、淡豆豉、炒牛蒡子、桔梗、淡竹叶、甘草组成）。功能主治：疏风解表，清热解毒。用于风热感冒，症见发热头痛、咳嗽口干、咽喉疼痛。用法用量：用芦根汤或温开水送服，1次1丸，1日2~3次。

（2）双黄连口服液^{（药典）}（由金银花、黄芩、连翘组成）。功能主治：疏风解表，清热解毒。用于外感风热所致的感冒，症见发热、咳嗽、咽痛。用法用量：口服。1次20ml，1日3次。儿童酌减或遵医嘱。

（3）抗病毒口服液^{（药典）}（由板蓝根、石膏、芦根、地黄、郁金、知母、石菖蒲、广藿香、连翘组成）。功能主治：清热祛湿，凉血解毒。用于风热感冒，瘟病发热及上呼吸道感染、流行性感冒、肝炎、腮腺炎等病毒性感染疾患。用法用量：口服。1次10ml，1日2~3次（早饭前和午饭、晚饭后各服1次）。

（4）小柴胡片^{（药典）}（由柴胡、黄芩、甘草、大枣、姜半夏、党参、生姜组成）。功能主治：解表散热，和解少阳。用于外感病邪犯少阳证，症见寒热往来、胸胁苦满、食欲不振、心烦喜呕、口苦咽干。用法用量：口服。1次4~6片，1日3次。

2. **肺肾阴虚证**

〔**证候**〕多见于以呼吸道症状为主的艾滋病早、中期患者。**主症**：低热，咳嗽，无痰或少量黏痰，或痰中带血，气短胸痛，动则气喘；**次症**：全身乏力，消瘦，口干咽痛，盗汗，周身可见淡红色皮疹，伴轻度瘙痒；**舌脉**：舌红，少苔，脉沉细数。

〔**治法**〕滋补肺肾,解毒化痰。

〔**方药**〕百合固金汤合瓜蒌贝母汤加减。

〔**中成药**〕(1)扶正养阴丸^(其他)(由生地黄、熟地黄、天冬、麦冬、山药、百部、沙参、川贝母、茯苓、三七、菊花、桑叶、阿胶组成)。功能主治:扶正养阴。用于虚损劳伤,潮热咳嗽。用法用量:口服,1次1丸,1日2次。

(2)百合固金丸^(药典)(由百合、地黄、熟地黄、麦冬、玄参、川贝母、当归、白芍、桔梗、甘草组成)。功能主治:养阴润肺,化痰止咳。用于肺肾阴虚,燥咳少痰,痰中带血,咽干喉痛。用法用量:口服。水蜜丸1次6g,小蜜丸1次9g,大蜜丸1次1丸,1日2次。

3. 脾胃虚弱证

〔**证候**〕多见于以消化系统症状为主者。**主症**:腹泻久治不愈,腹泻呈稀水状便,少数夹有脓血和黏液,里急后重不明显,可有腹痛;**次症**:兼见发热,消瘦,全身乏力,食欲不振,恶心呕吐,吞咽困难,或腹胀肠鸣,口腔内生鹅口疮;**舌脉**:舌质淡有齿痕,苔白腻,脉濡细。

〔**治法**〕扶正祛邪,培补脾胃。

〔**方药**〕补中益气汤合参苓白术散加减。

〔**中成药**〕(1)人参健脾丸^(专家共识)(由人参、炒白术、茯苓、山药、陈皮、木香、砂仁、炙黄芪、炙当归、炒酸枣仁、制远志组成)。功能主治:健脾益气,和胃止泻。用于脾胃虚弱所致的饮食不化、脘闷嘈杂、恶心呕吐、腹痛便溏、不思饮食、体弱倦怠。用法用量:口服,1次12g,1日2次。

(2)参苓白术丸^(药典)(由人参、茯苓、炒白术、山药、炒白扁豆、莲子、炒薏苡仁、砂仁、桔梗、甘草组成)。功能主治:补脾胃,益肺气。用于脾胃虚弱,食少便溏,气短咳嗽,肢倦乏力。用法用量:口服,1次6g,1日3次。

4. 脾肾亏虚证

〔**证候**〕多见于晚期患者。**主症**:发热或低热,形体极度消瘦,神情倦怠,心悸气短,头晕目眩,腰膝酸痛,四肢厥逆,食欲不振,恶心,呕逆频作,腹泻剧烈;**次症**:或五更泄泻,毛发枯槁,面色苍白;**舌脉**:舌质淡或胖,苔白,脉细无力。

〔**治法**〕温补脾肾,益气回阳。

〔**方药**〕肾气丸合四神丸加减。

〔**中成药**〕(1)十一味参芪片^(医保目录)(由人参、黄芪、天麻、当归、熟地黄、泽泻、决明子、菟丝子、鹿角、枸杞子、细辛组成)。功能主治:补脾益气。用于脾气虚所致的体弱、四肢无力。用法用量:口服,1次4片,1日3次。

（2）金匮肾气丸^(药典)（由地黄、山药、酒制山茱萸、茯苓、牡丹皮、泽泻、桂枝、制附子、牛膝、盐车前子组成）。功能主治:温补肾阳,行气化水。用于肾虚水肿,腰膝酸软,小便不利,畏寒肢冷。用法用量:口服。水蜜丸1次4~5g(20~25粒),大蜜丸1次1丸,1日2次。

（3）龟鹿补肾丸^(药典)（由盐菟丝子、蒸淫羊藿、盐蒸续断、蒸锁阳、盐蒸狗脊、炒酸枣仁、制何首乌、炙甘草、蒸陈皮、炒鹿角胶、熟地黄、炒龟甲胶、炒金樱子、炙黄芪、炒山药、炒覆盆子组成）。功能主治:补肾壮阳,益气血,壮筋骨。用于肾阳虚所致的身体虚弱、精神疲乏、腰腿酸软,头晕目眩、精冷、性欲减退、小便夜多、健忘、失眠。用法用量:口服。水蜜丸,1次4.5~9g,大蜜丸1次6~12g,1日2次。

（4）桂附地黄丸^(药典)〔由茯苓、附子(制)、牡丹皮、肉桂、山药、山茱萸、熟地黄、泽泻组成〕。功能主治:温补肾阳。用于肾阳不足,腰膝酸冷,肢体浮肿,小便不利或反多,痰饮咳喘,消渴。用法用量:口服,1次8丸,1日3次。

5. 气虚血瘀证

〔**证候**〕以卡波西肉瘤多见。**症见:**周身乏力,气短懒言,面色苍白,饮食不香,四肢、躯干部出现多发性肿瘤,瘤色紫暗,易于出血,淋巴结肿大;**舌脉:**舌质暗,脉沉细无力。

〔**治法**〕补气化瘀,活血清热。

〔**方药**〕补阳还五汤、犀角地黄汤（《备急千金要方》,犀角现以水牛角代）合消瘰丸加减。

〔**中成药**〕（1）唐草片^(其他)（由老鹳草、瓜蒌皮、柴胡、香薷、黄芪、金银花、菱角、银杏叶、龙葵、木棉花、鸡血藤、糯稻根、诃子、白花蛇舌草、马齿苋、胡黄连、全蝎组成）。功能主治:清热解毒,活血益气。用于艾滋病毒感染者以及艾滋病患者(CD4淋巴细胞在100~400个/mm³之间),有提高CD4淋巴细胞计数作用,可改善乏力、脱发、食欲减退和腹泻等症状,改善活动功能状况。用法用量:口服。1次8片,1日3次。6个月为一个疗程。

（2）内消瘰疬丸^(医保目录)〔由夏枯草、玄参、海藻、浙贝母、天花粉、连翘、熟大黄、白蔹、蛤壳(煅)、玄明粉、大青盐、枳壳、桔梗、薄荷脑、地黄、当归、甘草组成〕。功能主治:软坚散结。用于瘰疬痰核或肿或痛。用法用量:口服,1次9g,1日1~2次。

6. 窍闭痰蒙证

〔**证候**〕多见于出现中枢神经病症的晚期患者。**主症:**发热,头痛,恶心呕吐,神志不清;**次症:**或神昏谵语,项强惊厥,四肢抽搐,或伴癫痫或痴呆;**舌脉:**

舌质暗或胖、或干枯,苔黄腻,脉细数或滑。

〔**治法**〕清热化痰,开窍通闭。

〔**方药**〕安宫牛黄丸、紫雪丹、至宝丹。若为寒甚者,用苏合香丸豁痰开窍。

〔**中成药**〕(1) 安宫牛黄^(药典)(由牛黄或人工牛黄、麝香或人工麝香、朱砂、黄连、栀子、冰片、水牛角浓缩粉、珍珠、雄黄、黄芩、郁金组成)。功能主治:清热解毒,镇惊开窍。用于热病,邪入心包,高热惊厥,神昏谵语;中风昏迷及脑炎、脑膜炎、中毒性脑病、脑出血、败血症见上述证候者。用法用量:口服。1次 2 丸(每丸重 1.5g)或 1 次 1 丸(每丸重 3g),1 日 1 次。

(2) 紫雪散^(药典)[由石膏、北寒水石、滑石、磁石、玄参、木香、沉香、升麻、甘草、丁香、硝石(精制)、水牛角浓缩粉、羚羊角、人工麝香、朱砂、制芒硝、组成]。功能主治:清热开窍,止痉安神。用于热入心包、热动肝风证,症见高热烦躁、神昏谵语、惊风抽搐、斑疹吐衄、尿赤便秘。用法用量:口服。1 次 1.5~3g,1 日 2 次。

(3) 局方至宝散^(药典)(由水牛角浓缩粉、牛黄、玳瑁、人工麝香、朱砂、雄黄、琥珀、安息香、冰片组成)。功能主治:清热解毒,开窍镇惊。用于热病属热入心包、热盛动风证,症见高热惊厥、烦躁不安、神昏谵语及小儿急热惊风。用法用量:口服。1 次 2g,1 日 1 次。

(4) 苏合香丸^(药典)[由苏合香、安息香、冰片、水牛角浓缩粉、人工麝香、檀香、沉香、丁香、香附、木香、乳香(制)、荜茇、白术、诃子肉、朱砂组成]。功能主治:芳香开窍,行气止痛。用于痰迷心窍所致的痰厥昏迷、中风偏瘫、肢体不利,以及中暑、心胃气痛。用法用量:口服。1 次 1 丸,1 日 1~2 次。

(三) 外治法

1. 珠黄散^(药典)

〔**组成**〕珍珠、人工牛黄。

〔**功效**〕清热解毒,去腐生肌。

〔**主治**〕用于热毒内蕴所致的咽痛、咽部红肿、糜烂、口腔溃疡久不收敛。

〔**注意事项**〕①虚火喉痹、口疮者慎用。②孕妇慎用;③服药期间忌食辛辣、油腻、厚味食物。④老年人、儿童及素体脾胃虚弱者慎用。

〔**用法**〕外用。取药少许吹患处,1 日 2~3 次。

2. 如意金黄散^(药典)

〔**组成**〕黄柏、大黄、姜黄、白芷、天花粉、陈皮、厚朴、苍术、生天南星甘草。

〔**功效**〕清热解毒,消肿止痛。

〔**主治**〕用于热毒瘀滞肌肤所致疮疡肿痛、丹毒流注,症见肌肤红、肿、热、痛,亦可用于跌打损伤。

〔**用法**〕外用,红肿、烦热、疼痛用清茶调敷;漫肿无头用醋或葱酒调敷;亦可用植物油或蜂蜜调敷,1日数次。

〔**注意事项**〕①疮疡阴证者慎用;②不可内服;③服药期间忌食辛辣、油腻、海鲜等食品;④皮肤过敏者慎用。

四、单验方

张震(云南省中医中药研究院)验方

(1)扶正抗毒丸。组成:人参、白术、黄芪、黄精、女贞子、甘草等。功效:扶正祛邪。用于艾滋病中期正邪相持阶段。

(2)康爱保生丸。组成:紫花地丁、黄芩、紫草、墨旱莲、桑白皮、人参、甘草等。功效:扶正祛邪。用于艾滋病晚期,邪盛正弱阶段。

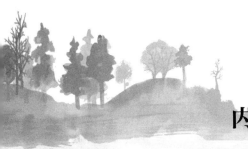

内服中成药药品名称索引

279

五画

六画

外用中成药药品名称索引

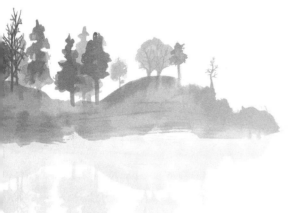

方剂索引

287